供临床、口腔、预防、药学、医技、护理等专业使用

医学免疫学

YIXUE MIANYIXUE

主　编　章崇杰

副主编　罗志娟　王乃红

编　者（以姓氏笔划为序）

王乃红（成都血液中心）
毕建虹（四川大学）
任德莲（泸州医学院）
邬于川（泸州医学院）
吕梅励（四川大学）
陈　雪（成都血液中心）
罗志娟（四川大学）
周昌华（成都血液中心）
胡丽娟（四川大学）
胡为民（川北医学院）
唐恩洁（川北医学院）
高　燕（泸州医学院）
章崇杰（四川大学）
董　薇（四川大学）
黎　光（四川大学）

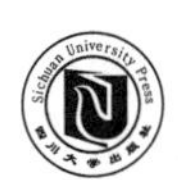

四川大学出版社

责任编辑:朱辅华
特约编辑:许　奕
责任校对:罗丽娅
封面设计:李　智
责任印制:李　平

图书在版编目(CIP)数据

医学免疫学 / 章崇杰主编. —成都：四川大学出版社，2009.8

ISBN 978-7-5614-4517-4

Ⅰ. 医…　Ⅱ. 章…　Ⅲ. 医药学：免疫学　Ⅳ. R392

中国版本图书馆 CIP 数据核字（2009）第 143609 号

书名　医学免疫学

主　编　章崇杰
出　版　四川大学出版社
地　址　成都市一环路南一段 24 号 (610065)
发　行　四川大学出版社
书　号　ISBN 978-7-5614-4517-4
印　刷　郫县犀浦印刷厂
成品尺寸　185 mm×260 mm
印　张　19.5
字　数　473 千字
版　次　2009 年 8 月第 1 版
印　次　2010 年 7 月第 2 次印刷
印　数　3 001~6 000 册
定　价　38.00 元

◆读者邮购本书,请与本社发行科联系。电 话:85408408/85401670/85408023　邮政编码:610065
◆本社图书如有印装质量问题,请寄回出版社调换。
◆网址:www.scupress.com.cn

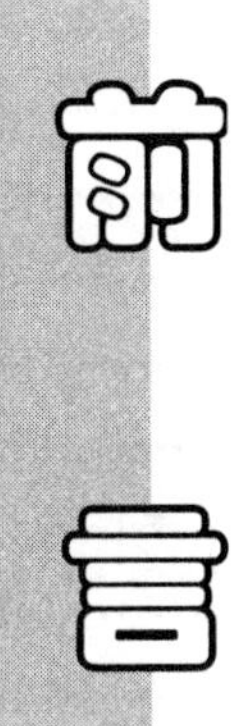

前言

现代免疫学的进展日新月异，各种新发现、新进展、新技术、新理论和新假说不断涌现。为适应这种发展，我们对由蔡美英教授主编，于2002年出版的教材进行了修订。参与此次修订工作的编者大多是在教学第一线从事免疫学教学多年的教师，对免疫学教学的难点和重点均非常熟悉，因此本教材在内容的取舍上更有针对性，对学生普遍感到难以掌握和与其他学科有交叉重叠的内容，如免疫器官、抗体多样性的产生、淋巴细胞活化的信号转导等均力求简单明了，着重突出本教材简明易懂的特点，同时适当增加一些目前已得到公认的新发现、新理论和新技术，力求保证本教材的严谨性、科学性、先进性和逻辑性。

本教材的出版要特别感谢蔡美英教授，她不仅支持对本书进行修订，还提出了许多具体的意见。同时，在本书的编写过程中我们得到了四川大学出版社医学编辑室的大力支持，四川大学华西医学中心的魏大鹏、董薇老师，以及研究生张晨阳对本书的编印、绘图及各章节的校对付出了辛勤的劳动，在此一并致谢。

由于我们的水平和精力有限，不足之处在所难免，还望各位同仁和使用这本教材的读者们提出宝贵意见，以便我们在以后的修订中，更加完善此教材。

编　者

2009 年 5 月于成都

目　录

第一章　免疫学概论

免疫（immunity），即免除疫病和抵抗疾病的发生。从本质上讲，免疫是指机体的免疫系统识别和排除抗原性异物的能力，在正常情况下，是机体维持内环境稳定的一种生理功能。免疫系统能够识别“自己”与“非己”，对自身成分（“自己”）产生特异性的免疫无应答（即免疫耐受），而对抗原性异物（“非己”）除产生固有免疫应答外，还产生特异性的体液和细胞免疫应答，以此来维持机体的自身稳定和生理平衡。免疫学（immunology）是一门研究机体免疫系统组成、功能、免疫应答机制及免疫相关疾病的学科。随着其他学科的发展，特别是细胞生物学、分子生物学、生物物理学等的发展，免疫学在短短几十年间得到迅猛发展。现代免疫学研究早已超越传统抗感染免疫的范畴，从分子、细胞、器官乃至整体的各个研究层面上深入到免疫耐受、免疫调节、自身免疫、移植免疫、肿瘤免疫等诸多方面，并渗透到生命科学的各个领域，使免疫学成为当今最为活跃的前沿学科之一。

一、免疫学发展的回顾

免疫学是一门相对新兴的学科。在免疫学的发展过程中，我们不得不首先提及的是英国乡村医生 Jenner。他于 1796 年发现接种牛痘可以预防人类天花，并把该技术称为种痘（vaccination），该称谓一直沿用至今。在此后 200 年间，牛痘疫苗逐渐得到广泛应用，世界卫生组织于 1979 年宣布人类彻底消灭天花，因此 Jenner 被誉为“免疫学之父”。而早在 Jenner 之前，我国宋代已有吸入天花痂粉预防天花的说法。公元 16 世纪南宋时期，当时人们采用人痘的痂皮鼻内接种法预防天花，并很快传入邻国。在更早的公元 7 世纪，孙思邈采用狂犬的脑浆治疗狂犬病患者。因此，我国传统医学对免疫学的发展作出过特殊和重要的贡献。

19 世纪 80 年代到 90 年代，法国科学家 Pasteur 成功建立鸡霍乱减毒疫苗和狂犬病减毒疫苗，并提出疫苗（vaccine）的概念。同期，von Behring 和 Kitasato 发现患白喉或破伤风的动物血清具有特异性的抗毒活性，并对人体产生短效保护作用，现在我们知道该抗毒物质其实就是抗体（antibody），von Behring 就此建立了白喉的血清治疗方法。

20 世纪是免疫学发展的重要时期，伴随生物化学、细胞生物学、分子生物学等学科的发展，免疫学基础理论及技术方法取得了一系列突破性进展。限于篇幅，在此仅就最突出的历史事实简介如下。

（一）免疫学溯源

Landsteiner在20世纪初发现ABO血型抗原，并认识到抗原分子上的特定化学基团决定了抗原特异性，开拓了免疫化学领域。

（二）抗体结构的阐明

1959年—1962年，Porter和Edelman采用晶体衍射技术阐明抗体由4条肽链组成，借二硫键连接形成“Y”字结构。抗体N端（氨基端）结合抗原分子，决定抗原结合的特异性。C端（羧基端）不能结合抗原，但与抗体的重要生物学功能有关，如激活补体、抗体依赖的细胞介导的细胞毒作用（antibody-dependent cell-mediated cytotoxicity，ADCC）、调理作用（opsonization）等。Porter和Edelman因该研究成果获1972年的诺贝尔奖。

（三）免疫耐受现象

Owen于1945年首次报道了天然免疫耐受现象，即二卵双生的小牛相互皮肤移植可以不产生排斥，而无关小牛的皮肤移植则产生排斥。这是因为二卵双生小牛在胚胎期相互接触同种异型抗原，出生后形成了不同血型的嵌合体（chimerism），对胚胎期接触过的同种异型抗原产生了特异性的免疫耐受。免疫耐受现象的发现导致了克隆选择学说（clonal selection theory）的形成。

（四）克隆选择学说

1953年，Burnet研究了人工耐受的形成和胚胎期耐受的理论，在总结其他研究成果的基础上提出了克隆选择学说。该学说认为：体内存在具有各种受体的免疫细胞克隆，每一细胞克隆表达同一特异性的受体。当抗原进入体内后与相应受体结合，使该细胞克隆活化、增殖、分化，形成产生抗体的细胞或致敏T细胞。胚胎期若某一细胞克隆接触相应抗原，包括外来或自身的抗原物质，即被清除或抑制，称为禁忌克隆（forbidden clone），机体对这些抗原产生免疫耐受。在一定条件下禁忌克隆可复活或突变，成为自身反应性克隆，从而导致自身免疫性疾病。这些研究成果极大地推动了现代免疫学的发展，Burnet因此获得了1960年的诺贝尔奖。

（五）单克隆抗体技术

单克隆抗体技术由Köhler和Milstein于1975年建立。该技术通过体外细胞融合方法获取杂交瘤细胞，后者能长期传代保存并定向分泌针对某一抗原表位的抗体，即单克隆抗体（monoclonal antibody）。该技术是对Burnet克隆选择学说的证实。随着单克隆抗体技术的广泛应用，人们得以鉴定各种免疫细胞表面的特征性蛋白分子，并据此分为不同的功能亚群，如细胞毒性T细胞（$CD8^+$ T cell）、辅助性T细胞（$CD4^+$ T cell）等，极大地推动了分子免疫学乃至整个生物学领域的发展。鉴于此，Köhler和Milstein获得了1984年的诺贝尔奖。现代分子生物学技术在单克隆抗体制备中的应用（如抗体人源化、单链抗体、单域抗体等），使抗体技术进入基因工程抗体时代，有力地推动了抗体在人类疾病诊断、预防和治疗中的应用。

（六）独特型网络学说

独特型网络学说由Jerne于20世纪70年代提出，其要点为：抗原进入体内后，诱导特定抗原受体（BCR）的B细胞克隆活化、增殖、分化，分泌表达特异性抗体（Ab1）。当Ab1量足够大时，可诱发机体产生抗独特型的抗体（Ab2）。Ab2针对的抗原表位是Ab1分子上的独特型（idiotype，Id），因此称为抗-独特型（anti-idiotype，AId）。Ab2可与抗原竞争性结合Ab1，成为抗原的内影像（internal image）。大量Ab2的存在又可诱发产生Ab3、Ab4……从而构成独特型网络调节系统。机体内这种多层次的Id-AId关系构成了免疫网络的基础，该网络的实际意义并不是游离抗体分子间的相互作用，而是调节淋巴细胞克隆的扩增水平及维持免疫系统的自稳状态。该学说补充了克隆选择学说中仅由单个克隆承担免疫应答的孤立性和局限性。Jerne因此获得了1984年的诺贝尔奖。

（七）抗原识别受体基因重排现象

1978年，日本科学家Tonegawa首次发现，免疫球蛋白编码基因*C*、*V*、*J*、*D*的重排可致抗体的多样性，抗体的膜结合形式即为B淋巴细胞（简称B细胞）的BCR。Tonegawa因此获得了1987年的诺贝尔奖。而Davis和Mak于1984年发现了T淋巴细胞（简称T细胞）抗原识别受体（TCR）的基因重排现象。上述研究成果的重要生物学意义在于：数量不大的抗原识别受体基因数目，经重排后可产生数量巨大的特异性各异的抗原识别受体，保证了免疫系统对抗原的识别。

（八）主要组织相容性复合体限制性

主要组织相容性复合体（MHC）限制性由Zinkernagel和Doherty于1974年首次报道。他们在研究小鼠淋巴细胞脉络丛脑膜炎病毒（LCMV）感染时发现，LCMV感染的小鼠T细胞只杀伤具有相同等位基因的MHCⅠ类分子的靶细胞，而不能杀伤其他等位基因编码的MHCⅠ类分子的细胞。也就是说小鼠的T细胞在识别病毒抗原的同时还要识别自身的MHC分子，即“双识别”，这样才能启动特异性免疫反应。该发现获得了1996年的诺贝尔奖。

二、免疫系统的基本组成

免疫系统（immune system）由免疫器官和组织、免疫细胞、免疫分子及淋巴循环网络组成，是机体执行免疫应答和行使免疫功能的重要系统。

根据其发生和功能，将免疫器官分为中枢免疫器官（central immune organ）和外周免疫器官（peripheral immune organ）（图1-1）。前者包括骨髓（bone marrow）、胸腺（thymus）和腔上囊（法氏囊，鸟类），为免疫细胞发生、分化、成熟的场所；后者包括淋巴结、脾和黏膜免疫系统等，是成熟T细胞、B细胞等免疫细胞定居的场所，也是产生免疫应答的部位。免疫细胞包括树突状细胞、吞噬细胞、粒细胞、T细胞、B细胞等，均来源于造血干细胞，是免疫应答的直接参与者。免疫分子包括免疫球蛋白、补体、细胞因子、白细胞分化抗原、MHC 等。

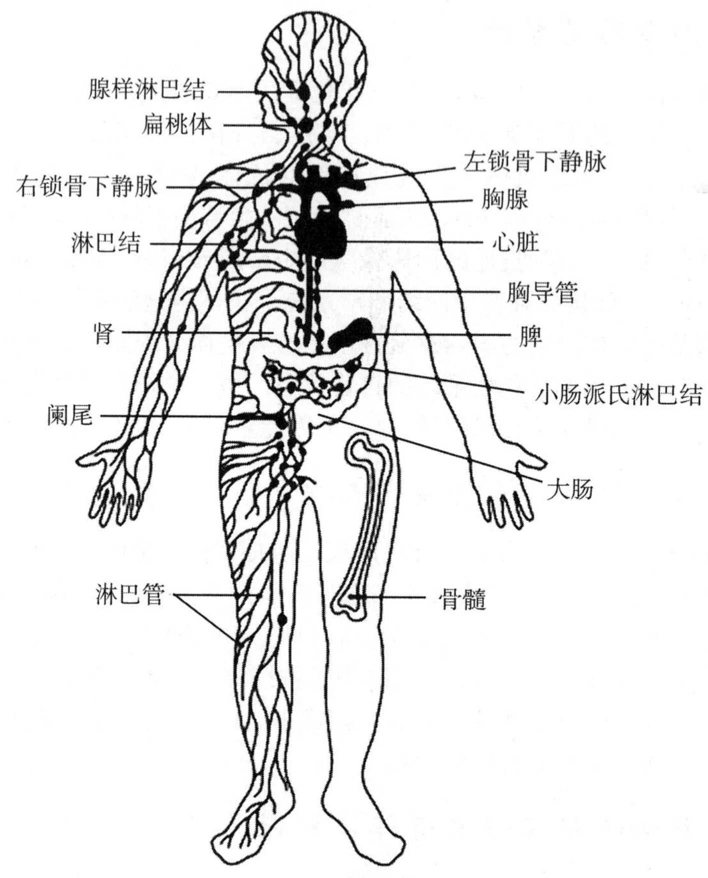

图 1－1　人体免疫器官与组织

骨髓和胸腺为中枢免疫器官，是免疫细胞发生、分化、成熟的场所。外周免疫器官包括淋巴结、脾和黏膜免疫系统等，是成熟 T 细胞、B 细胞等免疫细胞定居的场所及产生免疫应答的部位。

（一）骨　髓

骨髓位于骨髓腔内，有红骨髓和黄骨髓之分，其中具有造血功能的是红骨髓。作为中枢免疫器官，骨髓具有重要的生理功能：①是各类血细胞和免疫细胞，如红细胞、血小板、粒细胞、淋巴细胞、NK 细胞、树突状细胞等发生的场所。②是 B 细胞分化、成熟的场所。B 细胞在骨髓中发育成熟后随血液循环进入外周免疫器官，介导体液免疫。③是体液免疫应答发生的场所。骨髓中存在大量的浆细胞，这些浆细胞是 B 细胞在外周免疫器官接受抗原刺激后活化而产生的，经淋巴循环和血液循环迁移至骨髓，在此定居并继续长期产生抗体。此外，一些长寿命的记忆性 T 细胞也可迁移至骨髓并在此定居。

（二）胸　腺

胸腺是机体重要的中枢免疫器官，位于胸腔纵隔上部、胸骨后方，由皮质和髓质组成，在皮－髓交界处含有丰富的血管。胸腺是 T 细胞分化、发育和成熟的主要器官。由骨髓造血干细胞分化而来的淋巴样祖细胞在胸腺微环境的影响下，历经阳性选择（positive selection）和阴性选择（negative selection）成为自身MHC限制性的$CD4^+$T细胞和$CD8^+$T细胞，介导机体产生细胞免疫应答和体液免疫应答，人类胸腺在大约15岁以后髓质和皮质开始逐渐萎缩、脂肪化，尤以皮质萎缩更为明显，重量进行性减轻。

（三）淋巴结

人体有500个～600个淋巴结（lymph node）。淋巴结是重要的外周免疫器官，其实质分为皮质区和髓质区。前者又分为浅皮质区和深皮质区，其中浅皮质区为B细胞定居的场所，深皮质区为T细胞定居的场所。淋巴结具有多种重要的生理功能：①是成熟T细胞和B细胞的重要定居部位；②是发生免疫应答的主要场所；③参与淋巴再循环；④具有过滤作用。

（四）脾

脾（spleen）是人体最大的外周免疫器官。脾实质分为白髓和红髓，前者由动脉周围淋巴鞘、淋巴滤泡和边缘区组成，为T细胞、B细胞及巨噬细胞的定居场所；后者由脾索和脾血窦组成，主要含B细胞、巨噬细胞和树突状细胞等。脾的主要生理功能：①是成熟T细胞和B细胞定居的场所；②是免疫应答发生的场所；③起过滤作用（血液流经脾，通过脾内的巨噬细胞和网状内皮细胞的吞噬作用，清除血液中的病原体和衰老的血细胞等，净化血液）。

（五）黏膜免疫系统

黏膜免疫系统又称为黏膜相关淋巴组织（mucosal-associated lymphoid tissue，MALT），主要包括呼吸道、消化道和泌尿生殖道黏膜固有层和上皮细胞下散在的淋巴组织，以及扁桃体、阑尾、小肠派氏淋巴结等。黏膜免疫系统在黏膜局部抗感染免疫防御中发挥关键作用。黏膜免疫系统的另一重要功能是产生分泌型IgA（sIgA），后者是黏膜局部抵御病原微生物的主要抗体。

三、免疫系统的功能

免疫系统的功能建立在识别“自己”与“非己”（即免疫识别）的基础上，它具有三大基本功能，即免疫防御（immunological defense）、免疫监视（immunological surveillance）和免疫自稳（immunological homeostasis）。

（一）免疫防御

免疫防御指机体防御及清除病原体的功能。免疫功能过高和过低分别导致超敏反应和免疫缺陷症。

（二）免疫监视

免疫监视指免疫系统识别、监视并清除体内出现的突变细胞的功能。免疫监视功能的异常可导致肿瘤的发生或持续性的病毒感染。

（三）免疫自稳

免疫自稳指免疫系统清除体内衰老、损伤的细胞或其他成分，通过免疫网络调节免疫应答平衡的功能。免疫自稳功能异常可导致自身免疫性疾病。

四、免疫应答

免疫应答（immune response）指机体的免疫细胞对抗原物质进行识别，继而活化、增殖、分化，产生效应的过程，是多细胞系及多种免疫分子间相互作用的结果。免疫应答具有如下几个特点：①免疫识别，即免疫系统能够识别“自己”与“非己”成分，对自身抗原产生免疫耐受，对外来抗原性异物产生有效的免疫应答。免疫系统对“非己”抗原成分的识别是通过T、B细胞表面的抗原识别受体完成的，其中T细胞受体（TCR）识别的蛋白质抗原首先要经过抗原提呈细胞（APC）加工处理，然后与自身MHC分子结合表达在APC表面方能使相应的T细胞克隆活化、增殖、分化。上述识别过程具有高度的特异性，即特定的抗原分子只能被相应的抗原受体识别，产生针对该抗原分子的特异性免疫应答。②免疫效应。免疫应答启动后产生的效应物主要为特异性抗体和效应细胞（CTL、Th细胞），同时有非特异性免疫细胞（如巨噬细胞、NK细胞等）及免疫分子（如补体、细胞因子等）参与，它们与特异性免疫细胞和分子相互作用，对抗原物质进行清除和破坏。③免疫调节，指体内多种因素对免疫应答过程进行正、负调节的作用，使免疫应答适度，维持机体内环境的相对稳定。免疫调节涉及整体（如神经－内分泌网络）、细胞（如Th细胞、Treg细胞、巨噬细胞等）、分子（如MHC－抗原肽复合体、CD分子、黏附分子、补体、免疫球蛋白、独特型－抗独特型网络等）及基因（如免疫应答基因）等不同水平的调控作用，在体内构成复杂的调节网络，调节全身及局部的免疫应答。④免疫记忆。被抗原活化的T细胞、B细胞除可分化为效应细胞外，其中少数还可分化为记忆细胞，长期在体内存在。当免疫系统再次接触相同抗原时，这些记忆细胞将迅速活化、增殖、分化为效应细胞，以增强和加速特异性免疫应答的发生。

免疫应答根据应答的特异性分为固有免疫应答（innate immune response）和适应性免疫应答（adaptive immune response）。

（一）固有免疫应答

固有免疫应答也称天然免疫应答，是生物体在长期种系进化过程中逐渐形成的一系列防御机制，不针对某一特定抗原成分。参与固有免疫应答的主要有皮肤、黏膜、吞噬细胞、NK细胞、补体、细胞因子等。

（二）适应性免疫应答

适应性免疫应答也称为获得性免疫应答，分为特异性细胞免疫应答（T细胞介导）和体液免疫应答（B细胞介导）。参与适应性免疫应答的主要有T细胞、B细胞、APC、抗体等。

需要注意的是，固有免疫应答与适应性免疫应答并不是截然分开的，二者在功能上紧密联系。当抗原物质侵入机体后，往往需要这两种免疫应答共同参与，才能清除抗原。如吞噬细胞是参与固有免疫应答的一类非常重要的细胞，同时，它也作为专职 APC 加工提呈抗原，在适应性免疫应答中发挥重要作用。

（周昌华　章崇杰）

第二章　抗　原

抗原（antigen，Ag）指能刺激机体免疫系统产生免疫应答，并能与免疫应答产物在体内外发生特异性结合的物质，即能与T细胞的TCR及B细胞的BCR结合，促使淋巴细胞增殖、分化，产生抗体或致敏淋巴细胞，并与之结合，发挥免疫效应的物质。

抗原是机体产生免疫应答的前提条件。正常生理情况下，无抗原侵入时，机体免疫系统处于静止状态，淋巴细胞不发生活化，无免疫应答发生。抗原侵入时，相应淋巴细胞识别抗原，发生免疫应答。

第一节　抗原的基本特性

抗原一般具有免疫原性和抗原性两种基本特性。

（一）免疫原性

免疫原性（immunogenicity）指抗原能刺激机体产生免疫应答，诱导产生抗体或致敏淋巴细胞的能力。

（二）抗原性

抗原性（antigenicity）又称免疫反应性（immunoreactivity），指抗原能与其所诱生的抗体或致敏淋巴细胞特异性结合的能力。

一般而言，具有免疫原性的物质均同时具有抗原性，但反之却不然。同时具有上述两种特性的物质称为完全抗原（complete antigen），在习惯上简称为抗原或免疫原。仅具有抗原性而不具有免疫原性的物质称为半抗原（hapten），又称为不完全抗原（incomplete antigen）。完全抗原多为分子质量较大的蛋白质，如各类病原微生物及动物血清等。半抗原多为小分子化合物，如化学药物。小分子化合物一旦与大分子耦联，即成为完全抗原，被耦联的大分子物质称为载体（carrier）。因此，载体是与半抗原结合而赋予其免疫原性的物质。例如，多种属于半抗原的小分子化合物与血清蛋白结合后可成为完全抗原，能诱导产生针对半抗原的抗体。

抗原可诱导机体产生不同的免疫应答结果，因此将能诱导机体产生变态反应的抗原特称为变应原（allergen），将能诱导机体产生免疫耐受（tolerance）的抗原称为耐受原（tolerogen）。

第二节 抗原的特异性

抗原的特异性是免疫应答的重要特点之一，也是免疫学诊断和防治的理论依据。抗原的特异性是指抗原刺激机体产生免疫应答及其与应答产物发生反应所显示的专一性，即某一特定抗原只能刺激机体产生特异性的抗体或致敏淋巴细胞，且仅能与该抗体或致敏淋巴细胞发生特异性结合。决定抗原特异性的物质基础是存在于抗原分子中的抗原决定基。

一、抗原决定基

研究显示，抗原分子中能与抗体、BCR 或 TCR 结合的化学基团只是抗原分子中的一小部分，而不是整个抗原分子。这种能被抗体、BCR 或 TCR 识别的，决定抗原特异性的特殊化学基团，称为抗原决定基（antigenic determinant），因其通常存在于抗原分子表面，故又称其为表位（epitope）。表位的形成取决于抗原的一级结构和空间构象。不同化学组成和构象的肽链可形成特异性各异的表位。通常蛋白质抗原的表位含 5 个～17 个氨基酸残基，多糖抗原的表位含 5 个～7 个单糖残基，核酸抗原的表位含 5 个～7 个核苷酸残基。表位是抗原分子中能被抗体、BCR 或 TCR 识别的最小靶结构，其性质、数目、空间构象决定抗原的特异性（表 2－1）。

表 2－1 不同空间构象的抗原与其特异性的关系

不同空间构象的半抗原 / 反应的特异性	苯 胺	邻位氨基苯甲酸	间位氨基苯甲酸	对位氨基苯甲酸
	NH_2（苯环）	NH_2、COOH（邻位）	NH_2、COOH（间位）	NH_2、COOH（对位）
载体－苯胺	+++	−	−	−
载体－邻位氨基苯甲酸	−	+++	−	−
载体－间位氨基苯甲酸	−	−	+++	−
载体－对位氨基苯甲酸	−	−	−	+++

根据结构特点、结合对象和存在的部位，表位可分为不同类别。

（一）根据表位的结构分类

1. 线性表位

线性表位（linear epitope）是由连续排列的氨基酸残基所形成的表位，又称为顺序表位（sequential epitope）。一般蛋白质类抗原分子经抗原提呈细胞（antigen presenting cell，APC）加工处理，成为含 5 个～17 个氨基酸残基的线性表位。此类表位与 MHC 分子结合形成复合物并表达于 APC 表面，被 T 细胞的 TCR 特异性识别，故又称为 T 细胞表位（图 2－1）。

2. 构象表位

构象表位（conformational epitope）由序列上不连续的氨基酸残基在空间上通过折叠形成特定构象，又称为非线性表位（non-linear epitope）。它可分布在肽链的不同部位，也可存在于二硫键连结的两条多肽链上，依靠多肽链的盘曲、折叠而形成空间位置相邻但序列不连续的决定基，故又称为不连续表位（discontinuous epitope）。一般天然蛋白质分子多含有构象表位，与 BCR 具有易接近性，可被 BCR 识别，故又称为 B 细胞表位(图 2－1)。

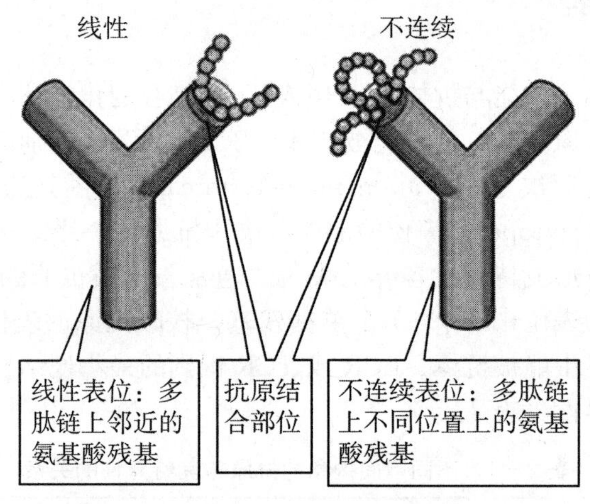

图 2－1　线性表位和构象表位示意图

（二）根据抗原决定基结合对象分类

在免疫应答中，TCR 和 BCR 所识别的抗原表位不同，根据抗原表位是由 BCR 还是 TCR 识别，分为 B 细胞表位和 T 细胞表位。两种表位的特性比较见表 2－2。

表 2－2　T 细胞表位与 B 细胞表位的特性比较

	T 细胞表位	B 细胞表位
表位结构	线性表位	构象表位或线性表位
表位性质	经 APC 加工处理的线性短肽片段	天然蛋白质、多糖、核酸片段
表位大小	8 个～12 个氨基酸（$CD8^+$ T） 12 个～17 个氨基酸（$CD4^+$ T）	5 个～15 个氨基酸、5 个～7 个单糖、 5 个～7 个核苷酸
表位受体	TCR	BCR
APC 对抗原的提呈	必需	无需
MHC 分子的参与	必需	无需
表位位置	抗原分子任意部位（主要在内部）	抗原分子表面，与 BCR 具有易接近性

1. B细胞表位

B细胞表位即被B细胞的BCR识别的表位，主要存在于天然抗原表面，以构象表位为主，与BCR具有易接近性，能被BCR特异性识别。因此，B细胞表位可直接刺激B细胞，不需要APC对抗原的处理和提呈。

根据B细胞表位在抗原分子中所处的部位，又可分为：①功能性表位，位于抗原分子表面的、易与BCR或抗体结合的构象表位。其中起关键作用的个别化学基团称为免疫优势基团。②隐蔽性表位，位于抗原分子内部的、不能与BCR或抗体结合的构象表位（图2-2）。在某些生物、理化因素的作用下，隐蔽性表位可暴露于抗原分子表面，成为功能性表位，从而诱导免疫应答。这在自身抗原的形成中较常见（详见第十五章）。

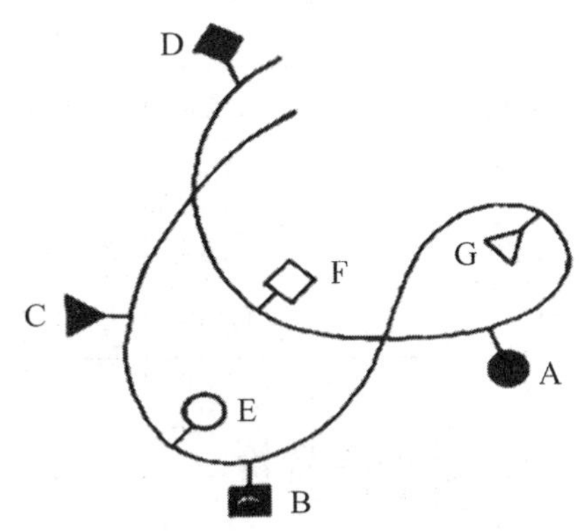

图2-2 功能性表位和隐蔽性表位示意图

2. T细胞表位

T细胞表位即被T细胞的TCR识别的表位。T细胞表位可以位于抗原分子的任意部位，主要位于抗原分子内部，由连续排列的氨基酸残基组成，属于线性表位。T细胞表位不能直接被T细胞识别，而是必须先被APC摄取，经抗原提呈后与MHC分子形成复合物，表达在APC表面后才能被相应的T细胞识别。

二、半抗原-载体效应

许多抗原常同时含有T细胞表位和B细胞表位，能分别活化T细胞和B细胞，这类抗原即完全抗原。而半抗原为简单的有机化学分子［如二硝基苯（DNP)］，必须与蛋白质载体耦联成半抗原-载体复合物，成为完全抗原后才能诱导免疫应答，产生抗半抗原抗体，这被称为半抗原-载体效应。其具有三个重要特点：①该效应的产生需要半抗原特异性的B细胞与载体蛋白特异性的Th细胞参与；②半抗原与载体必须耦联后才能刺激抗半抗原抗体的产生；③B细胞与Th细胞的相互作用符合MHCⅡ类分子限制性。上述特点可通过B细胞的抗原提呈功能得到解释。半抗原特异性B细胞识别半抗原表位，通过受体介导的内吞方式摄取半抗原-载体复合物，经外源性抗原的提呈途径将来自于载体蛋白的抗原肽（载体表位）提呈给相应的Th细胞，如此，两种相互协作的细胞分别识别同一抗原（半抗原-载体复合物）的不同表位，Th细胞才能激活B细胞，产生抗半抗原的抗体。因此在免疫应答中，T细胞是载体反应细胞，具有辅助抗体产生的作用；B细胞是半抗原反应细胞，可分化为产生特异性抗体的浆细胞。通过B细胞识别半抗原，并将载体中的抗原表位（载体表位）提呈给Th细胞识别，这样，载体就将特异性T细胞和B细胞连接起来，T细胞才能辅助B细胞的活化。因此，载体不仅起运载半抗原的作用，而且具有载体特异性。只有用相同载体耦联的抗原进行初次和再次免疫，才能刺激机体产生高浓度的特异性抗体（表2-3）。

表 2－3　表位－载体效应

	初次免疫	再次免疫	抗 DNP 的抗体
甲组	DNP－BCG	DNP－BCG	＋＋＋
乙组	DNP－BCG	DNP－OA	±
丙组	DNP－BCG	BCG	－

三、抗原结合价

抗原与抗体发生特异性反应时，一个抗原分子上能与抗体分子特异性结合的抗原决定基的总数称为该抗原的抗原结合价（antigenic valence）。半抗原只有一个 B 细胞表位，只能与一个特异性抗体分子结合，为一价抗原。大多数天然抗原表面具有多个相同或不同的抗原表位，能与多个相应的抗体分子结合，因此为多价抗原（图 2－3）。

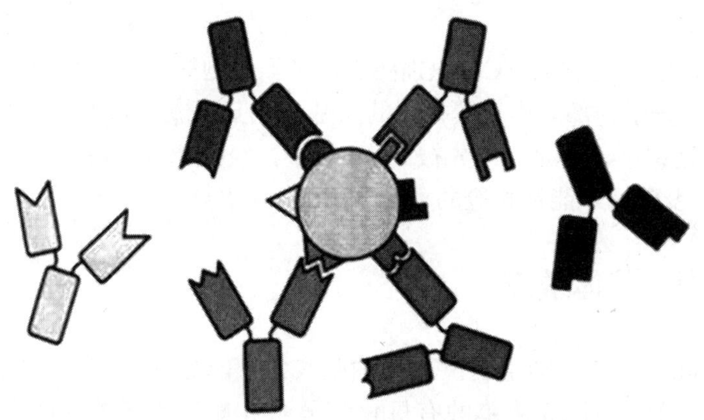

图 2－3　抗原结合价示意图

抗原表位：6 个；抗原结合价＝4

四、共同抗原表位与交叉反应

半抗原只含有一个 B 细胞表位，只能与一种 BCR 或抗体结合。而天然抗原大多含有多种 B 细胞表位，可诱导产生多种不同特异性的抗体。每种抗体能与相应 B 细胞表位特异性结合［图 2－4（1）］，因此如果两种抗原含有相同或相似的抗原表位，这两种抗原就不仅可与自身诱导生成的抗体反应，还能与另一种抗原诱导生成的抗体反应。这两种抗原分子中带有的相同或相似的抗原表位，称为共同抗原表位（common epitope），抗体具有相同或相似表位的不同抗原的反应，称为交叉反应（cross reaction）［图 2－4（2）］。共同抗原表位的存在和交叉反应的发生并非否定抗原的特异性，而是说明表位才是抗原特异性的物质基础。

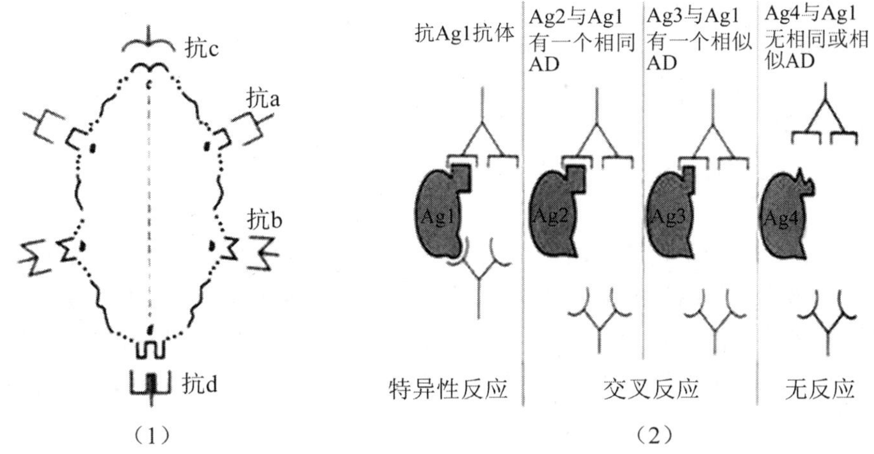

图 2－4 抗原的特异性与交叉反应

第三节 决定抗原免疫原性的因素

抗原是否能刺激机体免疫系统产生免疫应答受到多种因素的影响。这些因素包括抗原自身因素、宿主因素、抗原进入宿主的免疫方式。

一、抗原自身的因素

（一）异物性

抗原免疫原性的本质是异物性（foreignness），异物性即非己性。在正常情况下，机体免疫系统具有识别“自己”和“非己”的能力，因此对自身成分呈免疫耐受状态（自身耐受），而对非己物质产生正免疫应答，清除异物。凡是在胚胎期与淋巴细胞接触过的物质，都会被机体免疫系统视为异物。

一般来说，抗原与机体间的种系亲缘关系越远，组织结构差异越大，异物性越强，其免疫原性就越强。因此，各类病原微生物、各种动物蛋白对人类而言均具有很强的免疫原性，同种异体移植物也具有较强的免疫原性。另外，若自身成分发生改变，也可能被机体视为非已物质，成为免疫原。即使自身成分未发生改变，但在胚胎期与淋巴细胞充分接触，也会被机体识别为异物，如免疫豁免部位的精子、脑组织、眼晶状体蛋白等。当这些成分因外伤、感染等原因从免疫豁免部位逸出，与淋巴细胞接触后，也能引发免疫应答，产生自身免疫，甚至导致自身免疫性疾病的发生（详见第十五章）。

（二）理化性质

1. 化学性质

蛋白质的化学结构比较复杂，尤其是具有芳香族氨基酸（如酪氨酸、苯丙氨酸等）的蛋白质，它们在体内不易降解，能长时间刺激免疫活性细胞，有利于产生较强的免疫应答。因此，蛋白质一般具有良好的免疫原性。复杂的多糖、核酸等物质也可具有免疫原性，它们可形成枝状结构并形成抗原决定基。例如，血细胞表面的多糖抗原以及存在于微生物表面的抗原，常为多糖或低聚糖抗原。

2. 分子质量

一般而言，抗原的分子质量越大，其免疫原性越强。通常相对分子质量大于 1×10^4 有免疫原性，大于 1×10^5 有强免疫原性；小于 1×10^4 为弱免疫原性，甚至无免疫原性。其原因可能为：①大分子物质相对结构复杂，表面抗原决定基数目多，能有效激活淋巴细胞；②大分子物质化学结构稳定，不易被降解或清除，体内存留时间长，能持续刺激淋巴细胞。但也不尽然，如明胶的相对分子质量虽高达 1×10^5，但因结构简单，免疫原性弱；胰岛素的相对分子质量虽然只有 5.7×10^4，但其结构复杂，具有较强的免疫原性。

3. 结构复杂性

分子质量大小并非决定免疫原性的绝对因素，结构的复杂性也非常重要。有些抗原虽然分子质量大，但组成单一、结构简单重复，免疫原性则弱或无，如明胶由直链氨基酸组成，缺乏苯环氨基酸，稳定性差，因此无免疫原性。若在明胶分子中接上少量酪氨酸后，其免疫原性则大大增强。胰岛素的相对分子质量虽然只有 5.7×10^4，但由于含芳香族氨基酸，结构复杂，具有较强的免疫原性。

4. 分子构象

抗原分子的空间构象会很大程度地影响其免疫原性。有些抗原在天然状态下具有强免疫原性，能诱导产生相应抗体，但经过变性后，却失去了免疫原性。这是因为B细胞表位主要是构象表位，变性导致其天然构象破坏，B细胞表位丢失（图2－5）。

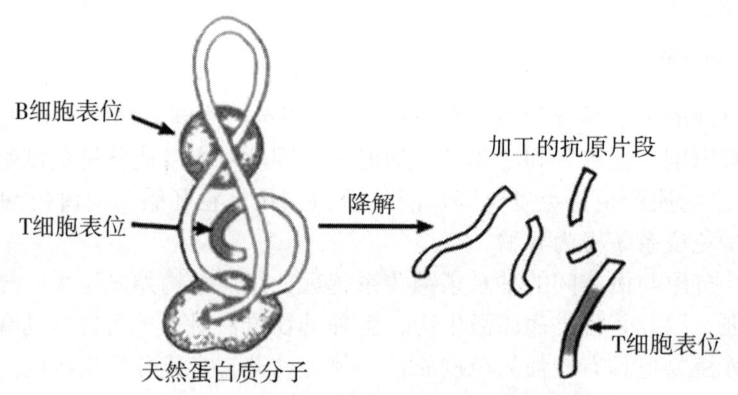

图2－5　空间构象对抗原免疫原性的影响

5. 易接近性

易接近性（accessibility）是指抗原表位能被淋巴细胞抗原受体所接近的程度，即抗原分子表面的B细胞表位与B细胞上BCR接近的程度。易接近性越好，免疫原性相对越强。因此，易接近性也是决定抗原免疫原性的重要因素。如图2－6所示，A、B、C三种抗原的化学组成完全相同，但因构象不同，免疫原性就不尽相同。A与B相比，氨基酸残基（B细胞表位）在侧链的位置不同，与BCR易接近性不同，因此免疫原性不同。A的氨基酸残基位于抗原分子表面，与B细胞的BCR具有良好的易接近性，因此免疫原性

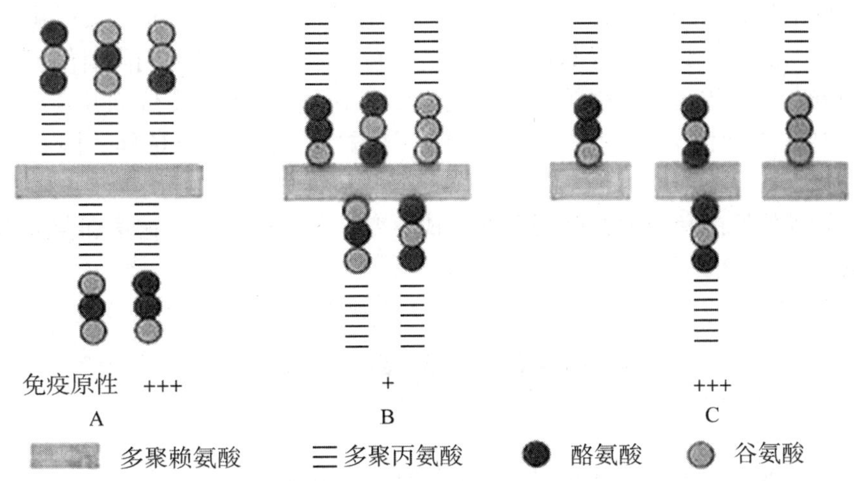

图 2－6　易接近性对抗原免疫原性的影响

较强。而 B 的氨基酸残基位于抗原分子内部，与 BCR 不具有易接近性，因此免疫原性很弱或几乎无免疫原性。C 的氨基酸残基虽然也位于抗原分子内部，但由于其侧链间距比 B 大，因此 BCR 能通过侧链间隙与其接近，仍具有较好的易接近性，因此其免疫原性也较强。

6. 物理状态

一般聚合状态的蛋白质比单体分子有更强的免疫原性，颗粒性抗原比可溶性抗原的免疫原性强。因此，常将免疫原性弱的物质吸附在某些大颗粒表面，以增强其免疫原性。

二、宿主因素

（一）遗传因素

机体对抗原的免疫应答受遗传控制。同一抗原刺激不同种属、不同个体后产生免疫应答的强弱不同。如多糖抗原对人和鼠有免疫原性，对豚鼠却无免疫原性。个体遗传基因不同，对同一抗原是否产生免疫应答及应答强弱也不同。在诸多遗传因素中，MHC 是控制免疫应答的关键因素。

（二）年龄、性别与健康状态

一般来说，青壮年比幼儿和老年人对抗原的免疫应答强。新生儿由于 B 细胞尚未成熟，对多糖类抗原不应答，因此易发生细菌感染。雌性比雄性抗体生成量高，但怀孕者的免疫应答受到显著抑制。感染或免疫抑制剂都能干扰免疫系统对抗原的应答。

三、免疫方式

免疫方式是指进入宿主内的抗原剂量、途径、间隔时间、次数以及免疫佐剂类型等因素。抗原剂量应适中，太高或太低剂量都将诱导免疫耐受（高带耐受或低带耐受）。同一抗原采用相同剂量，若经不同途径进行免疫，其免疫原性也不同。免疫原性由强到弱依次为皮内、皮下、肌内、腹腔、静脉，口服易诱导免疫耐受。免疫的间隔时间也须适当，次数不能太频繁。免疫佐剂能增强抗原的免疫原性，不同类型的免疫佐剂其效应不同。例如弗氏佐剂主要诱导产生 IgG 类抗体，明矾佐剂易诱导产生 IgE 类抗体。因此应根据实际需要进行选择。

由上可知，抗原的免疫原性强弱并非一成不变，而是由抗原、宿主和免疫方式三方面综合决定的。

第四节　抗原的分类

抗原的种类繁多，可以根据不同的分类依据进行分类。

一、根据抗原与机体的亲缘关系分类

（一）异种抗原

异种抗原（xenogenic antigen）指来源于另一物种的抗原。例如各类病原微生物及其代谢产物、异种动物血清以及异种器官移植物等，对人类而言都是异种抗原。

（二）同种异型抗原

同种异型抗原（allogenic antigen）指来自同一物种不同个体间的抗原，也称为同种抗原。典型的人类同种异型抗原有血型抗原（ABO 血型、Rh 血型）和主要组织相容性抗原。

（三）自身抗原

正常情况下，机体免疫系统将自身成分视为“自己”，不产生免疫应答，即自身耐受。某些病理情况如感染、外伤、服用某些药物等，使免疫豁免部位的抗原释放，接触免疫系统，或通过改变、修饰自身组织细胞，从而被免疫系统识别，诱发对自身成分的免疫应答。这些能被机体免疫系统识别为“非己”，诱导产生免疫应答的自身成分称为自身抗原（autoantigen）。

（四）异嗜性抗原

异嗜性抗原（heterophilic antigen）指一类与种属无关，广泛存在于人、动物及微生物之间的共同抗原。异嗜性抗原可导致交叉反应的发生。常见的有人体某些组织和病原微生物特定成分之间所具有的共同抗原，如溶血性链球菌菌体的某些成分与人肾小球基膜和心肌组织有共同抗原，可导致肾小球肾炎和心肌炎。另外，大肠埃希菌 O_{14} 型脂多糖与人结肠黏膜有共同抗原，与溃疡性结肠炎的发生有关。

（五）独特型抗原

TCR、BCR 或 Ig 的 V 区所具有的独特的氨基酸序列和空间构象，可诱导自身产生相应的抗体。这些独特的氨基酸序列所组成的抗原表位称为独特型抗原（idiotypic antigen），简称独特型（idiotype，Id）。Id 所诱生的抗体称为抗－独特型（anti-idiotype，AId）。AId 的 V 区也具有独特型，又可诱导机体产生相应的抗独特型抗体。因此，体内形成独特型－抗独特型网络，调节免疫应答（详见第十二章）。

二、根据抗原诱导抗体产生是否需要 Th 细胞的辅助分类

（一）胸腺依赖性抗原

胸腺依赖性抗原（thymus dependent antigen，TD 抗原）指刺激 B 细胞产生抗体必须依赖 T 细胞辅助的一类抗原，又称为 T 细胞依赖性抗原。绝大多数蛋白质类抗原如各种病原微生物、血细胞及血清蛋白等，均属于 TD 抗原。

（二）胸腺非依赖性抗原

胸腺非依赖性抗原（thymus independent antigen，TI 抗原）指刺激 B 细胞产生抗体无需 T 细胞辅助的一类抗原，又称为 T 细胞非依赖性抗原。常见的 TI 抗原有细菌脂多糖、荚膜多糖及聚合鞭毛素等。根据 TI 抗原的结构特点可将其分为两类：TI－1 抗原和 TI－2抗原。TI－1 抗原含有丝裂原和 B 细胞表位，TI－2 抗原含有相同的、重复的 B 细胞表位。两类 TI 抗原引起的体液免疫应答不尽相同，具体差别详见第十一章。

TD 抗原与 TI 抗原在抗原特性、诱导免疫应答条件、免疫应答特点等方面都有差别，详见表 2－4。

表 2－4 TD 抗原与 TI 抗原特性比较

	TD 抗原	TI 抗原
抗原特性		
化学特性	主要为蛋白质类抗原	主要为多糖类抗原
结构特点	结构复杂，具有多种不同表位，无重复性	结构简单，具有相同表位，常重复出现同一表位
表位组成	T 细胞表位和 B 细胞表位	B 细胞表位
诱导免疫应答的条件		
T 细胞依赖性	是	否
APC 的参与	是	否
免疫应答特点		
应答类型	体液免疫和细胞免疫	体液免疫
活化的 B 细胞类型	主要为 B2	主要为 B1
诱生的抗体类型	IgG 为主的各类 Ig	IgM
免疫记忆	形成	不形成
再次免疫应答	产生	不产生
诱导免疫耐受	难	易
常见的抗原种类	BSA、OVA、毒素、类毒素、SRBC 等	LPS、荚膜多糖、多聚多糖、鞭毛素等

三、根据抗原是否在抗原提呈细胞内合成分类

（一）内源性抗原

内源性抗原（endogenous antigen）指在 APC 内合成的抗原，如病毒感染细胞合成的病毒蛋白、肿瘤细胞合成的肿瘤抗原等。此类抗原在 APC（病毒感染细胞或肿瘤细胞）内加工处理为抗原肽片段，与 MHC Ⅰ类分子结合成复合物，表达在 APC 细胞表面，提呈给 $CD8^+$T 细胞识别（详见第九章）。

（二）外源性抗原

外源性抗原（exogenous antigen）指并非由 APC 合成，而是来源于 APC 外的抗原，如细菌、异种动物血清等。APC 通过吞噬、胞饮、受体介导的内吞等方式摄取外源性抗原，在细胞内将抗原加工处理为抗原肽片段后，与 MHCⅡ类分子结合成复合物，表达在 APC 细胞表面，提呈给 $CD4^+$T 细胞识别（详见第九章）。

四、其他分类方法

根据抗原的化学性质，可分为蛋白质、脂蛋白、糖蛋白、多糖、脂多糖、核酸抗原等；根据抗原的产生方式，可分为天然抗原和人工抗原；根据抗原的物理性状，可分为颗粒性抗原和可溶性抗原；根据抗原诱导不同的免疫应答，可分为移植抗原、肿瘤抗原、变应原和耐受原等。

第五节　非特异性免疫刺激剂

一、佐　剂

佐剂（adjuvant）指一类本身无免疫原性，但具有辅佐抗原、增强机体对抗原的免疫应答能力的非特异性免疫增强性物质。将其预先或与抗原同时注入机体内，可增强机体对该抗原的免疫应答或改变免疫应答类型。

（一）佐剂的种类

佐剂的种类很多，包括：①无机佐剂，如氢氧化铝、明矾等；②有机佐剂，最常用的为卡介苗以及其他微生物及其代谢产物，如短小棒状杆菌、百日咳鲍特菌（百日咳杆菌）、细菌内毒素（脂多糖）、从细菌提取的胞壁酰二肽、细胞因子等；③合成佐剂，包括人工合成的双链多聚肌苷酸：胞苷酸（PolyI：C），双链多聚腺苷酸：尿苷酸（PolyA：U），以及近年来应用较为广泛的脂质体、免疫刺激复合物（ISCOMs）等；④油性佐剂，如羊毛脂、植物油、矿物油等。

实验研究常用于动物免疫的佐剂为弗氏佐剂，可分为弗氏完全佐剂（complete

Freund adjuvant，CFA）和弗氏不完全佐剂（incomplete Freund adjuvant，IFA）。IFA 是将油剂（如羊毛脂、液体石蜡）和乳化剂［如聚山梨酯－80（吐温－80）］按一定比例混合，再与水溶性抗原一起乳化，经足够时间形成油包水的乳剂，用于动物免疫。在 IFA 中加入卡介苗（死分枝杆菌）即形成 CFA，其作用更强。但该制剂易在注射局部形成硬结或溃疡，故不适用于人体。在人类免疫预防中常应用氢氧化铝作为佐剂。

（二）佐剂的作用机制

佐剂的作用机制包括：改变抗原的物理状态，延缓抗原降解和排除，延长抗原在体内储留时间；刺激单核吞噬细胞系统，增强其对抗原的处理和提呈能力；刺激淋巴细胞的增殖、分化，从而增强和扩大免疫应答。

（三）佐剂的应用

由于佐剂具有增强免疫应答的作用，因此应用广泛，其主要用途包括：①增强适应性免疫应答，用于预防接种及制备动物抗血清；②作为非特异性免疫增强剂，用于抗肿瘤与抗感染的辅助治疗。

二、丝裂原

丝裂原（mitogen）也称为有丝分裂原，因可导致细胞发生有丝分裂而得名。丝裂原与淋巴细胞表面丝裂原受体结合，刺激静止性淋巴细胞转化为淋巴母细胞，表现为 DNA 合成增加，出现有丝分裂等现象。由于其能激活某一类淋巴细胞的全部克隆，因此被认为是一种非特异性的淋巴细胞多克隆激活剂。

T 细胞、B 细胞表面表达多种丝裂原受体，可对多种丝裂原刺激产生增殖反应，见表 2－5。

表 2－5 作用于人和小鼠 T、B 细胞的丝裂原

有丝分裂原	人		小鼠	
	T 细胞	B 细胞	T 细胞	B 细胞
刀豆蛋白 A（Concanavalin，ConA）	＋	－	＋	－
植物血凝素（Phytohemagglutinin，PHA）	＋	－	＋	－
美洲商陆（Pokeweed mitogen，PWM）	＋	＋	＋	－
脂多糖（Lipopolysaccharide，LPS）	－	－	－	＋
葡萄球菌蛋白 A（Staphylococcal protein，SPA）	－	＋	－	－

三、超抗原

超抗原（superantigen，SAg）是一类特殊的抗原物质，在极低浓度下（1 μg/L～10 μg/L）即可激活 2%～20%的 T 细胞克隆，产生极强的免疫效应。这与普通抗原只能激活机体总 T 细胞库中 $1/10^6$～$1/10^4$ T 细胞克隆截然不同。因此，超抗原不同于普通抗原，其具有极强的免疫活化功能，是一种多克隆激活剂。超抗原与普通抗原的详细比较见表 2－6。

表 2－6　超抗原与普通抗原的比较

	普通抗原	超抗原
化学性质	蛋白质、多糖等	细菌外毒素、逆转录病毒蛋白等
T 细胞反应频率	$1/10^6$～$1/10^4$	2%～20%
APC 存在	需要	需要
抗原提呈	有	无
MHC 限制性	有	无
TCR 结合部位	TCRα、β链的 CDR3	TCRβ链的 CDR3 外侧
MHCⅡ类分子结合部位	肽结合凹槽	非多态区（α螺旋）外侧

（一）超抗原的作用特点

超抗原的作用特点包括：①超抗原无需 APC 加工处理，以完整抗原形式刺激 T 细胞的活化，其作用无 MHC 限制性；②超抗原以完整抗原分子的形式发挥作用，其一端直接与 APC 表面 MHCⅡ类分子抗原凹槽外侧结合，另一端与 TCR 的 Vβ 区结合，刺激 T 细胞活化增殖（图 2－7）；③超抗原所诱导的 T 细胞应答，其效应并非针对超抗原本身，而是通过分泌大量细胞因子，参与某些病理生理过程的发生和发展。

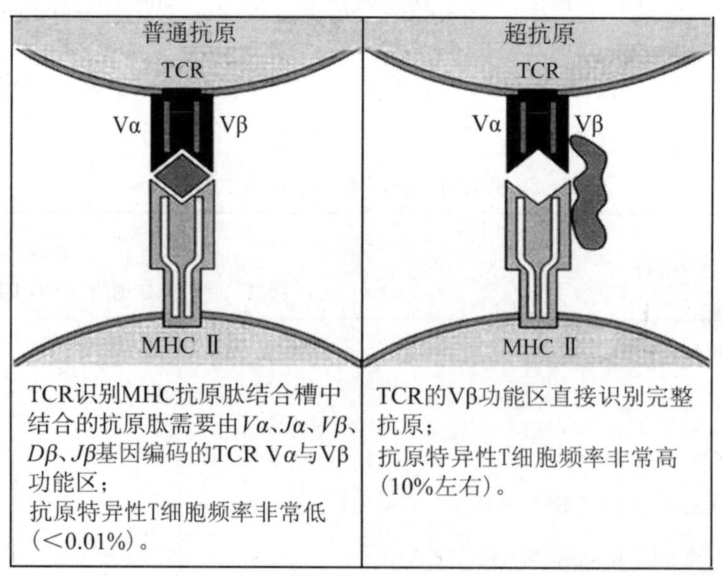

图 2－7　超抗原作用示意图及与普通抗原的区别

（二）超抗原的类型

目前对超抗原的分类尚无定论，已提出的分类有以下几种：

1. 根据作用的靶细胞分类

根据其作用的靶细胞可将超抗原分为T细胞超抗原和B细胞超抗原。T细胞超抗原包括热休克蛋白、小鼠乳腺肿瘤病毒蛋白等。B细胞超抗原包括金黄色葡萄球菌A蛋白和HIV的gp120等。

2. 根据来源分类

根据其来源可将超抗原分为外源性超抗原和内源性超抗原。外源性超抗原包括金黄色葡萄球菌毒素A～E以及A群溶血性链球菌M蛋白。内源性超抗原多为逆转录病毒，如小鼠乳腺肿瘤病毒等。

（三）超抗原与临床医学的关系

1. 参与某些中毒综合征的发生

细菌性超抗原参与临床上多种严重的中毒综合征的发生，如毒性休克综合征、婴儿突然死亡综合征、川崎综合征、食物中毒等。其机制是：机体感染细菌后产生外毒素，使淋巴细胞被过度激活，分泌大量细胞因子，导致毒性损害。

2. 自身免疫性疾病

由于超抗原具有强大的免疫激活功能，也可能激活体内自身反应性T细胞和B细胞克隆，引发或加剧自身免疫性疾病，如类风湿性关节炎、多发性硬化病等。

3. SAg与免疫抑制

SAg能激活大量T细胞，导致T细胞因过度激活而被耗竭。

4. 抗肿瘤效应

SAg能激活大量CTL，对肿瘤有强大的杀伤作用。

（胡丽娟）

第三章　免疫球蛋白

19 世纪后期，德国学者 von Behring 及其同事 Kitasato 发现，白喉或破伤风毒素免疫动物后可产生具有中和毒素的物质，称之为抗毒素（antitoxin），随后引入抗体（antibody，Ab）一词来泛指抗毒素类物质。抗体是介导体液免疫的重要效应分子，是 B 细胞在抗原刺激下增殖分化为浆细胞产生的，能特异性识别、结合和清除相应抗原的，具有免疫功能的球蛋白。1937 年，Tielius 用电泳方法将血清蛋白分为白蛋白、α_1 球蛋白、α_2 球蛋白、β 球蛋白和 γ 球蛋白等。1939 年，研究证实抗体是 γ 球蛋白，随后又发现抗体亦存在于 α 和 β 球蛋白中（图 3－1）。

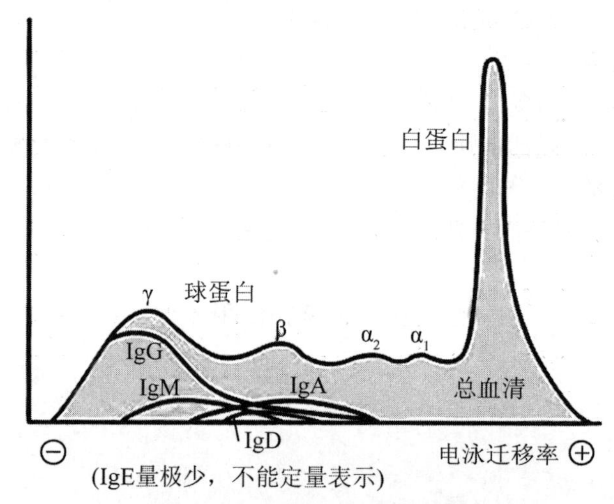

图 3－1　正常人血清电泳分离图

血清蛋白不同组分所带电荷不同，自由电泳时迁移速度各异，据此可分为白蛋白以及 α、β、γ 球蛋白。抗体活性存在于 α、β、γ 区（主要在 γ 区）。

后来人们又发现一些化学结构与抗体相似而无抗体活性及免疫功能的球蛋白，以及天然产生的 Ig 亚基。因此，1968 年和 1972 年世界卫生组织和国际免疫学会联合会的专门委员会先后决定，将具有抗体活性或化学结构与抗体相似的球蛋白统称为免疫球蛋白（immunoglobulin，Ig）。

免疫球蛋白根据存在的形式可分为两种：①分泌型（secreted Ig，sIg），主要存在于血液、组织液及各种外分泌液等体液中，在机体的免疫防御中发挥重要作用；②膜型（membrane Ig，mIg），是抗原受体存在于 B 细胞膜上的以膜蛋白形式存在的 B 细胞受体（B cell receptor，BCR），负责识别环境中各种抗原的存在，与相应抗原结合后活化 B 细胞，启动特异性的免疫应答。

第一节　免疫球蛋白的结构

一、免疫球蛋白的基本结构

经化学结构和X线晶体结构分析证实，所有Ig分子的单体结构都是四肽链的对称结构，包括两条完全相同的分子质量较大的重链（heavy chain，H链）和两条完全相同的分子质量较小的轻链（light chain，L链），彼此以二硫键连接而成“Y”字形。

（一）四肽链基本结构

免疫球蛋白重链由450个～550个氨基酸组成，相对分子质量为5×10^4～7×10^4。根据重链的结构和免疫原性的差异，Ig重链分为五大类（class），分别称为γ链、α链、μ链、δ链和ε链。据此，Ig按重链的希腊字母对应的英文字母命名，即IgG、IgA、IgM、IgD和IgE五类。每类Ig根据其铰链区氨基酸残基的组成和二硫键数目、不同位置，又分为不同亚类（subclass）。IgG有IgG1～IgG4四个亚类，IgA有IgA1和IgA2两个亚类，IgM有IgM1和IgM2两个亚类，IgD和IgE尚未发现亚类。

免疫球蛋白轻链大小约为重链的1/2，约含210个氨基酸，相对分子质量约为2.5×10^4。轻链可分为两种型（type）：κ和λ型，两型轻链的功能无差异。两种轻链可以和任意一种重链相结合，同一个生物体内可以存在分别带有κ或λ链的抗体分子，但一个天然Ig分子两条轻链的型别总是相同的。不同种属生物体内两型轻链的比例不同。同一型免疫球蛋白中，根据其λ链恒定区N端个别氨基酸的差异，又可分为λ_1、λ_2、λ_3和λ_4四个亚型（subtype）。

（二）可变区和恒定区

分析比对不同Ig的重链和轻链氨基酸序列，发现近N端的约110个氨基酸的序列变化较大，而近C端的其余序列在同一类型的Ig间相对保守。因此，前者称为可变区（variable region，V区），分别约占重链和轻链的1/4和1/2；后者称为恒定区（constant region，C区），分别约占重链和轻链的3/4和1/2。其简称代号如下：重链可变区——V_H，重链恒定区——V_C；轻链可变区——V_L，轻链恒定区——C_L（图3-2）。

每个V区中均有一个由链内二硫键连接形成的肽环，每个肽环含67个～75个氨基酸残基。V_H和V_L内各有3个区域的氨基酸组成和排列顺序高度可变，称为高变区（hypervariable region，HVR）[图3-3（1）]，这三个HVR分别称为HVR1、HVR2和HVR3。V_H和V_L的3个高变区的氨基酸残基在蛋白质一级结构上不是连续排列的，但经过肽链的折叠，形成蛋白质的空间构象后，在空间位置上相互靠近，共同组成Ig的抗原结合部位，决定抗体的特异性，负责识别和结合抗原，故高变区又被称为互补性决定区（complementary determining region，CDR）[图3-3（2）]。V_H和V_L的HVR1、HVR2

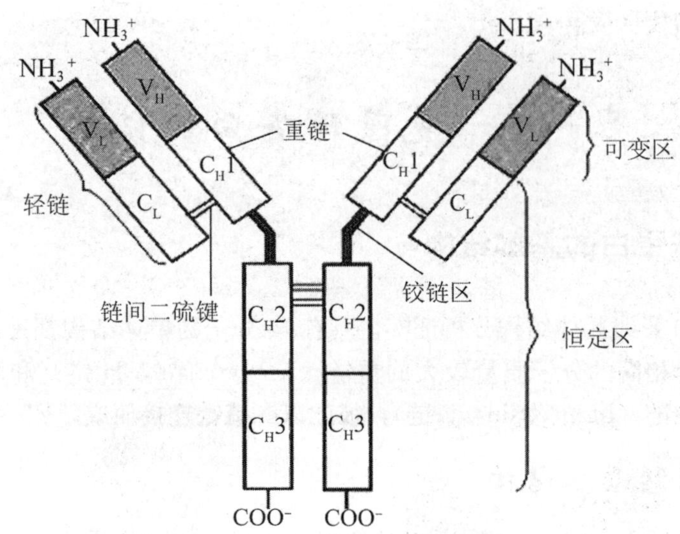

图 3-2 免疫球蛋白的基本结构

和 HVR3 又可分别称为 CDR1、CDR2 和 CDR3，一般 CDR3 具有更高的高变程度。高变区也是 Ig 分子独特型决定基（idiotypic determinant）主要存在的部位。在大多数情况下，重链在与抗原结合中起更重要的作用。在 V 区中，CDR 之外区域的氨基酸组成和排列顺序相对不易变化，称为骨架区（framework region，FR），共有 4 个，分别用 FR1、FR2、FR3 和 FR4 表示。

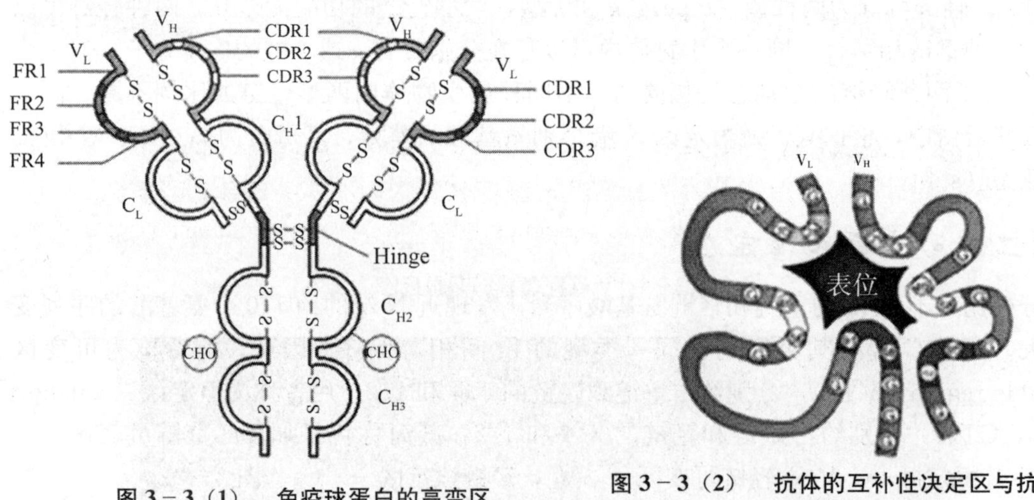

图 3-3（1） 免疫球蛋白的高变区

图 3-3（2） 抗体的互补性决定区与抗原表位结合示意图

Ig 的重链、轻链均可折叠为数个球形结构，称为结构域（domain）。每个结构域大小相似，约含 110 个氨基酸（图 3-4）。Ig 轻链只有 V_L 和 C_L 两个结构域，重链的结构域随 Ig 种类的不同而不同：IgA、IgD 和 IgG 的重链有 4 个结构域，而 IgE 和 IgM 的重链有 5 个结构域。与重链可变区相接的恒定区结构域称作 C_H1，然后依次为 C_H2、C_H3 和 C_H4。

Ig 的晶体结构分析显示，Ig 的结构域是由多肽链折叠形成的球状结构，即免疫球蛋白折叠（immunoglobulin fold，Ig 折叠），其二级结构是由链内二硫键连接的两个反向平

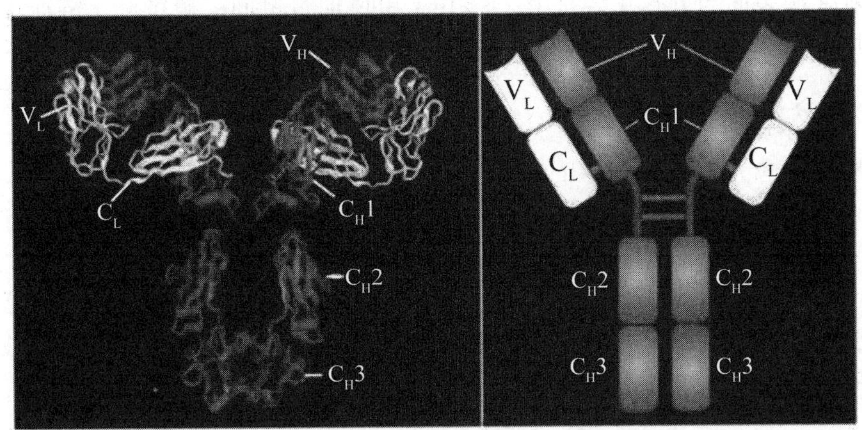

图3－4　免疫球蛋白的功能区

行的β片层（β sheet）形成一个β桶状（β barrel）或β三明治（β sandwich）结构。具有这类独特折叠结构的分子不仅有Ig，其他许多膜型和分泌型的分子也含有类似结构，因此这类分子被统称为免疫球蛋白超家族（immunoglobulin superfamily，IgSF）。

（三）铰链区

Ig的Y形两臂是柔性的，IgA、IgG和IgD重链的C_H1和C_H2两个结构域之间有铰链区（hinge region）相连（图3－5）。铰链区之间一般由1个或数个二硫键连接，富含脯氨酸，易伸展弯曲，有利于两臂同时结合两个不同的抗原表位。铰链区容易被木瓜蛋白酶、胃蛋白酶等水解，产生不同的水解片段。

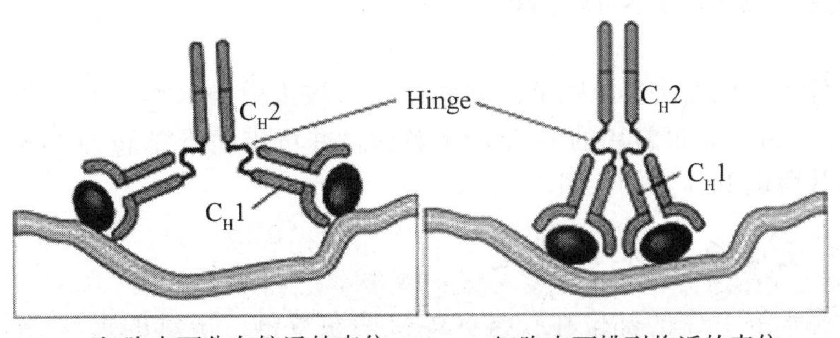

图3－5　免疫球蛋白的铰链区

二、其他结构与有关功能

（一）J链

J链（joining chain）即连接链，是由浆细胞合成的一条富含半胱氨酸的多肽链，相对分子质量约为1.5×10^4，可连接多个Ig单体形成多聚体。血清中的IgA主要以单体形式存在，在黏膜表面的 IgA 主要是由 2 个 IgA 单体通过链间二硫键和 J 链连接形成二聚体，血浆中的 IgM 则可形成五聚体［图 3－6（1）］。IgG、IgD 和 IgE 常为单体，无 J 链。

（二）分泌片

在黏膜表面含大量的分泌型 IgA（secretory IgA，sIgA）和一些 IgM。这些带 J 链的 sIgA 和 sIgM 多聚体能和黏膜上皮细胞表面表达的 poly-Ig 受体结合，被上皮细胞吞噬，通过转运小体被转运到黏膜表面。分泌片（secretory piece，SP）又称为分泌成分（secretory component，SC），是一种含糖的肽链，由黏膜上皮细胞合成并分泌，以非共价键结合到 sIgA 二聚体和 sIgM 五聚体上，保护分泌型 Ig 铰链区免受外分泌液中的蛋白酶水解，并介导其从黏膜下通过黏膜细胞转运到黏膜表面［图 3－6（2）］。

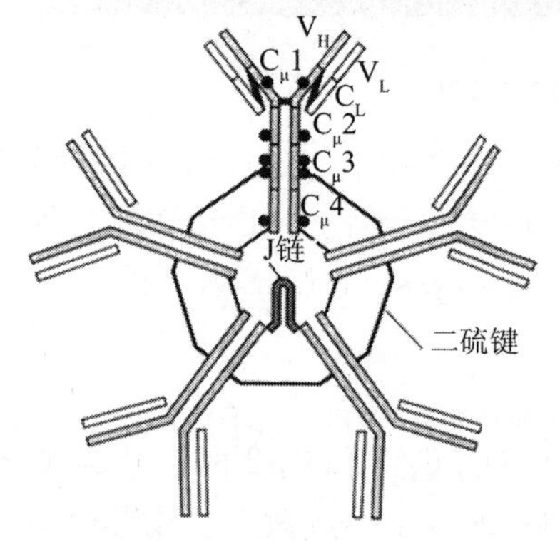

图 3－6（1）　IgM 和 J 链的结构

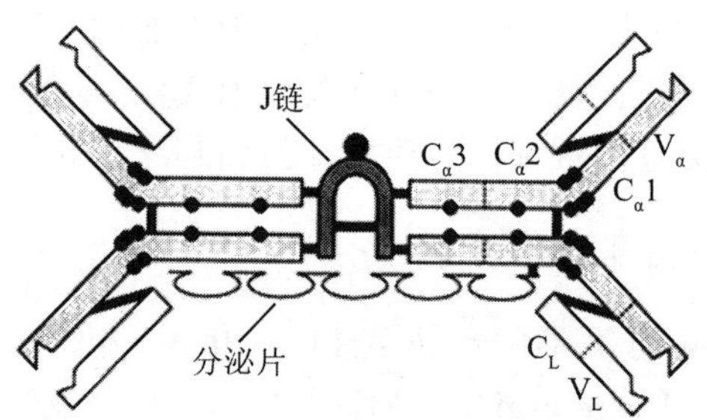

图 3－6（2）　sIgA 和分泌片的结构

三、免疫球蛋白的水解片段

在一定条件下，免疫球蛋白肽链的某些部分易被蛋白酶水解。木瓜蛋白酶（papain）和胃蛋白酶（pepsin）是最常用的 Ig 蛋白水解酶，并可借此研究 Ig 的结构和功能。水解部位和得到的片段以 IgG 为例（图 3－7）。

（一）木瓜蛋白酶水解片段

木瓜蛋白酶水解 IgG 的部位在铰链区连接两条重链二硫键的近 N 端，水解后得到 3 个大小基本相等的片段：两个完全相同的抗原结合片段（fragment of antigen binding，Fab 段）和一个可结晶片段（fragment crystallizable，Fc 段）。每个 Fab 段由一条完整的轻链和重链的 V_H 和 C_H1 区组成，能与一个抗原表位结合（单价），不能形成凝集反应或沉淀反应。Fc 段含 IgG 的 C_H2 和 C_H3 区，不能与抗原结合，但能与效应分子和效应细胞相互作用，包括结合补体、FcR 等。

（二）胃蛋白酶水解片段

胃蛋白酶水解部位在 IgG 铰链区连接两条重链二硫键的近 C 端，水解后得到 1 个仍由二硫键连接的 F（ab′）$_2$ 片段，能与不同抗原分子上的两个相同抗原表位结合（双价），

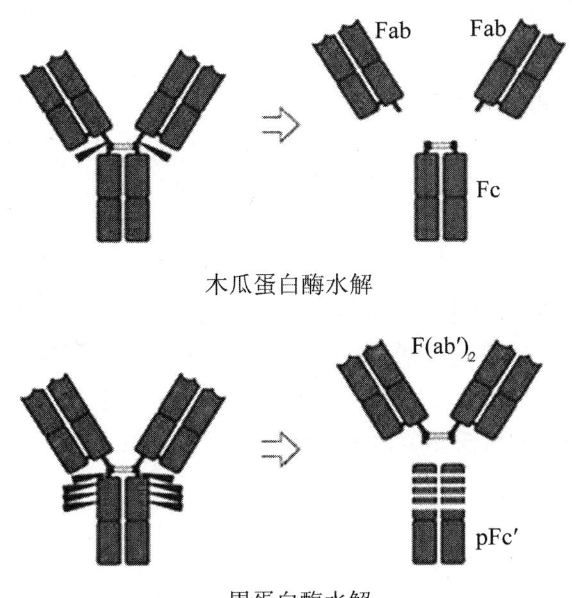

图 3－7　免疫球蛋白的水解片段

可发生凝集反应或沉淀反应。其 Fc 段被胃蛋白酶裂解为无活性的数个小分子片段 pFc′。

第二节　免疫球蛋白的血清型

免疫球蛋白具有同为抗体和抗原的两重特性。作为抗体，Ig 可以与抗原特异性结合，Ig 本身又是抗原，可刺激不同个体甚至同一个体的 B 细胞分泌抗 Ig 的抗体。Ig 分子上有三类不同的抗原表位，即同种型、同种异型和独特型（图 3－8），可引起相应的异种、同种异体和自身免疫应答。

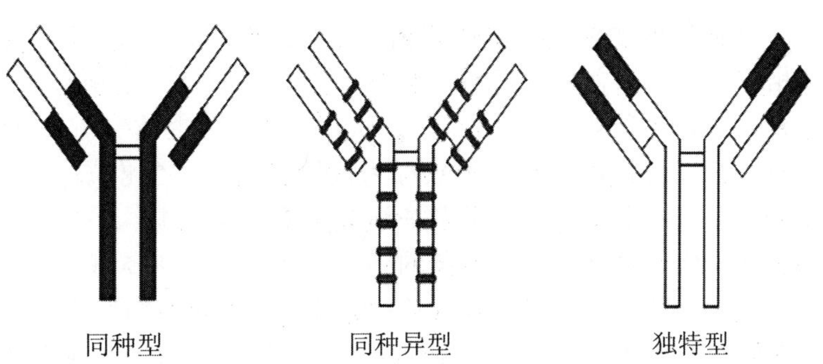

图 3－8　免疫球蛋白的血清型

一、同种型

同种型（isotype）是指同一种属所有个体的 Ig 分子共有的抗原特异性标志，为种属型标志。同种型抗原表位存在于 Ig C 区，表现在全部 Ig 的类、亚类、型和亚型分子上。

二、同种异型

同种异型（allotype）是指同一种属不同个体间 Ig 分子所具有的不同抗原特异性标志，为个体型标志。同种异型抗原表位广泛存在于 Ig C 区和 V 区，由同一基因座的不同等位基因所编码，均为共显性，如 IgG 的 Gm 因子、IgA 的 Am 因子、IgE 的 Em 因子、κ 链的 Km 因子。同种型和同种异型都是由遗传因素决定的。

三、独特型

独特型（idiotype，Id）是每个免疫球蛋白 V 区所特有的抗原特异性标志，抗体分子每一 Fab 段均存在 5 个～6 个独特型表位。独特型在异种、同种异体甚至同一个体内均可刺激产生相应的抗体。体内 Id－AId 组成的独特型网络在免疫调节中起重要作用（详见第十二章）。

Ig 与抗原结合的 CDR 及 Ig 的独特型表位指的是 Ig V 区的同一个结构，所不同的是分别按其结构特点、功能及该区免疫原性三个不同角度阐述而已。

第三节　免疫球蛋白的生物学特性

一、免疫球蛋白 V 区的功能

免疫球蛋白 V 区的功能主要是特异性识别、结合抗原。V 区的 CDR 共同构成的环状凹槽决定其能与相应的抗原结合（包括空间构型、所带电荷及形成相互间的氢键等），抗体与抗原的结合具有特异性和可逆性。由于 Ig 可为单体、二聚体和五聚体，故其结合抗原表位的数目不同。Ig 结合抗原表位的个数称为抗原结合价。免疫球蛋白 V 区与抗原结合后，可发挥中和作用（如中和外毒素可保护细胞免受毒素影响），细菌和病毒的中和抗体可阻止其黏附细胞，从而阻止病毒和细菌的感染。成熟 B 细胞表面的 IgM 和 IgD 与相应抗原特异性结合后，诱导免疫应答。在体外一定条件下，抗原与抗体结合可产生凝集反应、沉淀反应等各种抗原抗体反应，可用于相关疾病的诊断、病情监测和疗效评价等。

二、免疫球蛋白C区的功能

（一）激活补体

IgG1～IgG3 和 IgM 与相应抗原结合后，可因构型改变而使位于 C_H2/C_H3 功能区的补体结合点暴露，从而激活补体经典途径。激活能力以 IgM 最强（高于 IgG 500 倍以上），激活补体能力顺序依次是：IgM＞IgG3＞IgG1＞IgG2。另外，IgG4、IgA 的凝聚物可激活补体旁路途径。

（二）调理作用

IgG 与细菌等颗粒性抗原结合后，可通过其 Fc 段与中性粒细胞和巨噬细胞表面相应 IgG Fc 受体（FcγR）结合，增强吞噬细胞的吞噬杀伤能力，此即抗体的调理作用（opsonization）[图 3－9（1）]。

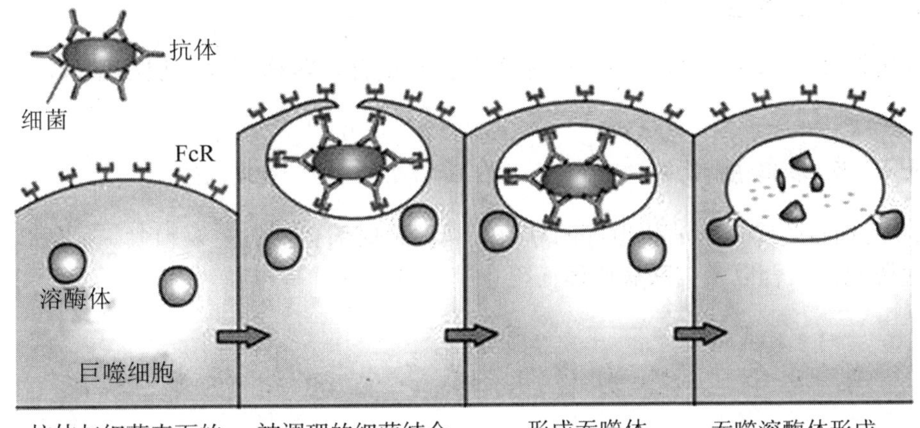

图 3－9（1）　抗体介导的调理作用

（三）抗体依赖的细胞介导的细胞毒作用

IgG 与肿瘤或病毒感染的靶细胞结合后，其 Fc 段与 NK 细胞、巨噬细胞和中性粒细胞表面相应 IgG Fc 受体结合，促使细胞释放细胞毒颗粒，杀伤靶细胞，称为抗体依赖的细胞介导的细胞毒作用（antibody dependent cell-mediated cytotoxicity，ADCC）效应[图 3－9（2）]。

（四）介导Ⅰ型超敏反应

IgE 的 Fc 段可与肥大细胞和嗜碱性粒细胞表面相应 IgE Fc 受体（FcεRⅠ）结合，使上述细胞致敏。若相同变应原再次进入机体与致敏靶细胞表面特异性 IgE 结合，促使其脱颗粒，释放组胺等生物活性介质，可引起Ⅰ型超敏反应（详见第十三章）。

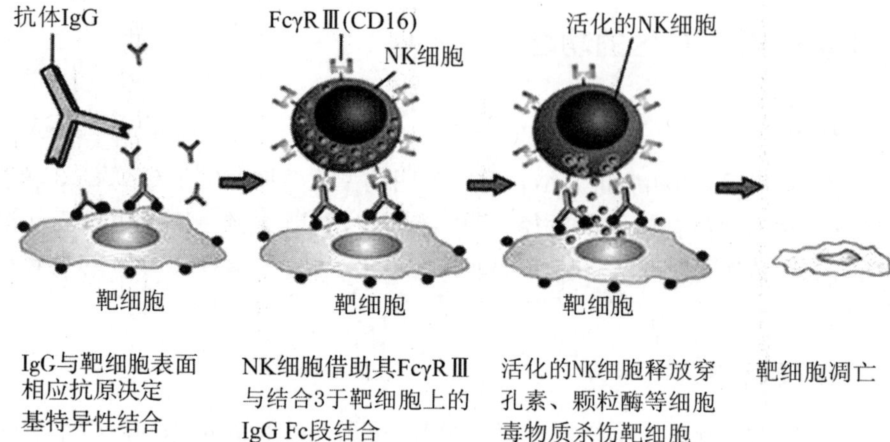

图 3-9（2） 抗体依赖的细胞介导的细胞毒作用

（五）穿过胎盘

IgG 选择性与 FcRn（特异性 IgG 输送蛋白）结合，转移到滋养层细胞内，进入胎儿血液。

（六）参与黏膜免疫

sIgA 可通过呼吸道、消化道等的黏膜，是黏膜局部免疫的主要因素。一般认为 sIgA 主要通过隔离、结合以及交联病原体而阻止其穿过上皮。

第四节 各类免疫球蛋白的特性与功能

不同类别的免疫球蛋白的合成部位、合成时间、体内分布、血清含量、半衰期及生物活性均有不同（图 3-10）。

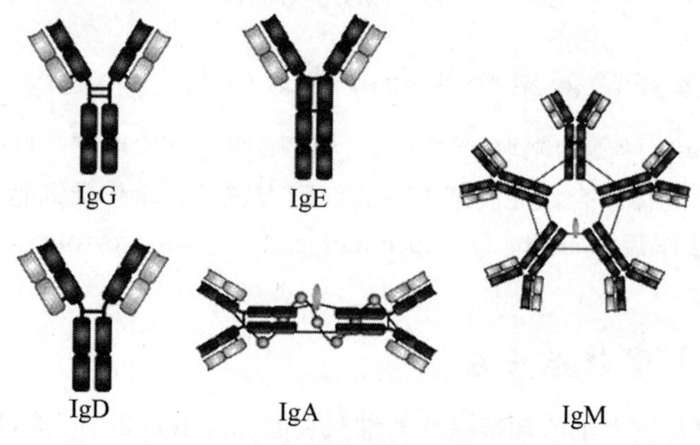

图 3-10 五类免疫球蛋白结构示意图

一、IgG

IgG为单体，主要由脾和淋巴结的浆细胞合成，是血清和细胞外液中含量最高的免疫球蛋白，约占血清免疫球蛋白总量的80%。根据其铰链区大小、链内二硫键数目和位置，可将人IgG分为4个亚类，依其在血清中的浓度高低，分为IgG1、IgG2、IgG3、IgG4。IgG合成晚于IgM，自出生后3个月开始合成，3岁～5岁接近成人水平。IgG的半衰期为7天～21天，是再次体液免疫应答产生的主要抗体，其亲和力高，在体内分布广泛，具有重要的免疫效应，多数抗菌、抗病毒、抗毒素抗体均为IgG类，是机体抗感染的主要抗体。IgG1、IgG3、IgG4可穿过胎盘屏障，对新生儿的抗感染有重要意义。人IgG1、IgG2、IgG4可通过其Fc段与葡萄球菌A蛋白（SPA）结合，故可以纯化IgG抗体或结合于SPA上的已知抗体用于免疫诊断。IgG1、IgG2、IgG3可高效激活补体经典途径，并可与巨噬细胞、NK细胞表面Fc受体结合，发挥调理作用、ADCC作用等。某些自身抗体（如抗核抗体）为IgG，引起Ⅱ、Ⅲ型超敏反应，导致免疫损伤。

二、IgM

IgM约占血清免疫球蛋白总量的5%～10%，血清浓度约为1 g/L。单体IgM以膜结合型（mIgM）表达于B细胞表面，构成B细胞抗原受体（BCR）。分泌型IgM为五聚体，不能通过血管壁，主要存在于血清中。五聚体IgM的分子质量最大，称为巨球蛋白，含10个Fab段，具有很强的抗原结合能力，含5个Fc段，比IgG更易激活补体（比IgG强500倍～1 000倍）。天然血型抗体为IgM，血型不符的输血可致严重溶血反应。IgM是个体发育中最早产生的抗体，在胚胎后期即可合成，故脐带血IgM升高提示胎儿宫内感染。IgM也是初次体液免疫应答中最早出现的抗体，是机体抗感染的“先头部队”，抗原消失后其水平首先下降（半衰期为10天）。血清中IgM增高，提示有近期感染和急性期感染，该指标有助于疾病的早期诊断。

三、IgA

IgA分为血清型和分泌型，约占血清免疫球蛋白总量的10%～15%，是外分泌液中的主要抗体类别。血清型为单体，由脾脏和淋巴结的浆细胞合成，主要存在于血清中，有抗菌、抗病毒、抗毒素的作用。分泌型IgA由J链连接的二聚体和分泌片组成。由黏膜固有层的浆细胞合成的二聚体IgA与黏膜上皮细胞合成的分泌片结合，穿越黏膜上皮细胞转运至局部腔道的外分泌液中。sIgA主要存在于乳汁、唾液、泪液和呼吸道、消化道、生殖道黏膜表面，参与局部黏膜的抗感染免疫。sIgA与进入黏膜局部的病原微生物结合，阻止病原体吸附到易感细胞表面，或通过中和病毒和毒素来发挥其重要的抗感染作用。婴儿可从母乳中获得sIgA来抵抗呼吸道、消化道感染，属于重要的自然被动免疫。人出生后4个月～6个月才开始合成IgA，新生儿易患呼吸道、消化道感染可能与其sIgA不足有关。慢性支气管炎发作也与sIgA的减少有一定关系。

四、IgD

IgD为单体，血清中含量很低，约占血清免疫球蛋白总量的0.2%，血清浓度约为30 mg/L。在五类Ig中，IgD的铰链区较长，易被蛋白酶水解，故其半衰期较短（仅为3天）。IgD分为两型：①血清型IgD，其生物学功能尚不清楚；②膜结合型IgD（mIgD），可构成BCR，是B细胞分化成熟的标志。未成熟B细胞仅表达mIgM，成熟B细胞同时表达mIgM和mIgD，活化的B细胞或记忆性B细胞表面的mIgD逐渐消失。

五、IgE

IgE为单体，是正常人血清中含量最少的免疫球蛋白，血清浓度仅为0.3 mg/L，主要由鼻咽部、扁桃体、支气管、胃肠黏膜等黏膜下淋巴组织中的浆细胞分泌，这些部位也是变应原入侵和变态反应易发生的场所。IgE的相对分子质量为1.88×10^5，其重要特征为糖含量高达12%。IgE为亲细胞型抗体，其C_H2和C_H3可与肥大细胞、嗜碱性粒细胞表面高亲和力的FcεRⅠ结合，促使这些细胞脱颗粒并释放生物活性介质，引起Ⅰ型超敏反应。此外，IgE可能与机体抗寄生虫免疫有关。人免疫球蛋白的主要理化性质和生物学功能见表3-1。

表3-1 人免疫球蛋白的主要理化性质和生物学功能

	IgG	IgA	IgM	IgD	IgE
相对分子质量（$\times10^3$）	140～165	160	970	184	188
重链名称	γ	α	μ	δ	ε
亚类数	4	2	2	无	无
C区结构域数	4	4	5	4	5
辅助成分	无	J，SP	J	无	无
主要存在形式	单体	单体/二聚体	五聚体	单体	单体
约占血清Ig量比例（%）	75～80	10～15	5～10	0.2	0.02
开始合成时间	生后3个月	生后4个月～6个月	胚胎后期	任何时间	较晚
成人血清含量（g/L）	0.5～9.0	0.5～3.0	1.5	0.03	0.000 3
半衰期（天）	21	6	10	3	2
抗体效价	2	2/4	10	2	2
溶细菌作用	+	+	+	?	?
胎盘转运	+	−	−	−	−
结合肥大细胞和嗜碱性粒细胞	−	−	−	−	+
结合吞噬细胞	+	+	−	−	−
结合SPA	+	−	−	−	−
介导ADCC	+	−	−	−	−
激活补体经典途径	+	−	+	−	−
激活补体旁路途径	+	+	?	+	+
其他作用	再次应答 抗感染	黏膜免疫	初次应答 早期防御	B细胞标志	变态反应 抗寄生虫

第五节　免疫球蛋白基因

人 Ig 的合成受 B 细胞内位于不同染色体上的重链、κ 链和 λ 链 3 个基因库控制，每个基因库均由数目不等的一组基因组成，包括编码 V 区肽链的 *V* 基因、编码 C 区肽链的 *C* 基因、位于 *V* 基因和 *C* 基因之间的 *J* 基因（joining gene，连接基因），以及在重链基因库中的若干 *D* 基因（diversity gene，多样性基因）。这些基因的外显子被内含子隔开，需经过基因重排后才具有转录功能。只有发育过程中的 B 细胞才能表达基因重排所需的酶，从而完成 Ig 基因重排，组装出完整的 Ig 基因。

一、轻链基因

指导 κ 链合成的基因位于人的 2 号染色体。κ 链基因结构最简单，由 100 多个 V_κ 基因、5 个 J_κ 基因和 1 个 C_κ 基因片段串联排列，这些片段序列上存在差异，片段之间有内含子间隔。在始祖 B 细胞向前 B 细胞分化的过程中，胞内重组酶活性增高，κ 链基因开始发生重排，随机选择 1 个 V_κ 和 1 个 J_κ 片段，将两者连接在一起，形成一个连续完整的外显子，编码 κ 链的 V 区。此时就成为能指导 mRNA 转录的功能基因，转录从 V_κ 开始，经过融合的 V_κ 和 J_κ 及其后的 C_κ 外显子，经剪接加工，形成有翻译功能的 mRNA，指导一个特定序列的 κ 链合成（图 3－11）。

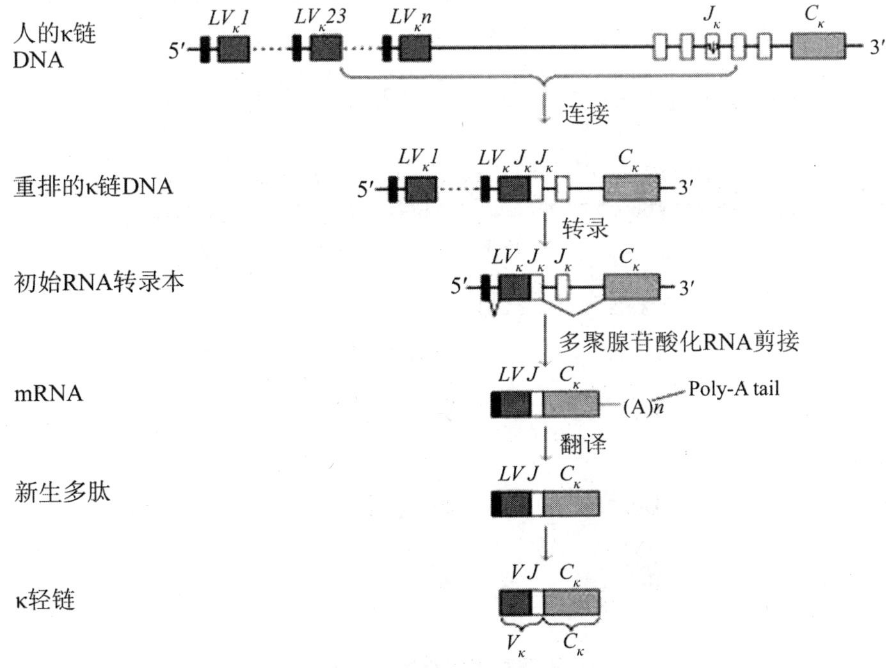

图 3－11　λκ 链基因的结构及其重排与表达

由于只有一个C外显子，因此所有的κ链具有相同的恒定区序列。B细胞可以从众多的V_κ和J_κ片段中任意选择，组合成不同的可变区编码基因，因此V/J重排过程是轻链蛋白多样性的来源。

指导λ链合成的基因位于人的22号染色体，其基因结构与κ链相似，也是由V_λ、J_λ和C_λ基因重排后才能转录RNA。人有6个序列上稍有差别的C_λ外显子，每一个C_λ位于一个J_λ之后，因此V_λ/J_λ外显子可与临近的C_λ外显子一起转录，产生完整的λ链mRNA。B细胞选择了J_λ片段，同时就选择了紧随其后相应的C_λ。

二、重链基因

人的重链基因分布于14号染色体，重链基因库由至少100个V_H基因、6个J_H基因和9个C_H基因组成，可变区的组成中还有D片段，数目还不完全清楚，可能有10个~20个，这进一步增加了重链的多样性。恒定区由一串短的外显子编码，每个外显子编码一个重链结构域。已知的9种重链类和亚类的外显子在染色体上依次排列，均为单拷贝。在未重排的染色体上，数个D片段位于V_H和J_H之间，因此B细胞在发育过程中胞内重组酶活性增高，完成两次重排过程。先是一个D与一个J_H相连接（D/J重排），然后再与V_H连接，形成功能性的V-D-J重组DNA片段（V/D/J重排），完成编码V区的基因重排。这样，免疫系统能利用有限的基因资源产生大量多样性的抗体分子(图3-12)。

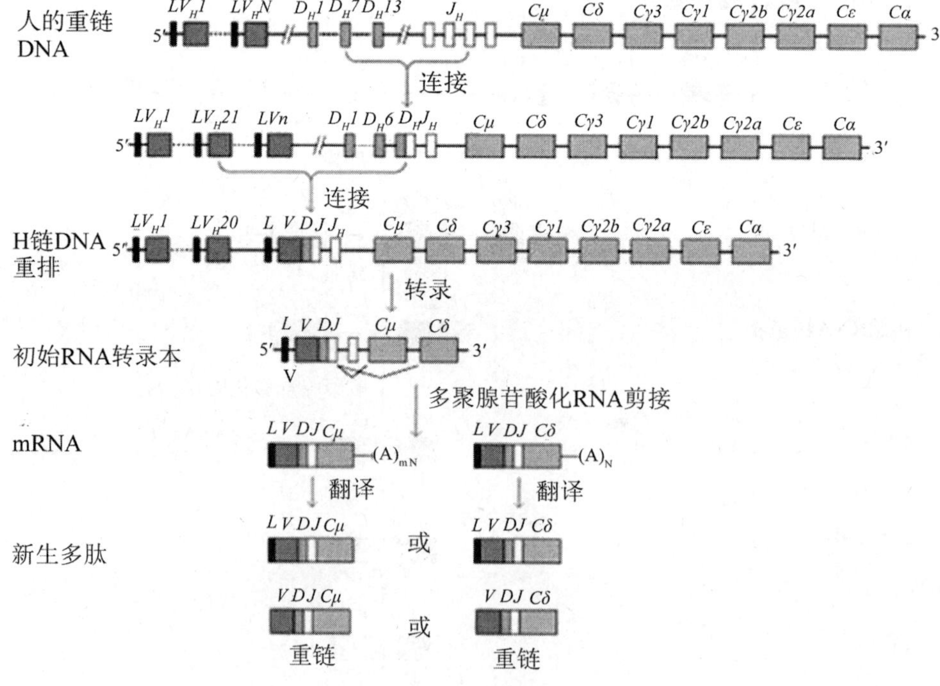

图3-12　重链基因的结构及其重排与表达

第六节 人工制备抗体

根据制备方法、原理及所获抗体的特性，人工制备的抗体可分为多克隆抗体、单克隆抗体和基因工程抗体三类。单克隆抗体和多克隆抗体主要用于实验室研究和作为体外诊断试剂，基因工程抗体常作为治疗药物或体内诊断试剂。

一、多克隆抗体

早期制备抗体的传统方法是用一种已知的天然抗原经多种途径免疫异种动物，待产生大量抗体后，获取这些动物的血液，分离血清（免疫血清），即可获得大量所需抗体。由于大多数天然抗原具有多种不同抗原表位，其中每一种表位均可刺激机体的一个特异性B细胞克隆产生一种特异性抗体，因此获得的免疫血清实际上是体内多个B细胞克隆针对抗原物质上不同表位产生的多种抗体的混合物，称为多克隆抗体（polyclonal antibody，PcAb），即第一代抗体。多克隆抗体是人类有目的地利用抗体的第一步，其作用全面，具有中和抗原、免疫调理、ADCC等作用。但这种抗体针对多种抗原表位，特异性不高，易出现交叉反应，而且动物抗体注入人体会产生严重的超敏反应，这些特性限制了其在疾病诊断和治疗中的应用。

二、单克隆抗体

单克隆抗体（monoclonal antibody，McAb）是指由一个只能识别一种抗原表位的B细胞克隆所产生，仅能特异性识别和结合该种抗原表位的同源、均一性抗体，是第二代抗体。

1975年，德国的Kohler和英国的Milstein首创了小鼠B细胞杂交瘤单克隆抗体技术，开创了抗体技术的新时代。该技术主要基于三个原理：动物免疫、细胞融合以及杂交瘤细胞的筛选。其主要程序是：首先用抗原免疫BALB/c小鼠，再取其免疫脾细胞与BALB/c小鼠骨髓瘤细胞融合，然后培养于含次黄嘌呤（H）、氨基蝶呤（A）和胸腺嘧啶（T）的HAT培养基中进行杂交瘤细胞的筛选。由两种细胞融合形成的杂交瘤细胞由于具备了B细胞和骨髓瘤细胞的双重特性，可在HAT培养基中长期存活并增殖，最后用有限稀释法反复克隆和筛选，即可得到只能产生识别和特异性结合一种抗原表位的杂交瘤细胞克隆。这种杂交瘤既具有免疫B细胞合成和分泌特异性单克隆抗体的能力，又具有骨髓瘤细胞无限增殖的特性，可在小鼠体内外产生大量单克隆抗体。

单克隆抗体因其结构高度均一，纯度高，特异性强，效价高，少或无血清交叉反应，易于大量制备，因此在实验研究和临床检测中得到了广泛应用。McAb可用于分析抗原的细微结构及检验抗原、抗体未知的结构关系；针对复杂生物混合物中的特定分子抗体，可用于分离、分析及纯化该特定分子；其试剂可用于临床诊断和治疗，或用于以单克隆抗体为弹头的“生物导弹”药物等。但因大多数单克隆抗体是动物源性，对人具有较强的免疫原性，应用于人体治疗时可诱导人抗鼠的免疫应答，甚至导致免疫病理损伤，所以在临床应用上受到限制。近年来，随着分子生物学技术的发展，尤其是抗体库技术、鼠抗体人源化改造技术以及近年利用转基因技术研制完全人抗体的突破，可有效解决传统杂交瘤技术所存在的问题，为单克隆抗体的应用提供了更广阔的空间。

三、基因工程抗体

20 世纪 80 年代，随着人们对抗体结构和功能关系认识的逐渐深入和现代分子生物学技术以及基因工程技术的发展，基因工程抗体技术应运而生。基因工程抗体（genetic engineering antibody，GeAb）又称重组抗体，是指在最大限度保留抗体亲和性、降低其异源性的原则指导下，利用重组 DNA 及蛋白质工程技术对编码抗体的基因按人们的不同需要进行加工改造并重新组装成抗体基因，经转染适当的受体细胞表达的抗体分子，即第三代抗体。目前基因工程抗体技术主要用于两大方面：一是将鼠源抗体人源化或者直接制备人抗体；另一个是对抗体的功能加以改进，使之更好地用于临床治疗。其特点是低或无免疫原性，并可规模化生产。该技术克服了鼠源性抗体在人体内易产生免疫排斥反应以及人源性抗体在制备上的困难，使之广泛地应用于基础医学研究和临床领域，特别是肿瘤等疾病的治疗。

（一）人-鼠嵌合抗体

人-鼠嵌合抗体（chimeric antibody）指用小鼠单克隆抗体可变区基因与人恒定区基因构建载体，并在一定体系中表达产生的抗体。它既保留了小鼠单克隆抗体与抗原结合的能力，又降低了鼠源 Ig 的免疫原性，从而增强疗效并减少对人体的免疫损伤。

（二）改型抗体

改型抗体（reshaped antibody）指将小鼠单克隆抗体中与抗原表位特异性结合的互补性决定区（CDR）移植到人源抗体可变区，替代人源抗体的 CDR 而获得的抗体。与嵌合抗体相比，其免疫原性大大降低，但在操作中，可因抗原结合区中骨架区的个别氨基酸改变而影响其与抗原的亲和力。

（三）双特异性抗体

双特异性抗体（bispecific antibody，BsAb）指将两套轻链、重链基因导入骨髓瘤细胞，选择合适的抗体恒定区及 Ig 类型所获得的抗体。一个抗体分子的两个抗原结合位点可分别与两种不同的抗原表位结合。例如，其中一个抗原结合部位与靶细胞（肿瘤细胞、病毒感染细胞等）结合，另一个抗原结合部位则与效应物质（如药物、毒素）或效应细胞（如 NK 细胞、巨噬细胞等）结合，以便将效应物质和效应细胞导向靶细胞，从而更好地发挥特异性杀伤作用。

（四）小分子抗体

将能与抗原结合的片段保留，去掉抗体其余部分结构而制备的抗体，称为小分子抗体。它包括：Fab 抗体（由完整轻链和重链 V、C_H1 功能区通过二硫键连接而成的异二聚体）、Fc 抗体（分别表达轻链和重链的 V 区，再通过非共价键结合而形成）、单链抗体（single chain antibody，ScFV，用适当的寡核苷酸接头连接轻链和重链 V 区基因而表达的单一多肽链）、单域抗体（single domain antibody，仅含重链 V 区片段的抗体）和最小识别单位（minimal recognition units，MRU，仅含可变区中单一 CDR 的结构）。小分子抗体的免疫原性低，可通过血管壁进入细胞，有助于免疫治疗。

（吕梅励）

第四章　补体系统

19世纪末，比利时科学家Bordet通过实验发现，新鲜免疫血清中存在一种不耐热的成分，可辅助特异性抗体介导的溶菌作用。由于这种因子是抗体发挥溶细胞作用的必要补充条件，故称其为补体（complement，C）。后来发现，补体并非单一成分，而是由30余种可溶性蛋白、膜结合蛋白和补体受体构成的多分子系统，故被称为补体系统。

补体系统是一个高度复杂的生物反应系统。血浆中的补体成分在被激活前无生物学功能，多种微生物成分、抗原－抗体复合物以及其他外源性或内源性物质可通过三条既独立又交叉的途径激活补体，其形成的产物具有溶解细胞、调理吞噬、介导炎症、调节免疫应答和清除免疫复合物等功能。补体系统是机体发挥固有免疫防御的重要部分，也是机体发挥体液免疫效应的主要机制之一，并对免疫系统的功能具有调节作用。补体缺陷、功能障碍或过度活化与多种疾病的发生和发展密切相关。

第一节　补体系统的组成和理化特性

一、补体系统的组成

补体系统包括补体固有成分、补体调控成分、补体受体等。

（一）补体固有成分

补体固有成分是指存在于血浆及体液中、参与补体激活级联反应的蛋白质，分为以下4类。

（1）经典激活途径的C1、C2、C4；

（2）甘露糖结合的凝集素激活途径（MBL途径）的MBL、MBL相关丝氨酸蛋白酶（MASP）等；

（3）旁路激活途径的B因子、D因子和P因子等；

（4）补体活化的共同组分C3、C5、C6、C7、C8、C9。

（二）补体调控成分

补体调控成分是以可溶性或膜结合形式存在的，通过调节补体激活途径中关键酶而控制补体活化强度和范围的蛋白分子，包括血浆中的H因子、I因子、C1抑制物（C1INH）、

C4 结合蛋白（C4bp）、S 蛋白等，以及存在于细胞膜表面的衰变加速因子（DAF）、膜辅助蛋白（MCP）、同种限制因子（HRF）和膜反应溶解抑制因子等。

（三）补体受体

补体受体（complement receptor，CR）是指存在于不同细胞膜表面，能与补体激活过程中形成的活性片段或调节蛋白相结合，介导多种生物效应的受体分子。它包括 CR1～CR5，以及 C3aR、C4aR、C5aR、C1qR、H 因子受体（HR）等。

二、补体系统的命名

世界卫生组织于 1968 年对补体系统进行了统一命名。补体经典激活途径的固有成分按照其发现顺序依次命名为 C1～C9，补体系统的其他成分以大写英文字母表示，如 B 因子、D 因子、H 因子、I 因子、P 因子。补体活化后的裂解片段以该成分后附加小写字母表示，通常较小的片段为 a（如 C3a、C5a），较大者为 b（如 C3b）（C2 除外，C2a 是较大片段而 C2b 是较小片段）。另外，失活的 C3b 和 C4b 还可继续裂解为较小片段，如 C3c、C3d 等。补体调节蛋白根据其功能命名，如 C1 抑制物、C4 结合蛋白、衰变加速因子、膜辅助蛋白等。具有酶活性的分子在其序号上加一横线表示，如 C1 为无酶活性分子，而 $C\bar{1}$ 为有酶活性分子。灭活的补体片段则在其前加英文字母 i（inactive）表示，如 iC3b。组成某一补体成分的肽链用希腊字母表示，如 C3α 链和 β 链等。

三、补体成分的理化特性

补体系统的各组分都是糖蛋白，且多数为 β 球蛋白，少数为 α 或 γ 球蛋白。各组分的相对分子质量变化范围很大，最低者 D 因子仅为 2.5×10^4，最高者 C1q 为 4×10^5。正常人血清中各补体成分的含量相对稳定，不随抗原刺激而增加，约为 4 g/L，其中 C3 含量最高，而 D 因子含量最低。各种属动物血清中补体含量也各不相同，豚鼠血清中含有丰富的补体，故实验室多采用豚鼠血作为补体来源。

补体性质很不稳定，易受各种理化因素影响，如补体的固有成分对热不稳定，56 ℃加热 30 分钟即被灭活，且在室温下很快失活，故应在－20 ℃以下保存补体。许多理化因素如机械震荡、紫外线照射、强酸、强碱等均可灭活补体。

人类胚胎发育早期即可合成各种补体成分，出生后 3 个月～6 个月达到成人水平。机体不同组织细胞均能合成补体蛋白，其中肝细胞和巨噬细胞是产生补体的主要细胞（约 90％血浆补体成分由肝脏合成）。IFN－γ、IL－1、TNF－α 等细胞因子可刺激补体基因的转录和表达。感染部位浸润的巨噬细胞可产生全部补体成分，从而及时补充和提高局部补体水平。因此，在感染、组织损伤急性期以及炎症状态下，补体产生增多，浓度升高。

第二节　补体系统的激活

正常生理条件下，血清中的绝大多数补体固有成分以无活性的酶原形式存在，无生物学功能，仅当补体级联酶促反应被激活后，才产生具有生物学活性的产物。多种外源性或内源性物质可通过以下三条途径激活补体：①由抗原－抗体复合物从C1q启动的经典激活途径；②由MBL结合至细菌多糖启动的甘露糖结合的凝集素激活途径（MBL途径）；③由病原微生物等提供接触表面从C3开始的旁路激活途径。上述三条途径有共同的终末反应过程。这三条激活途径在补体系统中是同时存在的，只是根据发现、阐明的时期和触发反应的特点来分类。在进化和抗感染免疫形成过程中，先后出现或发挥作用的依次是旁路途径、MBL途径和依赖抗体的经典途径。

一、补体活化的经典激活途径

经典激活途径（classical pathway）是最早阐明的补体激活途径，指从免疫复合物（immune complex，IC）结合C1q开始，依次活化C1r、C1s、C2、C4、C3，形成C3转化酶（C$\overline{4b2a}$）与C5转化酶（C$\overline{4b2a3b}$）的级联酶促反应过程。

（一）经典途径的激活物

正常生理情况下，体内低浓度的C1自发性激活，但其效能低。抗原抗体结合形成的免疫复合物是经典途径的主要激活物。C1与IC中抗体分子的Fc段结合是经典途径的始动环节，其触发C1活化的条件为：①C1仅与IgM的C_H3区或某些IgG亚类（IgG1、IgG2、IgG3）的C_H2区结合才能活化。②每一个C1分子须同时与两个以上Ig分子的Fc段结合。由于IgM分子为五聚体，含5个Fc段，故单个IgM分子即可结合C1q，并有效地启动经典途径。但IgG是单体，需要两个或两个以上IgG分子凝聚后，才能与C1q结合。③游离或可溶性抗体不能激活补体，仅当抗体与抗原或细胞表面结合后，Fc段发生构象改变，C1q才可与抗体Fc段的补体结合点接近，从而触发补体激活过程。另外，C反应蛋白、细菌脂多糖（LPS）、髓鞘脂和某些病毒蛋白（如HIV的gp120）等也可作为激活物。

（二）参与经典途径的补体成分

参与经典途径活化的补体成分依次为：C1（C1q、C1r、C1s）、C4、C2和C3。

C1q：是补体成分中最大的分子，为六聚体蛋白，由六个相同亚单位组成，每个亚单位由胶原样三螺旋纤维相互缠绕，形成六个独立的茎。C1q分子的C端由异源三聚体组成球形结构呈放射状排列，构成C1q分子的头部，为C1q与Ig Fc段结合的部位。一个C1q可与六个IgG分子结合。

C1s和C1r：均为单链蛋白质，均含一个丝氨酸蛋白酶结构域。在Ca^{2+}存在时，C1s－C1r－C1s－C1r连接形成四聚体，缠绕在C1q分子头部，构成紧密连接的C1q$(C1r)_2$$(C1s)_2$复合大分子。

C2：为单链多肽的丝氨酸蛋白酶原，是血清中含量最少的补体固有成分，是补体活化级联酶促反应的限速步骤。激活的 C2 极不稳定，易衰变，形成补体系统中的一种自身调节机制，控制补体激活的程度。

C3：是血清中浓度最高的补体成分，在补体激活中起中心和枢纽作用，是三条补体激活途径的共同组分。C3 分子是由 α、β 链组成的异二聚体，两链间以氢键、疏水键及二硫键相连，相互平行。α 链的第 77 位精氨酸和 78 位丝氨酸之间的肽链是 C3 裂解酶的作用部位。C3 裂解后产生小片段 C3a 和大片段 C3b。

C4：由 α、β 和 γ 三条肽链组成，其分子结构与 C3 相似。

（三）经典途径活化过程

两个以上 C1q 头部被 IC 中的 Ig Fc 段固定后，C1q 的六个亚单位的构象发生改变，使与 C1q 非共价结合的（C1r）$_2$ 相互裂解而活化成两个片段，小片段即活化的 C$\overline{1r}$，依次裂解 C1s 成为两个片段，其中小分子片段 C$\overline{1s}$具有丝氨酸蛋白酶活性，依次裂解 C4 和 C2（图 4－1）。

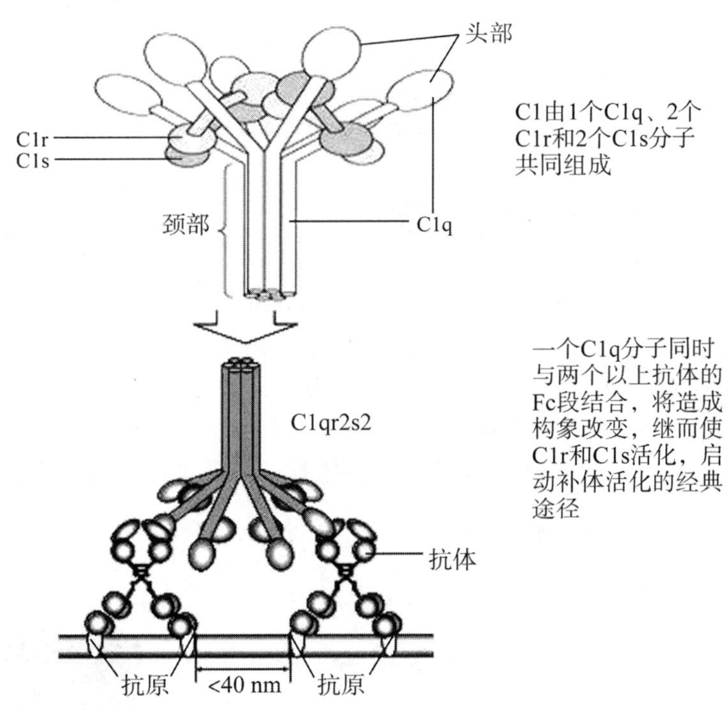

图 4－1　C1 分子结构及活化示意图

活化的 C$\overline{1s}$的第一个底物是 C4 分子。在 Mg^{2+}存在的情况下，C$\overline{1s}$使 C4 裂解为 C4a（小片段）和 C4b（大片段）。大部分新生的 C4b 与水分子反应而失活，仅 5％的 C4b 共价结合至紧邻细胞或颗粒表面。C4a 释放至体液中，具有过敏毒素作用。

C$\overline{1s}$的第二个底物是 C2 分子。C2 与 C4b 形成 Mg^{2+}依赖性复合物，被 C$\overline{1s}$裂解后产生 C2a（大片段）和 C2b（小片段）。C2a 与结合在细胞膜表面的 C4b 形成 C$\overline{4b2a}$复合物（即 C3 转化酶）。丝氨酸蛋白酶活性存在于 C2a 片段，其活性仅在与 C4b 结合时显示，

$C\overline{4b2a}$中的 C4b 可与 C3 结合，C2a 可水解 C3。

裂解 C3 是补体活化级联反应中的枢纽性步骤，三条途径都涉及 C3。$C\overline{4b2a}$将 C3 分子的 α 链裂解，生成 C3a 和 C3b。C3a 释放至体液中，大部分 C3b 与水分子作用，变成无活性的 C3b 副产物，C3b 可与细胞表面 $C\overline{4b2a}$中的 C4b 结合，形成 $C\overline{4b2a3b}$（即 C5 转化酶），进而裂解 C5，进入补体活化的终末途径（图 4－2）。C3b 也可通过 N 端与邻近细胞或抗原－抗体复合物结合，再通过 C 端结合具有 C3b 受体的吞噬细胞，发挥补体介导的调理作用和免疫黏附作用。

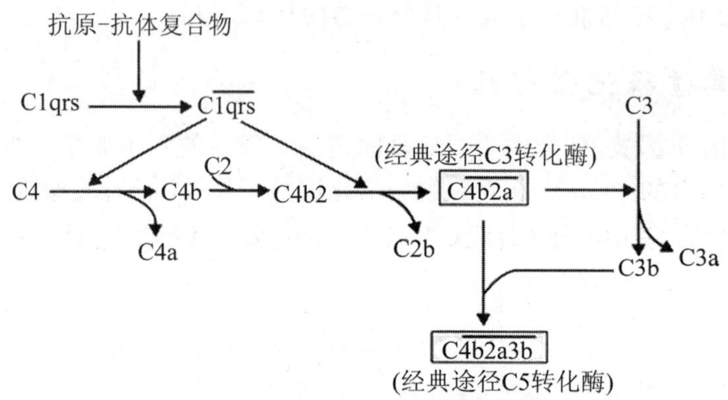

图 4－2　经典途径的激活过程

二、补体活化的 MBL 激活途径

甘露糖结合的凝集素途径（mannose-binding lectin pathway，MBL 途径），其活化过程无需抗体参与，血浆中甘露糖结合的凝集素（mannose-binding lectin，MBL）可直接识别多种病原微生物表面的重复糖结构（如甘露糖、岩藻糖及 *N*－乙酰葡糖胺），进而依次活化 MBL 相关的丝氨酸蛋白酶（MBL－associated serine protease，MASP）、C4、C2、C3，形成和经典途径相同的 C3 转化酶与 C5 转化酶，激活补体级联酶促反应。

（一）MBL 途径的激活物

MBL 途径的激活物主要为 MBL 和 MASP。

（二）参与 MBL 途径的补体成分

MBL：在病原微生物感染早期，体内巨噬细胞和中性粒细胞可产生 TNF－α、IL－1 和 IL－6，从而导致机体发生急性期反应（acute phase response），并诱导肝细胞合成与分泌急性期蛋白，其中参与补体激活的有甘露糖结合的凝集素（MBL）和 C 反应蛋白。正常血清中 MBL 水平极低，急性期反应时其水平明显升高。MBL 属于胶原凝集素家族，是一种钙依赖性糖结合蛋

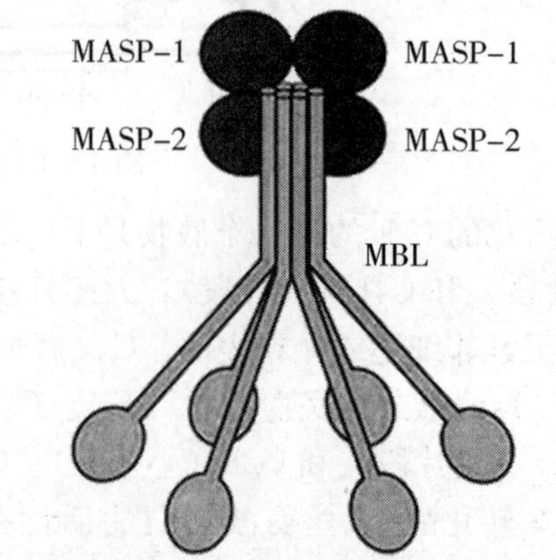

图 4－3　MBL 分子结构及活化 MASP 示意图

白，分子结构类似于C1q分子。MBL可识别和结合多种病原微生物表面的糖结构，并发生构型改变，最终导致MASP活化（图4－3）。MASP主要有两类。活化的MASP－2能以类似C1s的方式裂解C4和C2，生成类似经典途径的C3转化酶$C\overline{4b2a}$，进而激活后续的补体成分。活化的MASP－1能直接裂解C3生成C3b，形成旁路途径C3转化酶$C\overline{3bBb}$，参与并加强旁路途径正反馈环路。因此，MBL途径对补体经典途径和旁路途径活化具有交叉促进作用。

（三）MBL途径活化过程

MBL途径活化过程中某些组成成分和激活过程同经典激活途径相似。MBL首先与细菌的甘露糖残基结合，活化MASP。MASP水解C4和C2，继而形成C3转化酶（$C\overline{4b2a}$），其后的反应过程与经典途径相同（图4－4）。

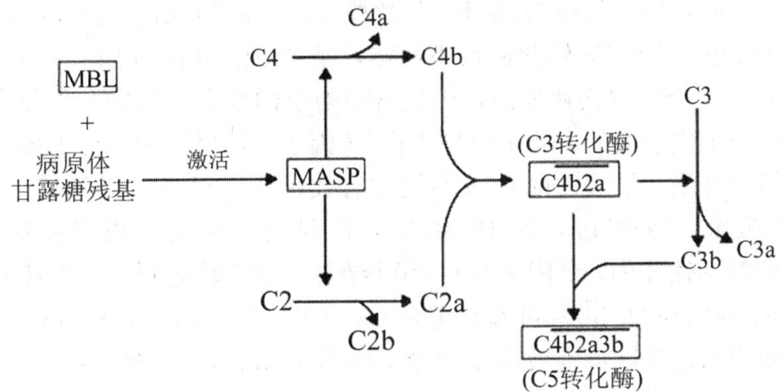

图4－4 MBL途径的激活过程

三、补体活化的旁路激活途径

旁路激活途径（alternative pathway）又称替代激活途径，指不经过C1、C4、C2，而由B因子、D因子和P因子等参与，直接由微生物或外源性异物激活C3，形成C3转化酶和C5转化酶，从而激活补体级联酶促反应的活化途径。在种系发生上，旁路途径是最早出现的补体活化途径，不依赖于特异性抗体的形成，在感染早期即为机体提供强大的非特异性防御机制。

（一）旁路途径的主要激活物

旁路途径的激活物是为补体激活提供保护性环境和接触表面的成分，如某些细菌、革兰阴性菌的内毒素、酵母多糖、葡聚糖、凝聚的IgA和IgG4等。

（二）参与旁路途径的补体成分

参与旁路激活途径的补体成分依次为：C3、B因子、D因子、P因子等。

C3：正常情况下，C3可被血清中某些蛋白酶连续地低速裂解并产生C3b。C3被裂解后，分子内部的硫脂键非常不稳定，可以与细胞表面蛋白或多糖的氨基或羟基反应，形成酰胺或脂。若 C3b 未与固相结合，仍然存在于液相，则其硫脂键很快被水解灭活。一旦出现使补体激活级联反应得以进行的接触表面，旁路途径可很快被激活。

B 因子：在结构和功能上类似于经典激活途径中的 C2 分子，是单链多肽，同 C3b 结合后容易被 D 因子裂解，裂解之后形成小片段的 Ba 和大片段的 Bb，其中 Bb 含有类似于丝氨酸蛋白酶催化链的功能域。

D 因子：为单链的丝氨酸蛋白酶，在血清中含量极低。

P 因子：即血清备解素（properdin，P 因子），它的功能是稳定旁路激活途径中的 C3 转化酶和 C5 转化酶。

（三）旁路途径活化过程

旁路途径活化从 C3 开始。在 Mg^{2+}存在的情况下，经典途径或自发产生的 C3b 与 B 因子结合，B 因子被 D 因子裂解为 Ba 和 Bb 片段，Bb 与 C3b 结合成 $C\overline{3bBb}$，此即旁路途径的起始 C3 转化酶。起始 C3 转化酶极不稳定，易被血清中的 H 因子和 I 因子灭活。

绝大多数 C3b 在液相中快速失活，少数可与附近的膜表面结构共价结合，其结果是：①结合于自身组织细胞表面的 C3b 被 H 因子、I 因子、DAF、MCP、CR1 等调节蛋白降解、灭活；②结合在激活物表面的 C3b 不能被有效灭活，而与 B 因子结合，结合的 B 因子可被 D 因子裂解，释放 Ba，而 Bb 仍与 C3b 结合，从而形成旁路途径 C3 转化酶（$C\overline{3bBb}$）。在此激活途径中，P 因子与 $C\overline{3bBb}$结合，稳定转化酶，防止其被降解。

与激活物表面结合的 $C\overline{3bBb}$可裂解更多 C3 分子，其中部分新生的 C3b 又可与 Bb 结合，此即旁路激活的正反馈放大效应。少量 C3b 与 $C\overline{3bBb}$复合物中的 C3b 结合，形成旁路途径 C5 转化酶 $C\overline{3bBb3b}$，能够裂解 C5，其后的终末反应过程与经典途径完全相同（图 4－5）。

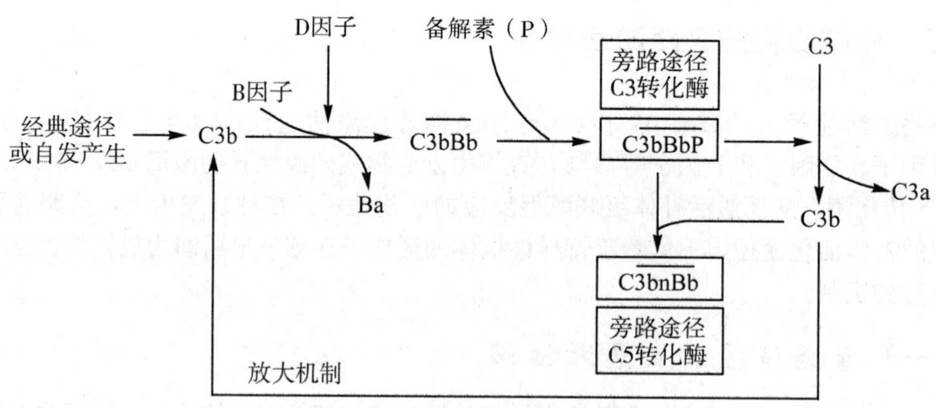

图 4－5 旁路途径的激活过程

（四）旁路途径的激活与调节特点

1. 旁路途径可识别“自己”与“非己”

正常情况下，体内不断产生低水平 C3b，少数 C3b 可以随机方式与颗粒表面形成共价键。若沉积在自身细胞表面，C3b 可被调节蛋白迅速灭活，并中止级联反应。反之，若与缺乏调节蛋白的微生物表面结合，则 C3b 可与 B 因子形成稳定的 C3bB，进而形成具有酶活性的 C$\overline{3bBb}$。

2. 旁路途径是补体系统重要的放大机制

稳定的 C$\overline{3bBb}$复合物可催化产生更多 C3b 分子，后者再参与旁路激活途径，形成更多 C3 转化酶。C3b 既是 C3 转化酶作用所生成的产物，又是 C3 转化酶的组成部分。上述过程构成了旁路途径的正反馈放大效应（图 4－6）。

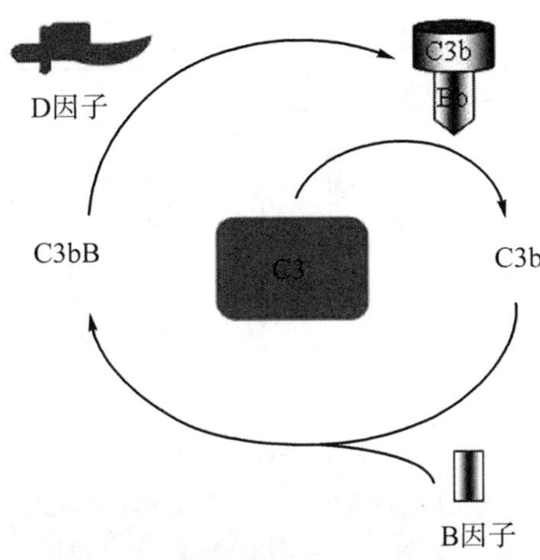

图4－6　旁路途径的 C3 与 C3b 正反馈环路

四、补体激活的终末过程

补体激活的终末过程是 C5b、C6、C7、C8 和 C9 的序列反应，进而形成膜攻击复合物（membrane attack complex，MAC）来发挥效应的。

（一）参与终末途径的补体成分

C5：其结构类似于 C3 和 C4，是由 α、β 两条多肽链组成的异二聚体。C5 与 C5 转化酶中的 C3b 结合，并被裂解。α 链被裂解后产生游离于液相、具有特殊生物活性的小片段 C5a 和大片段 C5b，C5b 参与后续的补体活化过程。

C6 和 C7：是结构和功能相似的单链蛋白。

C8：寡聚蛋白，含 α、β 和 γ 3 个亚单位。

C9：单链蛋白，能够自我聚合。聚合作用发生在 MAC 形成之时，并有 Zn^{2+} 的参与。多聚 C9 分子通常含有 12 个～18 个 C9 单体，并形成中空的圆柱状结构。

（二）终末途径的过程

三条补体激活途径的终末成分及活化过程相同，其主要机制是：三条补体活化途径所形成的 C5 转化酶（C$\overline{3bBb3b}$或 C$\overline{4b2a3b}$）将 C5 裂解为 C5a 和 C5b，C5b 可与 C6 稳定结合为 C5b6，C5b6 自发与 C7 结合成 C5b67，暴露膜结合位点，与附近的细胞膜非特异性结合。结合在膜上的 C5b67 可与 C8 结合，所形成的 C5b678 可促进 C9 聚合，形成 C5b6789n 复合物，即膜攻击复合物（MAC）。插入膜上的 MAC 通过破坏靶细胞脂质双层而形成“渗漏斑”，或形成跨膜的亲水性孔道，使得小分子可溶性物质、离子以及水分子可自由透过细胞膜，但蛋白质之类的大分子却难以从细胞质中逸出，最终导致胞内渗透压降低，细胞溶解。此外，末端补体成分插入细胞膜，可能使致死量钙离子被动向胞内弥散，并最终导致细胞死亡（图 4－7）。

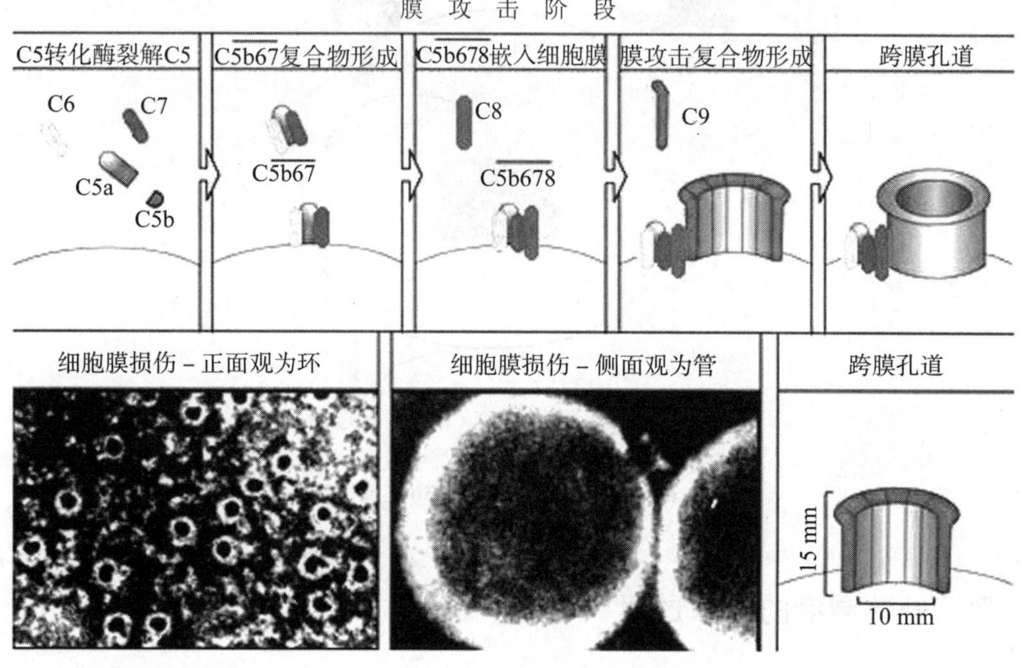

图 4－7　终末途径的过程

现将补体三条激活途径全过程及比较总结于图 4－8 和表 4－1。

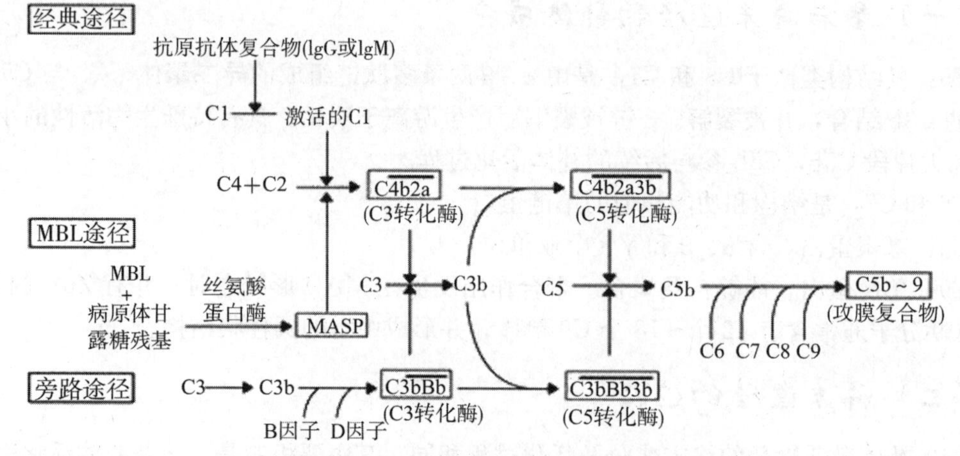

图 4－8　补体三条激活途径全过程

表 4－1　三条激活途径的比较

比较项目	经典途径	替代途径	MBL 途径
激活原	IgM、IgG1，2，3－抗原复合物	聚合 Ig，脂多糖等	MBL、病原体甘露糖残基
参与成分	C1～C9	C3，C5～C9	C2～C9，BF，PF，DF 等
参与离子	Ca^{2+}，Mg^{2+}	Mg^{2+}	Ca^{2+}
C3 转化酶	C $\overline{4b2a}$	C $\overline{3bBb}$	C $\overline{4b2a}$
C5 转化酶	C $\overline{4b2a3b}$	C $\overline{3bBb3b}$	C $\overline{4b2a3b}$
作用	参与特异性免疫	参与非特异性免疫	参与非特异性免疫

第三节　补体活化的调控

补体系统激活是一种高度有序的级联反应。不受控制的补体激活会过度消耗补体成分，对自身组织细胞造成损伤。正常情况下，补体系统激活处于严密调控之下，能有效地维持机体的自稳功能。

一、补体的自身调控

补体激活过程中生成的某些中间产物极不稳定，易发生衰变，成为级联反应的重要自限因素。例如 C2b 和 C4b 自行衰变，影响 C3 转化酶（C $\overline{4b2a}$）的形成，从而限制 C3 裂解及其后的酶促反应；与细胞膜结合的 C4b、C3b 及 C5b 也易衰变，可阻断补体级联反应。只有结合于固相的 C4b、C3b 及 C5b 才能触发经典途径，而旁路途径的 C3 转化酶则仅在特定的细胞或颗粒表面才具有稳定性，故人体血液循环中一般不会发生过强的自发性补体激活反应。

二、补体调节因子的作用

体内补体调节因子可与不同补体成分相互作用，使补体的激活与抑制处于精细的平衡状态，从而既防止对自身组织造成损害，又能有效杀灭外来病原微生物。目前已发现的可溶性或膜结合性补体调节蛋白有 10 余种，根据其作用特点可分为三类：①防止或限制补体在液相中自发激活的抑制剂；②抑制或增强补体对底物正常作用的调节剂；③保护机体组织细胞免遭补体破坏作用的抑制剂。现将主要的调节因子简介如下：

（一）C1 抑制物

C1 抑制物（C1 inhibitor，C1INH）可与活化的 C $\overline{1r}$和 C $\overline{1s}$以共价键结合形成稳定的复合物，使 C $\overline{1r}$和 C $\overline{1s}$失去酯酶活性，不能裂解 C4 和 C2，故不能形成 C3 转化酶。其次，C1INH 还可有效地将与 IC 结合的 C1 大分子解聚，并可明显缩短 C1 的半寿期。

（二）C4结合蛋白与补体受体1

C4结合蛋白（C4 binding protein，C4bp）是可溶性蛋白，补体受体1（complement receptor 1，CR1）属膜蛋白，二者均可与C4b结合，从而竞争性抑制C4b与C2结合，阻止经典途径C3转化酶（C$\overline{4b2a}$）的形成。C4bp还可以从C$\overline{4b2a}$中解离并置换C2a，加速C3转化酶的分解。此外，C4bp和CR1还可作为辅助因子，促进I因子对液相中C4b的裂解作用。

（三）H因子

H因子（C3b灭活促进因子）能与C3b结合，辅助I因子裂解液相中的C3b。还可与B因子或Bb竞争结合C3b，抑制旁路途径C3转化酶的组装。H因子还可从C$\overline{3bBb}$中解离并置换Bb，促进旁路途径C3转化酶的衰变。

（四）I因子

I因子（C3b灭活因子，C3b inactivator，C3b INA）具有丝氨酸蛋白酶活性，在C4bp和H因子等成分协同下，可将C4b裂解为C4c与C4d。前者释放入液相，后者仍结合于细胞表面，但无C3转化酶活性。I因子亦可裂解C3b。

（五）S蛋白

S蛋白又称膜攻击复合物抑制因子，可阻碍C5b67复合物与细胞膜结合，从而阻止MAC的形成，保护正常细胞免遭补体的溶细胞作用。

（六）膜辅助蛋白

膜辅助蛋白（membrane cofactor protein，MCP）表达于白细胞、上皮细胞和成纤维细胞表面，可作为辅助因子，促进I因子介导的C4b裂解，但其并不直接促进C$\overline{4b2a}$分解。

（七）衰变加速因子

衰变加速因子（decayaccelerating factor，DAF）为单链穿膜糖蛋白，表达于所有外周血细胞、内皮细胞和各种黏膜上皮细胞表面，可同C2竞争与C4b结合，从而抑制C3转化酶（C$\overline{4b2a}$）的形成，并促进其分解。竞争性抑制B因子与C3b结合，协助I因子将自身组织细胞表面结合的C4b/C3b裂解失活，抑制C$\overline{4b2a}$和C$\overline{3bBb}$的形成。

（八）同源限制因子

同源限制因子（homologous restriction factor，HRF）又称为C8结合蛋白（C8-binding protein，C8bp），主要分布于血细胞表面，可干扰C9与C8结合，阻止膜攻击复合物的形成，保护周围正常自身组织细胞在补体激活时不被溶解破坏。C8bp与C8的结合具有种属特异性，故又称其为同源限制因子。

第四节　补体受体

补体活化过程中产生多种活性片段，它们通过与相应受体结合而发挥生物学效应。

（一）补体受体Ⅰ型

补体受体Ⅰ型（CR1）广泛分布于多种免疫细胞表面，血液中约85%的CR1表达于红细胞表面。CR1的主要免疫学功能有：①调理作用。细菌或病毒表面的C3b可与吞噬细胞表面的CR1结合，发挥调理作用。②调节补体活化。CR1可抑制经典途径或旁路途径的C3转化酶的形成，保护宿主细胞免受补体介导的损伤。③清除免疫复合物。红细胞借助CR1与吸附C3b的免疫复合物结合，将它们转运至肝脏和脾脏，由该处的巨噬细胞清除。

（二）补体受体Ⅱ型

补体受体Ⅱ型（CR2）表达在B细胞、活化T细胞、鼻咽部上皮细胞和滤泡树突状细胞（FDC）表面，其配体是iC3b、C3d、C3dg、C3b等。CR2可与CD19和CD81在B细胞膜表面形成复合物，从而参与B细胞的激活。FDC表面的CR2可参与记忆B细胞的形成。此外，CR2是EBV特异性受体，是该病毒进入B细胞或其他CR2阳性细胞的门户，从而参与某些疾病的发生和发展。

（三）补体受体Ⅲ型

补体受体Ⅲ型（CR3）广泛分布于各种骨髓来源的免疫细胞表面，其配体主要是iC3b。CR3可促进吞噬细胞吞噬iC3b包被的微生物颗粒。另外，即使不发生补体激活，中性粒细胞和单核细胞表面的CR3也可促使这些细胞与内皮细胞黏附，导致炎性细胞在组织损伤部位聚集。

（四）补体受体Ⅳ型

补体受体Ⅳ型（CR4）高表达于吞噬细胞表面，其配体和组织分布均与CR3相同。

（五）C3aR和C5aR

C3aR和C5aR广泛表达于肥大细胞、嗜碱性粒细胞、中性粒细胞、巨噬细胞等表面。C3a和C5a通过与相应受体结合而发挥作用。

（六）C1q受体

C1q受体可增强吞噬细胞对C1q调理的免疫复合物和MBL调理的细菌的吞噬作用，还可促进氧自由基产生，增强细胞介导的细胞毒作用。

第五节 补体的生物学功能

补体系统既是固有免疫防御的重要组成部分，又参与适应性免疫应答。补体系统的功能可分为两大方面，一是补体在细胞膜表面激活并形成膜攻击复合物，介导溶细胞作用；二是补体激活过程中产生的多种裂解片段介导的生物学效应。

一、溶细胞作用

补体系统被激活后，可在靶细胞表面形成膜攻击复合物，从而导致靶细胞溶解。MAC 能溶解红细胞、血小板和有核细胞，是参与宿主抗细菌（革兰阴性菌）和抗病毒（如 HIV）及寄生虫感染的重要防御机制。在无抗体存在的情况下，某些微生物可“激活”补体旁路途径及 MBL 途径而被溶解，该机制对防止奈瑟菌属细菌感染具有重要意义。补体缺陷存在时，机体易受病原微生物的感染，在某些病理情况下，补体系统可引起宿主细胞溶解，并导致组织损伤与疾病。例如，针对细胞表面自身抗原的抗体可固定补体，形成膜攻击复合物，引起正常细胞溶解。

二、调理作用

血清调理素（opsonin）与细菌及其他颗粒物质结合，可促进吞噬细胞的吞噬作用。补体激活过程中产生的 C3b、C4b 和 iC3b 均是重要的调理素，它们可与中性粒细胞或巨噬细胞表面的相应受体如 CR1、CR3 和 CR4 结合而促进吞噬作用（图 4－9）。因此，在细胞表面发生的补体激活，可促进微生物与吞噬细胞黏附，并被吞噬及杀伤。这种依赖 C3b、C4b 和 iC3b 的吞噬作用，可能是机体抵御全身性细菌或真菌感染的主要防御机制之一。

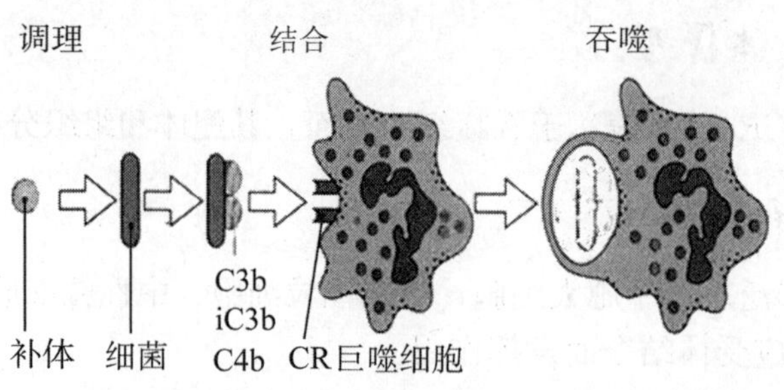

图 4－9　调理作用

三、清除免疫复合物和凋亡细胞

体内中等分子质量的循环免疫复合物（IC）可沉积于血管壁，通过激活补体而造成周围组织损伤。补体成分可参与清除循环免疫复合物，其机制为：①补体与 Ig Fc 段结合，一方面改变 Ig 的空间构象，抑制其结合新的抗原表位，继而抑制新的 IC 形成；另一方面，补体借此插入免疫复合物的网格结构，在空间上干扰 Fc 段之间的相互作用，从而溶解已沉积的 IC。②循环 IC 可激活补体，C3b 与 IC 中的抗体结合，IC 借助 C3b 与表达 CR1 和 CR3 的红细胞、血小板黏附，将免疫复合物转运至肝、脾内，被巨噬细胞清除（图 4－10）。表达 CR1 的红细胞数量巨大，是清除 IC 的主要参与者。此作用被称为免疫黏附作用。

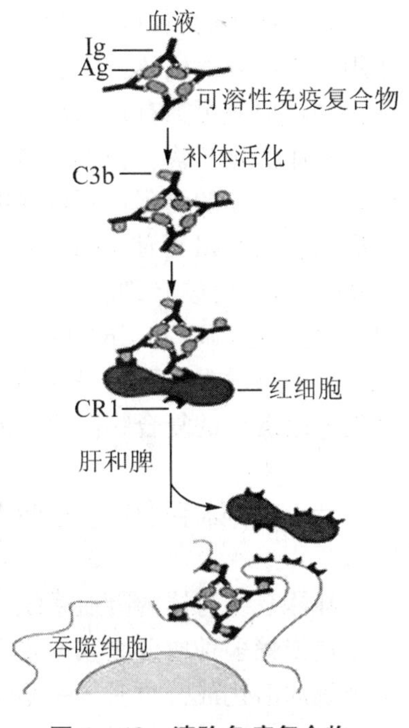

图 4－10　清除免疫复合物

在生理条件下，机体经常产生大量凋亡细胞。这些细胞表面表达多种自身抗原，若不能及时并有效清除，就可能引发自身免疫性疾病。多种补体成分（如 C1q、C3b 和 iC3b 等）均可识别和结合凋亡细胞，并通过与吞噬细胞表面相应受体的作用而参与对这些细胞的清除。

四、炎性介质作用

补体活化过程可产生多种具有炎性介质作用的活性片段，如 C3a、C4a 和 C5a 等，称为过敏毒素（anaphylatoxin），其中以 C5a 的作用最强。它们可与肥大细胞或嗜碱性粒细胞表面的 C3aR 和 C5aR 结合，触发细胞脱颗粒，释放组胺和其他血管活性介质，从而增强血管通透性并刺激平滑肌收缩，引起局部炎性反应。此外，C5a 对中性粒细胞有很强的趋化活性，可诱导中性粒细胞表达黏附分子，刺激中性粒细胞产生氧自由基、前列腺素和花生四烯酸，引起血管扩张、毛细血管通透性增高、平滑肌收缩等。

上述由补体介导的急性炎性反应在正常情况下仅发生于外来抗原侵入的局部。在某些情况下，也可能对自身组织成分造成损害而引起超敏反应。

五、抗感染防御机制中作为固有免疫和适应性免疫间的桥梁

无脊椎动物和低等脊椎动物体内已能检出补体活性。在进化过程中，补体作为相对独立的固有免疫防御机制，其出现远早于适应性免疫防御机制。在种系发生学上，旁路途径是最早出现的 C3 活化途径，MBL 途径则将原始的、凝集素介导的防御功能与补体相联系，进一步体现了补体作为固有免疫防御机制的重要性。补体经典途径在种系发生中出现

最晚，它将非特异的补体与特异的适应性免疫相联系，成为体液免疫的一种重要效应机制。

病原微生物侵入机体后，在特异性抗体出现前的数天内，机体有赖于固有免疫机制发挥抗感染效应。补体旁路途径或 MBL 途径通过识别微生物表面或其糖链组分而触发级联反应，所产生的裂解片段和复合物通过调理吞噬、介导炎性反应和溶解细菌而发挥抗感染作用。在特异性抗体产生后，可通过经典途径触发 C3 活化，与旁路途径中 C3 正反馈环路协同，形成更为有效的抗感染防御机制。

补体活化产物、补体受体及补体调节蛋白可通过不同机制调节适应性免疫应答。例如，补体介导的调理作用可促进抗原提呈细胞摄取和提呈抗原，启动适应性免疫应答；与抗原结合的 C3d 可使 BCR 与 CD19/CD21/CD81 复合物交联（CD21 是补体受体 CR2，即 C3d 受体），促进 B 细胞活化；补体调节蛋白 CD55、CD46 和 CD59 能参与 T 细胞活化；FDC 表面的 CR1 和 CR2 可将免疫复合物固定于生发中心，从而诱导和维持记忆 B 细胞；感染灶的过敏毒素可吸引炎性细胞，促进抗原的清除；补体可抑制大的免疫复合物形成，并促进已沉淀的复合物溶解，从而在免疫复合物处理中发挥重要作用。

六、补体系统与凝血和激肽系统的相互作用

补体系统与体内凝血系统、纤溶系统和激肽系统存在十分密切的关系：①四个系统的活化均依赖多种成分级联的蛋白酶解作用，且均借助丝氨酸蛋白酶结构域发挥效应。②一个系统的活化成分可对另一系统发挥效应，如抗原-抗体复合物既可分别激活补体经典途径和旁路途径，也可通过激活凝血因子Ⅻ而活化凝血、纤溶、激肽系统；C1INH 不仅调节 C$\overline{1r}$和 C$\overline{1s}$，也可抑制激肽释放酶、血浆纤溶酶、凝血因子Ⅶ和Ⅺ；补体活化产物 C3a 和 C5a 可促使血管内皮细胞释放组织因子，启动并加速凝血过程，也可激发纤溶过程。另外，补体和凝血、纤溶、激肽系统所产生的活化产物均具有相似的致炎效应。因此，上述酶系统相关作用的综合效应可介导炎性反应、超敏反应、休克、DIC 等病理过程。

（吕梅励）

第五章　细胞因子

细胞因子（cytokine，CK）是一种主要由参与固有免疫和适应性免疫应答的细胞合成和分泌的小分子蛋白质，能调节细胞生长、分化成熟、功能维持和免疫应答；参与炎性反应、创伤愈合和肿瘤消长等。自 20 世纪 50 年代初 Isaacs 发现干扰素以来，人们先后发现了许多存在于体内的一类具有广泛生物学效应的肽类活性分子。20 世纪 80 年代至今，由于基因工程和细胞工程技术的发展，人们已成功地对各种多肽活性分子克隆，深入地研究了它们的结构和功能，相继有许多具有新功能的活性多肽因子被发现。目前将所有白细胞介素、干扰素、肿瘤坏死因子、造血因子、生长因子、趋化因子统称为细胞因子。本章主要介绍细胞因子的分类、共同特性、生物学作用、受体及与临床疾病的关系。

第一节　细胞因子的分类

细胞因子的分类有多种方法，如根据产生细胞因子的细胞种类分为来源于淋巴细胞的淋巴因子（lymphokine）和来源于单核细胞的单核因子（monokine）；根据细胞因子在免疫应答中的主要作用分为效应性细胞因子和调节性细胞因子；根据细胞因子存在的形式分为分泌型细胞因子和膜型细胞因子等。现在一般根据细胞因子的主要功能，习惯性分为以下六类。

一、白细胞介素

1979 年，在第二届淋巴因子国际会议上，介导白细胞间相互作用的一些细胞因子被命名为白细胞介素（interleukin，IL），简称白介素，并以阿拉伯数字排列，如 IL－1、IL－2、IL－3 等。随着分子免疫学研究的进展，不断有新的 IL 被命名，迄今已正式命名到 IL－33。可以预计，还会有更多的 IL 被发现。IL 主要由淋巴细胞、单核细胞或其他非单个核细胞产生，可调节细胞间的相互作用。它不仅介导白细胞的相互作用，还参与其他细胞的相互作用（如造血干细胞、血管内皮细胞、成纤维细胞、神经细胞、成骨和破骨细胞等的相互作用），并参与免疫调节、造血以及炎性反应过程（图 5－1）。

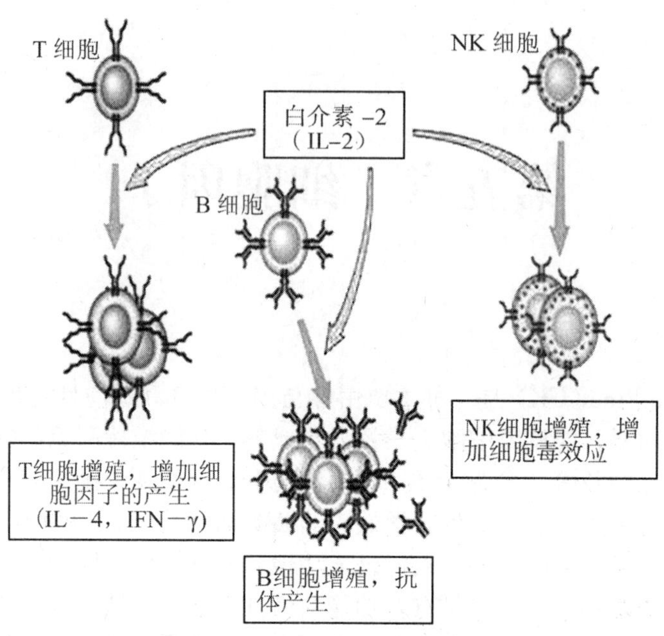

图 5－1　白细胞介素－2 的作用

二、集落刺激因子

造血细胞的体外研究发现，一些细胞因子可刺激不同的造血干细胞在半固体培养基中形成细胞集落，这类因子被命名为集落刺激因子（colony stimulating factor，CSF）。根据它们的作用范围，分别命名为粒细胞集落刺激因子（G－CSF）、巨噬细胞集落刺激因子（M－CSF）、粒细胞和巨噬细胞集落刺激因子（GM－CSF），以及多集落刺激因子（multi－CSF，又称 IL－3）。它们对不同发育阶段的造血干细胞起促增殖、分化的作用，是血细胞发生必不可少的刺激因子。广义上，凡是刺激造血的细胞因子都可统称为集落刺激因子，如刺激红细胞生长的红细胞生成素（erythropoietin，Epo）、刺激造血干细胞的干细胞因子（stem cell factor，SCF）、可刺激胚胎干细胞的白血病抑制因子（leukemia inhibitory factor，LIF）等均有集落刺激活性。此外，这些不同集落刺激因子不仅可刺激不同发育阶段的造血干细胞和祖细胞增殖和分化，还可促进成熟细胞的功能，具有多相性作用。

三、干扰素

干扰素（interferon，IFN）是最早被发现的细胞因子。早在 1957 年，Alick Isaacs 等发现病毒感染的细胞产生一种因子，可抵抗另一种病毒的感染，干扰病毒的复制，因而命名为干扰素。根据干扰素的来源和结构，可分为Ⅰ型干扰素和Ⅱ型干扰素。Ⅰ型干扰素包括 IFN－α1～IFN－α23、IFN－β、IFN－ω、IFN－τ 等 20 余种，Ⅱ型干扰素仅含 IFN－γ 一种。它们分别由白细胞、成纤维细胞和活化 T 细胞所产生。IFN－α 为多基因产物，有十余种不同亚型，但它们的生物活性基本相同。各型干扰素除有抗病毒作用外，还有抗肿瘤、免疫调节、控制细胞增殖及引起发热等作用（图 5－2，图 5－3）。

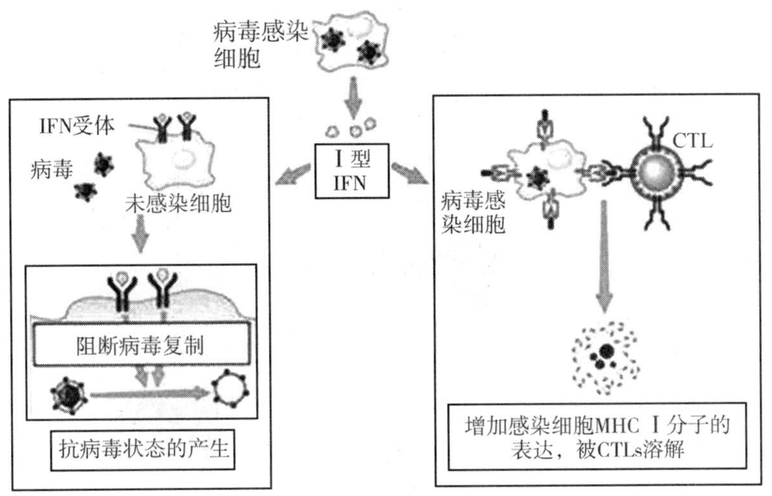

图 5－2　Ⅰ型干扰素的作用

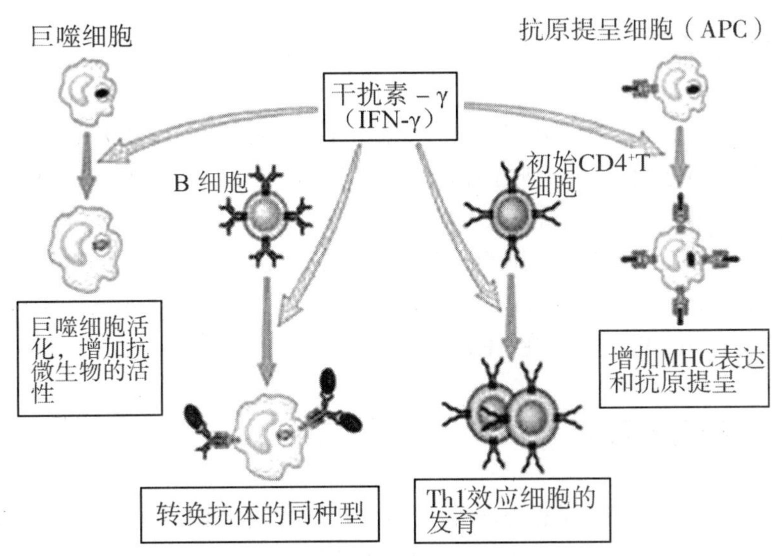

图 5－3　IFN－γ 的作用

四、肿瘤坏死因子

肿瘤坏死因子（tumor necrosis factor，TNF）因最初发现其能造成肿瘤组织坏死而得名。根据其来源和结构，可分为由单核吞噬细胞产生的 TNF－α 和由活化 T 细胞产生的 TNF－β［又名淋巴毒素（lymphotoxin，LT）］两大类。它们的基本生物学活性相似，除具有杀伤肿瘤细胞的活性外，还参与免疫调节、发热和炎症的发生（图 5－4）。大剂量 TNF－α 可引起恶病质，患者呈进行性消瘦，因而 TNF－α 又称恶病质素（cachectin）。

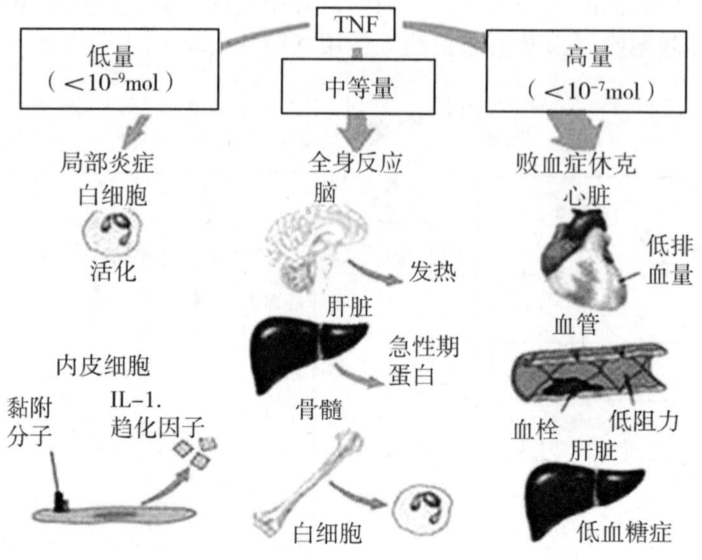

图 5-4 TNF 的作用

五、生长因子

生长因子（growth factor，GF）是一类能介导不同类型细胞生长和分化的细胞因子。根据其功能和作用的靶细胞，分别命名为转化生长因子-β（transforming growth factor-β，TGF-β）、神经生长因子（nerve growth factor，NGF）、表皮生长因子（epithelial growth factor，EGF）、成纤维细胞生长因子（fibroblast growth factor，FGF）、血小板源生长因子（platelet-derived growth factor，PDGF）、血管内皮细胞生长因子（vascular endothelial cell growth factor，VEGF）等。

六、趋化性细胞因子

趋化性细胞因子（chemoattractant cytokine）简称为趋化因子（chemokine），是一类对不同靶细胞具有趋化效应的细胞因子家族。依据其分子 N 端半胱氨酸的数目及其间隔分为：①C-X-C/α 亚族，主要趋化中性粒细胞（图 5-5），包括 IL-8、GRO/MGSA、PF-4、血小板碱性蛋白、蛋白水解来源的产物 CTAP 和 β-thromboglobulin、IP-10、ENA-78；②C-C/β 亚族，主要趋化单核细胞，包括 MIP-1α、MIP-1β、RANTES、MCP-1/MCAF、MCP-2、MCP-3 和 I-309；③C/γ 亚族，主要对淋巴细胞进行趋化，以 lymphotactin 为代表；④CX3C/δ 亚族，主要促进白细胞与内皮细胞间的黏附，以 fractalkine 为代表。

几乎所有类型的细胞都能产生一种或几种趋化因子，其具体生物活性决定于其分泌条件、受体类型和细胞类型。趋化因子不仅具有化学趋化活性，而且在细胞黏附、脱颗粒与生物活性介质释放、血管生成、造血细胞和免疫细胞发育、淋巴器官起源中发挥作用。若

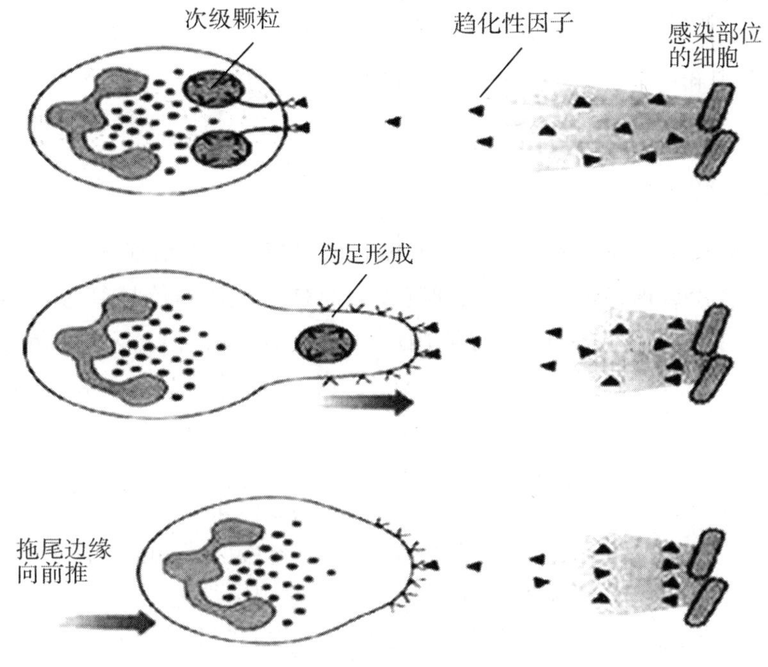

图 5－5　趋化因子作用

某些趋化因子产生过多，则可导致正常组织损伤。

第二节　细胞因子的共同特性

目前发现并正式命名的细胞因子有数十种，每种细胞因子均有其独特的、起主要作用的生物学活性。众多的细胞因子具有以下共同特性。

一、理化特性

（1）细胞因子分子质量低，绝大多数细胞因子为相对分子质量小于 2.5×10^4 的糖蛋白。

（2）多数细胞因子以单体形式存在，少数细胞因子如 IL－5、IL－12、M－CSF 和 TGF－β 等以双体形式发挥生物学作用。

（3）大多数编码细胞因子的基因为单拷贝基因（IFN－α 除外），并由 4 个～5 个外显子和 3 个～4 个内含子组成。

二、产生特点

（一）多源性和重复性

多源性和重复性指单一刺激如抗原、丝裂原等可使同一种细胞分泌多种细胞因子，而一种细胞因子由多种不同类型的细胞产生可作用于多种不同类型的靶细胞。如 IL－1 除由单核吞噬细胞系统产生外，B 细胞、NK 细胞、成纤维细胞、内皮细胞、表皮细胞等在某些条件下均可合成和分泌 IL－1；活化 T 细胞可产生 IL－2、IL－6、IL－9、IL－10、IL－13，IFN－γ、TGF－β 等。

（二）瞬时性

细胞因子的合成和分泌过程是一种自我调控的过程。通常情况下，细胞因子在细胞内没有前体储存（即不以前体形式储存在细胞内，而是经过适当信号刺激后迅速合成），一旦合成后便分泌至细胞外以发挥生物学作用，刺激消失后合成亦较快地停止并被迅速降解。

（三）多由活化细胞产生

天然细胞因子是由活化细胞产生的。正常的静息或休止（resting）状态的细胞必须经过激活后才能合成和分泌细胞因子。通常是由抗原、丝裂原或其他刺激物激活免疫细胞和相关细胞，6 小时～8 小时后细胞培养上清液中即可检测出细胞因子，24 小时～72 小时细胞因子水平最高。但是有些细胞株不需外源刺激就可以自发地分泌某些细胞因子。

三、作用特点

（一）自分泌或旁分泌

细胞因子通常以自分泌（autocrine）或旁分泌（paracrine）形式作用于产生细胞因子的细胞本身或其附近细胞。在生理状态下，绝大多数细胞因子只在产生的局部起作用。但在一定条件下，某些细胞因子，如 IL－1、IL－6，TNF－α 也可以内分泌方式作用于远端的靶细胞，介导全身性反应。

（二）高效性

细胞因子一般在 10^{-12}mol 水平即有明显的生物学作用。

（三）通过与靶细胞上相应受体结合而发挥作用

细胞因子受体对细胞因子有很高的亲和力，解离常数为 10^{-10}～10^{-12}，是抗原抗体亲和力的 100 倍～1 000倍，比 MHC 与抗原多肽的亲和力大10 000倍以上。

（四）作用的复杂性

细胞因子在体内的生物学作用极为复杂，具有多效性、重叠性、协同性和拮抗性。单一刺激如抗原、丝裂原等可使同一种细胞分泌多种细胞因子，而一种细胞因子可由多种不同类型的细胞产生，并且可作用于多种不同类型的靶细胞产生不同的功能，如 IL－6 作用于 B 细胞可诱导 B 细胞增殖和产生抗体，作用于肝细胞则诱导肝细胞产生急性期蛋白。多种细胞因子可作用于同一细胞产生相同或相似的功能，如 IL－2、IL－4、IL－7、

IL－9和IL－12都能维持和促进T细胞的增殖。LIF和IL－6均可诱导小鼠骨髓瘤细胞株M1分化成巨噬细胞，诱导肝细胞产生急性期蛋白，诱导巨核细胞成熟和血小板产生，活化破骨细胞和增强骨吸收，促进浆细胞瘤生长。两种细胞因子可以相互作用，一种细胞因子可加强另一种细胞因子的功能，表现为协同效应；也可干扰其他细胞因子的合成或抑制其他细胞因子的功能，表现为拮抗作用（图5－6）。

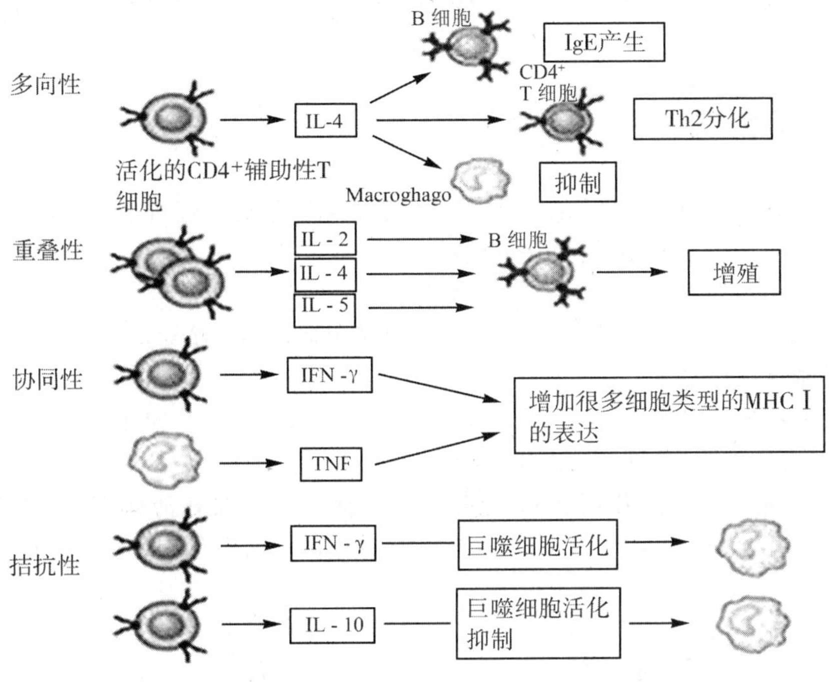

图5－6　细胞因子的共同特性

（五）网络性

细胞因子在体内构成一个十分复杂的细胞因子调节网络，通过4种方式维持体内细胞因子的平衡和功能：①一种细胞因子诱导或抑制另一种细胞因子的产生，如IL－1和TGF－β分别促进或抑制T细胞IL－2的产生；②调节同一种细胞因子受体的表达，如高剂量IL－2可诱导NK细胞表达高亲和力IL－2受体；③诱导或抑制其他细胞因子受体的表达，如TGF－β可降低T细胞IL－2受体的数量，而IL－6和IFN－γ可促进T细胞IL－2受体的表达；④与激素、神经肽、神经递质共同组成细胞间信号分子系统。

（六）多样性

细胞因子可介导和调节免疫应答、炎性反应，促进细胞增殖、分化、成熟，刺激造血等。

（七）非特异性

许多细胞因子虽然由免疫细胞在特异抗原刺激下产生，但这些细胞因子一旦分泌出来，其作用是没有选择性和针对性的，是非特异的。

第三节　细胞因子的生物学作用

细胞因子的种类繁多，生物学作用各异。它主要介导细胞间的相互作用，参与和调节免疫细胞的发生、分化和成熟，调节固有免疫和适应性免疫应答过程，并决定适应性免疫应答的类型。

一、调节免疫应答

在免疫应答过程中，免疫细胞间可通过分泌细胞因子而相互刺激和抑制，从而调节固有免疫应答（图 5－7）和适应性免疫应答（图 5－8）。如 IL－4、IL－10 对 Th1 细胞起抑制作用，而 INF－γ 则对 Th2 细胞起抑制作用。

（1）在识别阶段，IFN 可诱导 MHCⅡ类分子表达，促进抗原提呈；IL－10 可起相反的作用，抑制抗原提呈。

（2）在增殖和分化阶段，IL－2、IL－4、IL－5、IL－6 等均可促进 T、B 细胞活化、增殖和分化，而 TGF－β 则起抑制作用。

（3）在效应阶段，趋化因子可趋化炎性细胞，巨噬细胞活化因子（如 TNF－α、IL－1、IFN－γ、GM－CSF 等）可使巨噬细胞活化，增强其吞噬和杀伤功能。

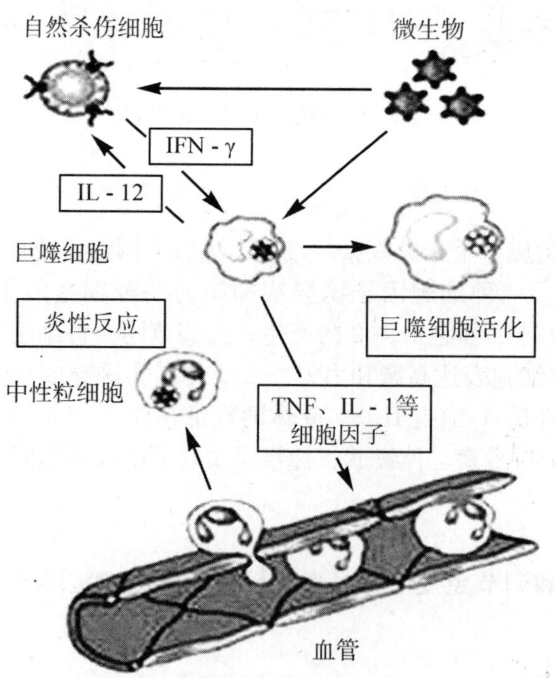

图 5－7　细胞因子调节固有免疫应答

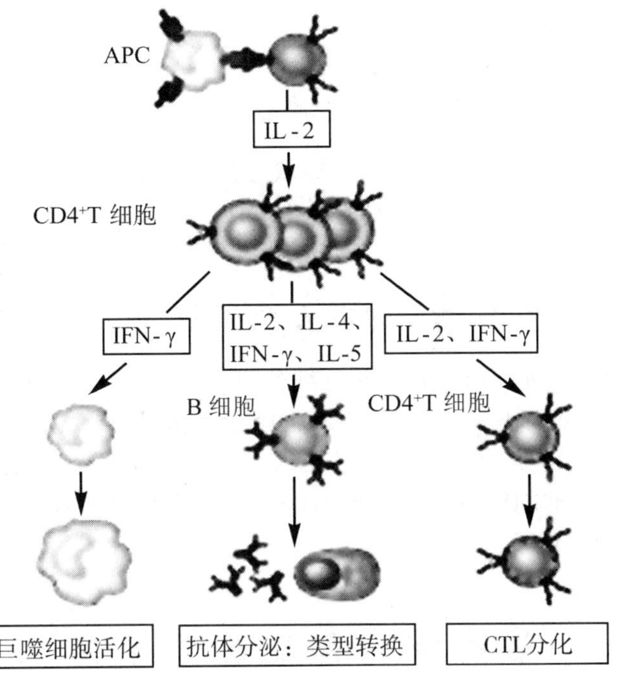

图 5－8　细胞因子调节适应性免疫应答

二、刺激造血

某些细胞因子如 IL－3 可刺激多能干细胞和祖细胞增殖和分化，GM－CSF、G－CSF、M－CSF 可促进粒细胞和巨噬细胞增殖与分化，EPO 则可促进红细胞生成。

三、与神经内分泌系统构成机体调节网络

（一）细胞因子对神经－内分泌的调节

多种细胞因子（如 IL－1、IL－6、TNF 等）可促进星形细胞的有丝分裂，bFGF 可参与神经元的分化、存活和再生，刺激神经胶质细胞移行。IL－1、TNF、IFN－γ 等可诱导下丘脑合成和释放促皮质释放因子，诱导垂体释放 ACTH，促进皮质激素的释放。IL－1、IL－6 可直接作用于体温调节中枢引起发热。IL－1、TNF－α、IFN－γ 可抑制甲状腺合成和释放甲状腺激素。

（二）神经－内分泌系统对细胞因子的影响

应急时交感神经兴奋，使儿茶酚胺和糖皮质类固醇释放增多，进而抑制 IL－1、TNF 的合成和分泌。

四、参与细胞凋亡

（一）细胞因子直接诱导细胞凋亡

TNF－α在体外可诱导肿瘤细胞、树突状细胞、大鼠肝细胞和小鼠胸腺细胞凋亡。IL－2可诱导抗原刺激后的TCRαβ T细胞凋亡。IL－4可诱导IL－2、LPS激活的单核吞噬细胞凋亡。

（二）细胞因子参与对细胞凋亡的调节

Fas抗原与其配体或抗体结合后可介导细胞凋亡。IL－2、TNF、IFN－γ可促进Fas抗原的表达，从而介导细胞凋亡。某些细胞因子（如IL－1、IL－3、IL－5、TNF、GM－CSF等）可通过影响某些肿瘤原癌基因（*c-myc*，*c-cof* 等）表达而参与调节细胞凋亡。某些细胞因子则可抑制细胞凋亡，如IL－3可阻止肥大细胞凋亡，IL－2、IL－7可抑制T细胞凋亡，促进增殖。

第四节　细胞因子受体

细胞因子发挥作用的方式是通过与靶细胞上相应受体结合，经过细胞内信号传导，增强或抑制某些基因的表达，从而介导机体的多种免疫效应。

一、细胞因子受体的结构和分类

根据细胞因子受体cDNA序列以及受体细胞膜外区氨基酸序列的同源性和结构特征，细胞因子受体可分为：免疫球蛋白超家族（IGSF）、造血细胞因子受体超家族（包括Ⅰ型受体和Ⅱ型受体）、肿瘤坏死因子受体超家族和趋化因子受体（图5－9）。

（一）免疫球蛋白超家族

该家族成员胞外部分均具有一个或数个免疫球蛋白（Ig）样结构域。目前已知属于IGSF成员的细胞因子受体有IL－1RtⅠ（CD121a）、IL－1RtⅡ（CD121b）、G－CSFR、M－CSFR（CD115）、IL－6Rα链（CD126）、gp130（CDw130）、SCFR（CD117）和PDGFR。

（二）造血细胞因子受体超家族

造血细胞因子受体超家族（haemopoietic cytokine receptor superfamily）可分为红细胞生成素受体超家族（erythropoietin receptor superfamily，ERS）和干扰素受体家族（interferon receptor family）。

1. 红细胞生成素受体超家族

该家族成员胞外部分有4个保守的半胱氨酸及色氨酸－丝氨酸－任一氨基酸－色氨酸

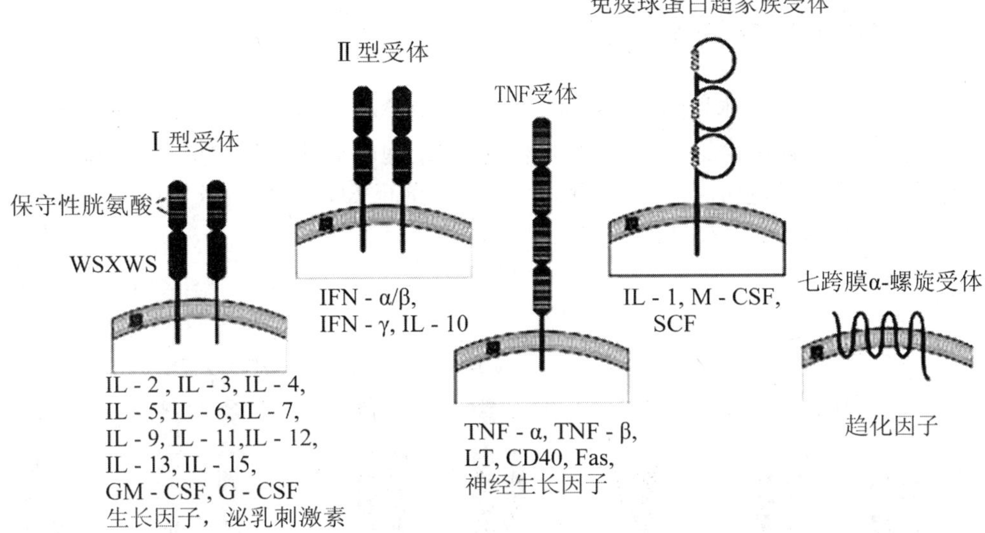

图 5－9　细胞因子受体的结构和分类

－丝氨酸（WSXWS）结构域，又称Ⅰ型受体。IL－2、IL－3、IL－4、IL－5、IL－6、IL－7、IL－9、IL－11、IL－12、IL－13、IL－15、G－CSF、GM－CSF 等受体属此类。

2. 干扰素受体家族

该受体家族又称Ⅱ型受体，胞外部分与Ⅰ型受体相似，但其 N 端及近膜处分别含有两个保守的半胱氨酸。所有类型的 IFN、IL－10、M－CSF 受体均属此类。

（三）肿瘤坏死因子受体超家族

该家族成员胞外部分有由 40 个氨基酸组成的富含半胱氨酸的结构域。属于此家族的有 NGFR、TNF－RⅠ（CD120a）、TNF－RⅡ（CD120b）、CD40、CD27、4－1BB、大鼠 T 细胞抗原 OX40 和 Fas（CD95）等。

（四）趋化因子受体

所有趋化因子受体都属于 G 蛋白耦联受体，此类受体有 7 个穿膜区（GTP－binding protein coupled reeptor），属于 7 次穿膜区受体超家族（STR 超家族），N 端在细胞膜外，C 端位于细胞质内。7 个跨膜区为 α 螺旋，在 TMDⅡ、Ⅳ、Ⅴ、Ⅵ和Ⅶ由 α 螺旋内保守的脯氨酸所扭结（kinked），细胞膜外和细胞质内各有由亲水氨基酸所组成的三个环，分别简称为 e1～e3（e：extracellular connecting loops）和 i1～i3（i：intracellular connecting loops）。e1 和 e2 之间由两个保守的 Cys 形成一个二硫键，有些受体在胞外 N 端和 e3 之间也形成二硫键，如 IL－8RA 30Cys 与 277 Cys 形成二硫键。趋化因子受体具有某些特点：①其长度在 STR 超家族中最短，约为 350 个氨基酸，其主要原因是 N 端、C 端较短，i3 环只含 16 个～22 个氨基酸；②在氨基酸水平上同源性大于 20%；③i3 富含碱性氨基酸，带正电；④N 端偏酸，带负电；⑤细胞质区含有多个丝氨酸和苏氨酸，可能是磷酸化位点；⑥mRNAs 表达于白细胞上。

二、细胞因子受体中的共用链

大多数细胞因子受体是由两个或两个以上的亚单位组成的异源二聚体或多聚体，通常包括一个特异性配体结合链和一个信号传导链。细胞因子功能上的重复性在很大程度上是由细胞因子受体共用链所决定的（图 5－10）。目前已知，细胞因子共用链主要有 gp130、GM－CSFR β 链和 IL－2R γ 链。

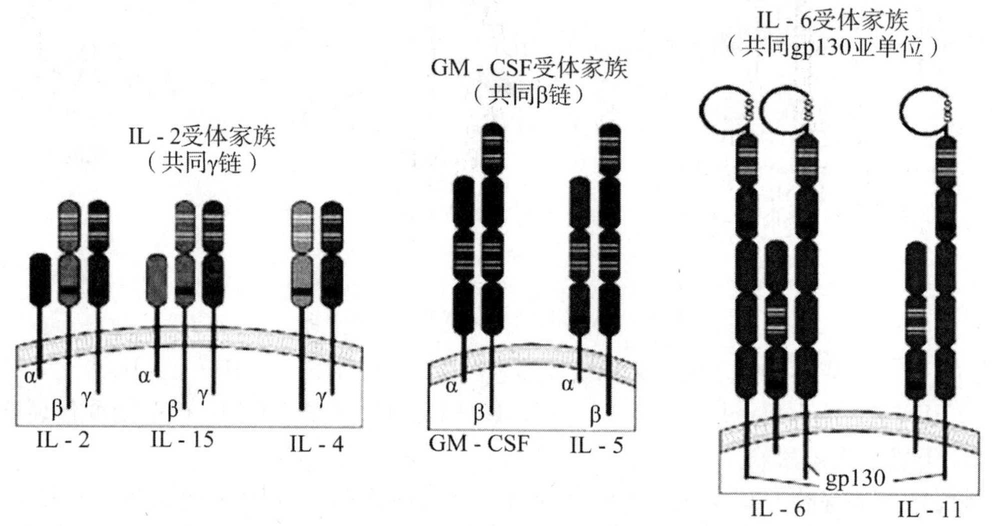

图 5－10　细胞因子受体共用链

三、可溶性细胞因子受体

可溶性细胞因子受体（sCKR）是细胞因子受体的一种特殊形式。sCKR 的氨基酸序列与膜型细胞因子受体（mCKR）的胞外区同源，仅缺少跨膜区和胞内区域，可与细胞因子特异性结合，但亲和力低于 mCKR。sCKR 在血清和体液中的水平与多种疾病的发生、发展和预后密切相关。

（一）sCKR 的产生机制

（1）膜受体脱落：膜受体脱落是形成 sCKR 的主要途径，此过程是一个主动过程并受多种因素调节。如 PMA 可促进 sIL－6 从 mIL－6R 脱落，而 PKC 则起抑制作用。膜受体脱落可通过酶解作用实现，已证实丝氨酸蛋白激酶抑制剂可促进 mIL－1R 表达但抑制 sIL－1R 形成，sIL－1R（Ⅱ型受体）、sIL－2R（α 链）、sIL－5R（α 链）、s IL－6R（α 链）、sGM－CSFR（p85）、sIFN－γR（p90）等均可通过此途径生成。

（2）mCKR 的不同剪接：通过受体 mRNA 的不同剪接，可产生可溶性受体的 mRNA，经翻译后如同分泌型细胞因子一样分泌到细胞外。sIL－4R、sIL－5R（α 链）、sIL－6R（α 链）、sIL－7R，sGM－CSFR等可通过此种方式形成。

（二）sCKR的生物学功能

1. 作为细胞因子的转运蛋白

sCKR与细胞因子结合，将细胞因子转运至机体相关部位，增加局部细胞因子浓度，从而有利于细胞因子在局部发挥作用。sCKR还可稳定细胞因子，减慢细胞因子的衰变，使细胞因子缓慢释放，维持并延长低水平细胞因子的生物学功能。

2. 调节细胞因子的生物学功能

sCKR可通过以下途径调节细胞因子的效应：

（1）作为膜受体的清除机制，使细胞对细胞因子的反应降低。

（2）与膜受体竞争与细胞因子结合，下调细胞因子的作用。

（3）某些sCKR可有上调细胞因子的作用，sIL－6R与IL－6特异性结合后可与靶细胞上的gp130结合并传导信号，促进IL－6发挥效应。

sCKR对细胞因子起抑制还是增强作用，可能取决于细胞因子与sCKR的浓度比。通常情况下，高浓度sCKR可抑制细胞因子活性，而低浓度则起增强作用。

第五节　细胞因子与临床疾病

某些疾病的病理过程常伴有细胞因子的异常表达，并直接影响疾病的发生、发展及预后。

一、细胞因子与炎症

感染过程可诱生多种细胞因子，后者直接或间接参与急性和慢性炎性反应。

（一）促进炎性细胞的渗出与趋化

细胞因子可上调血管内皮细胞和白细胞表达黏附分子，如IL－1、TNF、IFN－γ等，可促进内皮细胞表达ICAM－1、VCAM－1等，促使中性粒细胞表达CD11b/CD18、CD11c/CD18等，从而促进白细胞与血管内皮细胞的黏附作用，有助于白细胞的炎性渗出；IL－8等趋化因子可吸引中性粒细胞、单核吞噬细胞等炎性细胞移动到炎性灶。

（二）激活炎性细胞

IL－1、TNF－α、IFN－γ、GM－CSF、趋化因子等可激活单核吞噬细胞、中性粒细胞等，增强它们的吞噬杀伤功能，促进它们释放炎性蛋白和炎性介质，直接参与炎症过程。此外，IL－1、TNF－α和IL－6还可促进肝细胞合成急性期反应蛋白，如C－反应蛋白、血清淀粉样A蛋白、α酸性糖蛋白和某些补体成分，有利于机体抵御病原微生物。

（三）引起发热，参与炎性病理性损害

IL－1、TNF－α和IL－6均为内源性致热原，可作用于体温调节中枢，引起发热。

TNF-α和IL-1等可刺激内皮细胞和白细胞释放一系列炎性介质（如NO、氧自由基等），改变凝血功能，导致组织损伤和弥散性血管内凝血，从而在感染性休克中起重要作用。此外，上述细胞因子可促进成纤维细胞增殖，与慢性炎症的纤维性病变有关。

二、细胞因子与肿瘤

细胞因子对肿瘤的作用具有双重性，某些细胞因子可杀伤肿瘤，某些细胞因子可促进肿瘤生长，而某些细胞因子在不同条件下可发挥抑瘤或促瘤的不同效应。

（一）抗肿瘤作用

多种细胞因子具有抗瘤活性，如TNF-α和淋巴毒素直接杀伤肿瘤细胞（坏死或凋亡）；IFN、IL-4、OSM可抑制多种肿瘤细胞的生长，LIF可抑制造血系统肿瘤细胞增殖；IL-2、IL-1、IFN等可诱导CTL、NK和LAK细胞的杀瘤活性；IFN可诱导肿瘤细胞表达MHCⅠ类抗原，增强机体对肿瘤细胞的免疫应答。

（二）促进肿瘤生长

某些肿瘤可高表达IL-6、M-CSF、EGF，这些细胞因子可使细胞增殖失控，对肿瘤的发生和发展起重要作用。如IL-6合成增加与多发性骨髓瘤的发生有关，IL-6在体外可促进浆细胞瘤和骨髓瘤细胞的生长。此外，IL-6还与Hodgkin淋巴瘤、慢性淋巴细胞白血病和急性髓样白血病的发病有关。M-CFS可参与白血病、淋巴细胞恶性增生、骨髓及骨髓外增生性疾病、卵巢癌、子宫内膜癌等的发生。EGF也与多种肿瘤的发生、发展有一定关系。

细胞因子参与肿瘤发生的机制可能是：①某些肿瘤细胞可高分泌EGF或IL-6，从而出现自分泌性生长，并成为维持这些肿瘤细胞在体内长期生存的关键因素。此外，EGF能促使周围正常细胞表现转化细胞生长的特性，并促使某些瘤细胞释放基质金属蛋白酶，该酶具有破坏组织细胞外基质的作用，从而促进肿瘤向远处转移。②肿瘤细胞高表达IL-6R或EGFR，使其对相应细胞因子呈高反应性。③EGFR与某些癌基因（如*src*家族）产物的氨基酸排列和组成具有高度同源性，后者可直接与EGFR结合，使受体持续激活并导致细胞不断生长和恶变。

三、细胞因子与移植排斥反应

移植排斥反应的本质是宿主对移植物产生免疫应答。已证实细胞因子参与排斥反应的发生和发展。急性排斥反应时，血清中IL-2、IL-1、TNF-α、IFN-γ、IL-6等细胞因子的水平升高，但要与感染、创伤等因素引起的细胞因子变化相鉴别。移植排斥反应主要针对移植物，故移植物局部细胞因子的变化更有意义。已发现，移植物局部以IL-1、TNF和M-CSF升高最为明显。骨髓移植后IFN-γ水平升高预示发生感染或GVHD，而高水平IL-1、IL-2、IL-12则具有防止GVHD的作用。

四、细胞因子与免疫性疾病

细胞因子异常参与免疫性疾病的发生，反之，免疫性疾病也会导致细胞因子的表达或功能异常。

（一）免疫缺陷病

IL－2是参与淋巴细胞激活、增殖的重要因子，IL－2生成缺陷引起的重症联合免疫缺陷症（SCID）已有病例报道。IL－2R的γ链基因突变可使IL－2R丧失功能，见于X连锁重症联合免疫缺陷病。TNF使HIV感染的$CD4^+$ T细胞中的NF－κB活化，后者与HIV的长末端重复序列增强子位点结合，活化HIV基因，从而参与AIDS发病。AIDS患者血清中TNF－α、IL－1水平升高，可引起患者长期发热，且TNF－α还可导致恶病质。

（二）变态反应

IgE是参与Ⅰ型超敏反应的主要抗体，IL－4、IL－5和IL－6可正向调节IgE的生成与活性，而IFN则可抑制IL－4对IgE的诱生作用。IL－4分泌过度和/或IFN－γ产生不足可能是诱导变态反应的重要因素。发生变态反应时，黏膜和皮肤肥大细胞的增生依赖于IL－3。此外，PAF也参与过敏性休克、变态反应性鼻炎、支气管哮喘等的发生。

（三）自身免疫性疾病

IFN－γ等细胞因子可促进某些自身组织细胞表达MHCⅡ类分子，使这些细胞可将自身抗原提呈给自身反应性T细胞，导致自身组织损害（如Grave病、胰岛素依赖性糖尿病等）。系统性红斑狼疮、硬皮病、类风湿性关节炎等自身免疫性疾病患者血清中IL－2水平升高，使用IL－2者有10%～20%可发生自身免疫性甲状腺功能减低。心脏黏液瘤、类风湿性关节炎、系统性红斑狼疮、Castleman病、硬皮病患者血清中IL－6明显增加，这些疾病往往伴随多克隆B细胞激活。

（毕建虹）

第六章　白细胞分化抗原和黏附分子

免疫应答的发生有赖于免疫系统各细胞间的相互作用，这种相互作用是由存在于细胞表面的多种膜分子或其所分泌的细胞因子及其他活性分子介导的。其中，细胞膜分子又称为细胞表面标记（cell surface marker），包括多种细胞表面抗原、受体及其他分子。这些细胞膜分子在细胞识别、细胞活化与信号传导、细胞的增殖与分化、细胞迁移、细胞效应功能的发挥及不同细胞的鉴定等方面均具有十分重要的作用。白细胞分化抗原和黏附分子即是两类重要的细胞膜分子。

第一节　人白细胞分化抗原

一、白细胞分化抗原的概念、结构与分布

白细胞分化抗原（leukocyte differentiation antigen，LDA）是指细胞在不同分化阶段，分化成熟为不同谱系和受不同刺激而活化的过程中出现或消失的细胞表面抗原。此类抗原除可表达于白细胞表面外，亦可表达于红细胞系和巨核细胞－血小板谱系，还广泛分布于血管内皮细胞、成纤维细胞、上皮细胞和神经内分泌细胞等非造血细胞。白细胞分化抗原大多是跨膜糖蛋白，可分为胞外区、跨膜区和胞内区。有些白细胞分化抗原以磷脂酰肌醇（phosphatidylinositol）连接方式锚定在细胞膜上，少数为糖类物质（碳水化合物）。它们不仅在免疫应答的各阶段发挥重要作用，而且还参与细胞的生长、成熟、分化和发育等过程。

二、人白细胞分化抗原的鉴定、分类与命名

20 世纪 80 年代以来，单克隆抗体（McAb）制备技术的问世促进了白细胞分化抗原的发现、鉴定及基础与临床应用研究。许多国家的不同实验室制备出数以千计的、可识别和鉴定白细胞分化抗原的单克隆抗体。为统一鉴定标准和命名，1982 年—2001 年举行了 7 次人白细胞分化抗原国际讨论会，并应用以单克隆抗体鉴定为主的聚类分析法，将来自不同实验室、能识别同一分化抗原的多种单克隆抗体归为一个分化群（cluster of differentiation，CD），并以序号表示不同的分化群。由 CD 抗体群识别的分化抗原称 CD 分子，CD 原意是针对单克隆抗体而言，但因目前主要集中研究白细胞分化抗原的结构与

功能，在没有特别注明的情况下，现在CD主要是指分化抗原。根据其性质、功能及所表达的细胞，目前将已鉴定、确认的339种CD分子分为T细胞、B细胞、髓样细胞、NK细胞、非谱系、血小板、内皮细胞、黏附分子、细胞因子受体、树突状细胞、干/祖细胞、红细胞、基质细胞和糖类物质结构共14个组（表6－1）。事实上这种划分的特异性是相对的，许多CD分子表达广泛，同一种CD分子可表达于不同细胞，同种细胞也可表达多种CD分子，有些CD分子从不同角度可归入不同组别。339种CD分子的主要特性见本书附录二。

表6－1　抗人白细胞分化抗原单克隆抗体分组

分　　组	CD编号
T细胞	CD2～CD5、CD8、CD28、CD152、CD154、CD160、CD226、CD272、CD278、CD294
B细胞	CD5、CD19～CD24、CD37、CD40、CD72～CD82、CD84、CD86、CD138～CD139、CD267、CD268、CD269、CD307
髓样细胞	CD14、CD35、CD64、CD66、CD87～CD89、CD115、CD116、CD256、CD257、CD312
NK细胞	CD11b、CD16、CD56、CD57、CD69、CD85i、CD94
非谱系	CD30、CD32、CD45RA、CD45RO、CD46、CD55、CD59、CD252、CD279、CD281～CD284、CD289、CD305、CD306、CD319
血小板	CD36、CD41、CD42、CD49、CD51、CD61、CD63、CD107、CD110、CD151
内皮细胞	CD62E、CD105、CD106、CD140α～CD147、CD299、CD309、CD321、CD322
黏附分子	CD11a～CD11c、CD15、CD15s、CD18、CD29、CD44、CD49～CD51、CD61、CD62、CD102～CD104、CDw108、CD156b、CD164～CD166、CD169、CD170、CD171、CD325、CD326
细胞因子受体	CD25、CD114、CD116～CDw137、CD183、CD184、CD195、CDw197、CDw21～CDw217、CD261～CD264
树突状细胞	CD1、CD23、CD35、CD39、CD40、CD83、CD85、CD139、CD146、CDw150、CD157、CD205、CD206、CD208、CD209、CD274～CD276、CD302～CD304
干/祖细胞	CD34、CD117、CD133、CD243、CD334
红细胞	CD233～CD242
基质细胞	CD292、CD293、CD331～CD334、CD339
糖类物质结构	CD60、CD173、CD174、CD175、CD175s、CD176

三、CD分子的主要功能

CD分子参与机体多种重要的生理和病理过程。在免疫应答中，CD2、CD3、CD4、CD8、CD19、CD21、CD25、CD28、CD40、CD58、CD79、CD80、CD81和CD86等诸多CD分子在免疫细胞间的相互识别，免疫细胞对抗原的识别，自身的活化、增殖、分化及免疫效应功能的发挥过程中具有重要作用。CD90、CD114、CD115、CD123、CD135、CD164等参与造血细胞的分化和造血过程。CD11、CD62、CD87、CD162等参与炎性反应。CD44 等与淋巴细胞的归巢和肿瘤细胞的转移密切相关。因此，CD 分子是免疫细胞等多种细胞表面不可缺少的重要膜分子。目前研究者们正致力于克隆 CD 分子基因，发现新的 CD 分子与配体，研究 CD 分子结构与功能的关系，研究 CD 分子在细胞激活和膜信号传导途径中以及对不同细胞分化过程的调控等。随着对 CD 分子研究的不断深入，有可能发现更多新的 CD 分子及其功能。

第二节　黏附分子

细胞黏附分子（celladhesion molecule，CAM）是指一类能介导不同细胞间或细胞与细胞外基质（extracellular matrix，ECM）间相互接触、结合和作用的糖蛋白或糖脂分子。这些分子分布于细胞表面或细胞外基质中，以受体－配体结合的方式发挥作用，使细胞间、细胞与基质间或细胞－基质－细胞间发生黏附，参与细胞的识别、活化、信号传导及生长、分化、移动等过程，是介导免疫应答、炎症发生、血栓形成、肿瘤转移及伤口愈合等生理和病理过程的重要分子基础。

一、黏附分子的种类与特性

CAM 与 CD 从不同角度命名，黏附分子根据其黏附功能归类，其配体有膜分子、细胞外基质及血清和体液中的可溶性因子和补体 C3 片段等。CD 分子是以单克隆抗体识别、归类为基础的命名，涉及范围非常广泛，其中包括黏附分子，因此大部分黏附分子都有 CD 编号。根据黏附分子的结构特点可将其分为免疫球蛋白超家族、整合素家族、选择素家族、钙黏蛋白家族及其他黏附分子（图 6－1）。

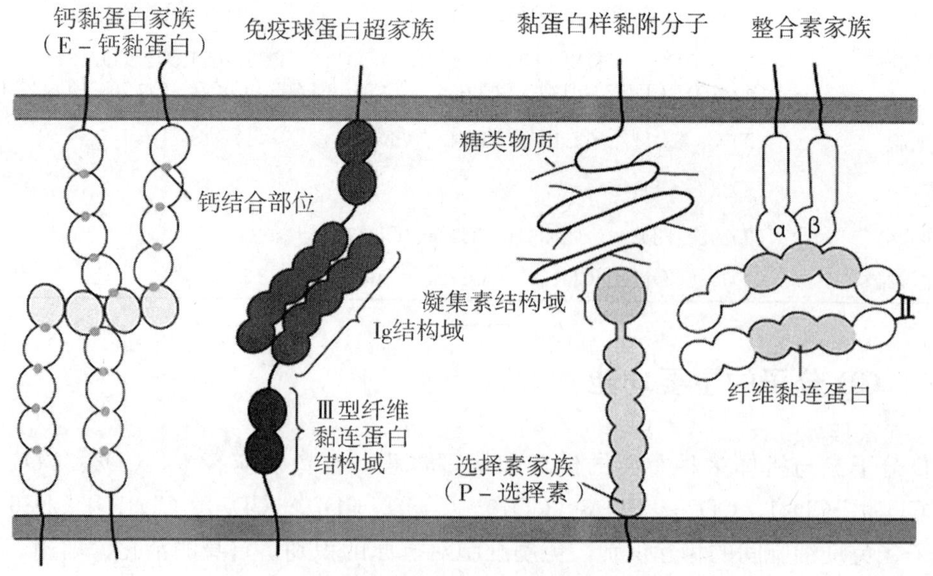

图 6－1　黏附分子家族及其配体

（一）免疫球蛋白超家族

免疫球蛋白超家族（immunoglobulin superfamily，IgSF）是指一组肽链折叠方式与Ig相似、有1个或多个IgV区或C区样结构域的黏附分子，其氨基酸组成也与Ig有一定同源性。编码IgSF不同成员的基因可能由同一祖先的基因进化而来。IgSF种类繁多、分布广泛、识别功能多样，其识别的配体多为IgSF分子和整合素家族分子（表6－2），主要介导细胞对抗原的识别以及免疫系统、神经系统及其他生物学系统中不同细胞间的相互作用。

表6－2　IgSF的主要种类、分布与识别配体

IgSF黏附分子	分　布	配　体
LFA－2（CD2）	T细胞、胸腺细胞、NK细胞	LFA－3（IgSF）
LFA－3（CD58）	广泛	LFA－2（IgSF）
ICAM－1（CD54）	广泛	LFA－1（整合素家族）
ICAM－2（CD102）	内皮细胞、T细胞、B细胞、髓样细胞	LFA－1（整合素家族）
ICAM－3（CD50）	白细胞	LFA－1（整合素家族）
CD4	辅助性T细胞亚群	MHCⅡ（IgSF）
CD8	细胞毒性T细胞亚群	MHCⅠ（IgSF）
MHCⅠ	广泛	CD8（IgSF）
MHCⅡ	巨噬细胞、树突状细胞、B细胞、活化T细胞、活化内皮细胞	CD4（IgSF）
CD28	T细胞、活化B细胞	B7－1（IgSF）
B7－1（CD80）	活化B细胞、活化单核细胞	CD28（IgSF）
NCAM－1（CD56）	NK细胞、神经元	NCAM－1（IgSF）
VCAM－1（CD106）	内皮细胞、树突状细胞、巨噬细胞	VLA－4（整合素家族）
PECAM－1（CD31）	白细胞、血小板、内皮细胞	PECAM－1（IgSF）

（二）整合素家族

整合素家族（integrin family）是指一类主要介导细胞与细胞外基质黏附，使细胞得以附着而形成整体的黏附分子。整合素家族是一组细胞表面糖蛋白受体，其配体为纤维黏连蛋白（fibronectin，FN）、血纤维蛋白原（fibrinogen，Fg）、胶原蛋白（collagen，CO）、体外黏连蛋白（vitronectin，VN）、层黏连蛋白（laminin，LN）、血小板反应蛋白（thrombospondin，TSP）和von Willebrand因子（vWF）等细胞外基质成分。

整合素家族的每一种成员都是由α、β亚单位经非共价键连接而成的异二聚体。目前至少有14种α亚单位和8种β亚单位，根据β亚单位的组成及结构，可将整合素家族分为β_1～β_8 8个组（表6－3）。整合素分子在体内分布非常广泛，一种整合素分子可分布于多种细胞，同一种细胞也可表达多种整合素分子。每种细胞上整合素分子的表达量亦可随细胞分化和生长状态的不同而异。整合素分子通过识别配体上的特定氨基酸而介导细胞与ECM的相互作用，参与伤口修复和血栓形成。

表 6－3 整合素家族各组的成员、结构、分布和相应配体

分 组	成 员	α/β 亚单位 相对分子质量($\times10^3$)	亚单位结构	分 布	配 体
VLA 组(β1 组)	VLA－1	210/130 (CD49a/CD29)	α1β1	M，Ta，神经细胞，平滑肌，NK	CO，LN
	VLA－2 (gpIa－Ⅱa)	155－165/130 (CD49b/CD29)	α2β1	L,M,Pt，Fb，En	CO，LN
	VLA－3	130＋25/130 (CD49c/CD29)	α3β1	M，T，B	FN，LN，CO，EP
	VLA－4	150/130 (CD49d/CD29)	α4β1	L，Thy，Mo，Eos	FN，VCAM－1 MadCAM－1
	VLA－5 (FNR)	135＋25/130 (CD49e/CD29)	α5β1	Thy,T,M,Pt,Ba	FN
	VLA－6 (LMR)	120＋30/130 (CD49f/CD29)	α6β1	Thy,T,M,Pt，Ep	LN
	α7β1	100＋30/130 (/CD29)	α7β1	黑瘤素，肌细胞	LN
	VNR－β1	125＋24/130 (CD51/CD29)	αvβ1	Pt，En，Meg	FN
白细胞黏附受体(β2 组)	LFA－1	180/95 (CD11a/CD18)	αLβ2	L，My	ICAM－1,2,3
	Mac－1 (CR3)	175/95 (CD11b/CD18)	αMβ2	NK，My	iC3b,Fg,ICAM－1
	P150，95 (CR4)	150/95 (CD11c/CD18)	αXβ2	My，NK，Ta，Ba	iC3b,ICAM－1,Fg
	αDβ2	150/95 (CD11d/CD18)	αDβ2	Leu，Mac	ICAM－3
血小板糖蛋白组(β3 组)	GpⅡbⅢa	125＋22/105 (CD41/CD61)	αⅡbβ3	Pt，En，Meg	Fg,FN,vWF，TSP
	VNR－β3	125＋21/105 (CD51/CD61)	αvβ3	Pt，En，Meg	VN，Fg，vWF，TSP，FN，LN Osteopontin，CD31
β4 组	α6β4	125＋30/205	α6β4		LN
β5 组	VNR－β5	125＋25/110	αvβ5		VN，FN
β6 组	αvβ6	125＋25/106	αvβ6		FN
β7 组	α4β7	150/—	α4β7		FN，VCAM－1
β8 组	αvβ8	150/—	αvβ8		?

注：B 为 B 细胞；Ba 为活化 B 细胞；En 为内皮细胞；Eos 为嗜酸性粒细胞；Ep 为上皮细胞；Fb 为成纤维细胞；L 为淋巴细胞；Leu 为白细胞；M 为单核细胞；Mac 为巨噬细胞；Meg 为巨核细胞；My 为髓样细胞；NK 为自然杀伤细胞；Pt 为血小板；Ta 为活化 T 细胞；Thy 为胸腺细胞；FN（fibronectin）为纤维黏连蛋白；LN（laminin）为层黏连蛋白；TSP（thrombospondin）为血小板反应蛋白；VLA（very late antigen）为迟现抗原；VLA－3，130＋25/130 指 α 亚基由相对分子质量为 1.3×10^5 及 2.5×10^4 双链组成，β 亚基为 1.3×10^5；CO（collagen）为胶原蛋白；VN（vitronectin）为体外黏连蛋白；Fg（fibrinogen）为血纤维蛋白原；vWF（von Willebrand factor）为威勒布兰德因子；Osteopontin 为骨桥蛋白；EP（epiligrin）为表皮整联配体蛋白；LFA－1（lymphocyte function associated antigen－1）为淋巴细胞功能相关抗原 1；ICAM－1（2，3）[intercellular adhesion molecule－1（2，3）] 为细胞间黏附分子－1（2，3）；VCAM－1（vascular cell adhesion molecule－1）为血管细胞黏附分子－1；MadCAM（mucosal addressin cell adhesion molecule）为黏膜地址素细胞黏附分子；? 表示不清楚。

（三）选择素家族

选择素家族（selectin family）有 L－选择素（CD62L）、P－选择素（CD62P）和 E－选择素（CD62E）三个成员，L、P、E 分别代表最初发现表达选择素分子的白细胞、血小板和内皮细胞。选择素家族各成员均为糖蛋白，属Ⅰ型膜分子，同其他膜分子一样可分为细胞膜外区、跨膜区和细胞质区。各成员的细胞膜外区具较高的同源性，结构类似，由三个功能区构成。而跨膜区和细胞质区无同源性，其细胞质区与细胞内骨架相连。由于选择素具有 C 型凝集素样功能域，因此，其识别的配体是一些寡糖基团，主要是唾液酸化的路易斯寡糖（sialyl Lewis^{x}、sle^{x} 即 CD15s）或类似结构的分子，主要表达于白细胞、血管内皮细胞和某些肿瘤细胞。选择素与配体结合后可参与淋巴细胞归巢、炎性反应、凝血以及肿瘤转移等（表 6－4）。

表 6－4　各类选择素的基本特性

选择素	表达细胞	配体	功能
L－选择素（CD62L）	PMN，Mo，Lc	CD15s（sLe^{x}）、外周淋巴结 HEV 上的 PNAd、PSGL－1	白细胞与内皮细胞黏附，参与炎症，淋巴细胞归巢到外周淋巴结
P－选择素（CD62P，PADGEM）	Meg，血小板	CD15s（sLe^{x}）、CD15、PSGL－1	白细胞与内皮细胞和血小板黏附
E－选择素（CD62E）	活化的内皮细胞	PMN CD15s（sLe^{x}）、LC－CLA、白细胞 PSGL－1、髓样细胞 ESL－1	白细胞与内皮细胞黏附，向炎症部位游走，肿瘤细胞转移

注：CLA：皮肤淋巴细胞相关抗原；ESL－1：E 选择素配体－1 蛋白；PADGEM：血小板活化依赖的颗粒外膜蛋白；Lc：淋巴细胞；Mo：单核细胞；Meg：巨核细胞；PNAd：外周淋巴结地址素；PSGL－1：P 选择素糖蛋白配体－1；PMN：中性粒细胞；sLe^{x}：唾液酸化的路易斯寡糖^{x}

（四）钙黏蛋白家族

钙黏蛋白家族又称为钙依赖黏附素家族（Ca^{2+} dependent cell adhesion molecule family，Cadherin 家族），指一类依赖 Ca^{2+} 抵抗蛋白酶的水解作用来介导细胞间相互聚集的黏附分子，对生长发育过程中细胞的选择性聚集重排、实体组织的形成具有至关重要的作用。Cadherin 为单链糖蛋白，属Ⅰ型膜蛋白。其细胞膜外区有 Ca^{2+} 结合点和结合配体的部位，其配体是与自身相同的钙黏蛋白分子，主要介导相同分子间黏附和同型细胞间的相互聚集，故称同型黏附作用。Cadherin 的细胞质区与细胞骨架蛋白相连。

人钙黏蛋白家族至少有 10 多个成员，其中与免疫学关系密切的有表达于上皮细胞的 E－Cadherin，表达于神经和肌肉细胞的 N－Cadherin 和表达于胎盘组织的 P－Cadherin（表 6－5）。钙黏蛋白在体内有各自独特的组织分布，主要分布在细胞与细胞的连接处。肿瘤细胞钙黏蛋白的改变与其浸润和转移有关。

表 6－5　Cadherin 家族的组成、分布及其配体

Cadherin 家族成员	相对分子质量（$\times10^3$）	分　布	配　体
E－Cadherin	124	上皮组织	E－Cadherin
N－Cadherin	127	神经组织、横纹肌、心肌	N－Cadherin
P－Cadherin	128	胎盘、间皮组织、上皮组织	P－Cadherin

（五）其他黏附分子

除上述四类黏附分子外，还有一些目前尚未归类的黏附分子。如主要分布于粒细胞表面，是 Lewis 寡糖异构体的 CD15；分布于血小板、单核细胞、红细胞系前体细胞、内皮细胞和某些肿瘤细胞上，介导血小板和单核细胞间黏附的 CD36；分布于外周淋巴结高内皮微静脉，含唾液酸化的寡糖决定基，以 L－选择素为配体的外周淋巴结地址素（PNAd）；分布于记忆 T 细胞上，含唾液酸化的寡糖决定基，以活化内皮细胞上的 E－选择素为配体的皮肤淋巴细胞相关抗原（CLA），以及分布广泛，可与多种配体结合、介导多种细胞与 ECM 间的黏附，参与炎性反应和淋巴细胞归巢，促进 T、B 细胞活化、分化，还与肿瘤的进展和转移有关的 CD44 分子等（表 6－6）。

表 6－6　几种尚未归类黏附分子的主要特征

黏附分子	结　构	主要分布细胞	配　体
PNAd	含唾液酸化的寡糖决定基	外周淋巴结高内皮微静脉	白细胞 L－选择素
CLA	含唾液酸化的寡糖决定基	记忆 T 细胞	活化内皮细胞 E－选择素
CD44（ECMRⅢ）	连接组件（link module）和黏蛋白样结构	广泛分布，在 T 细胞中主要存在于记忆 T 细胞	FN、CO、LN、HA

注：PNAd：外周淋巴结地址素；CLA：皮肤淋巴细胞相关抗原；HA：透明质酸；CMR：细胞外基质受体。

二、黏附分子的功能

黏附分子参与机体多种生理与病理过程，以下简述其主要功能。

（一）参与免疫细胞的发育、分化、免疫应答和免疫调节

T 细胞在胸腺内发育、成熟及移行过程中，要通过其表面的黏附分子与胸腺基质（TSC）直接接触（如 CD2/LFA－1 和 LFA－3/ICAM－1 间的相互作用），方能完成分化发育过程。在免疫应答中，T 细胞对抗原的识别不仅需 TCR－CD3 复合物对抗原肽－MHC复合物的识别及传导活化信号，而且还需要共受体 CD4 分子与 MHCⅡ类分子结合、CD8 与 MHCⅠ类分子结合；T 细胞、B 细胞在接受抗原刺激的同时，必须由 CD28/CD80 或 CD86、CD2/CD58、LFA－1/ICAM－1，CD40/CD40L（CD154）等黏附分子相互作用，并提供协同刺激信号才能发生活化，否则 T、B 细胞将处于无能（anergy）状态。

（二）炎症过程中介导白细胞与血管内皮细胞黏附

诱导炎性反应，募集更多的吞噬细胞到达有抗原存在的部位，是机体固有免疫应答最重要的功能之一。白细胞黏附到血管壁上，再穿越血管内皮细胞，向炎症部位移行是炎症过程的特征之一。而特定黏附分子及其相应配体的表达水平和结合的亲和力，是不同类型炎症发生的重要分子基础。如在炎症初期，中性粒细胞表面的 CD15s 与血管内皮细胞表面的 E－选择素相互作用，介导中性粒细胞沿血管壁滚动，并发生最初的结合。然后在 IL－8、PAF、TNF 等细胞因子的作用下，使黏附于内皮细胞表面的细胞活化，并通过 LFA－1/ICAM－1、LFA－1/ICAM－2、Mac/ICAM－1、VLA－4/VCAM－1 等黏附分子的黏附作用，介导中性粒细胞与血管内皮细胞的稳定黏附。最后白细胞穿越内皮细胞，移行到炎症部位，发挥吞噬、杀伤和清除抗原的效应（图 6－2）。

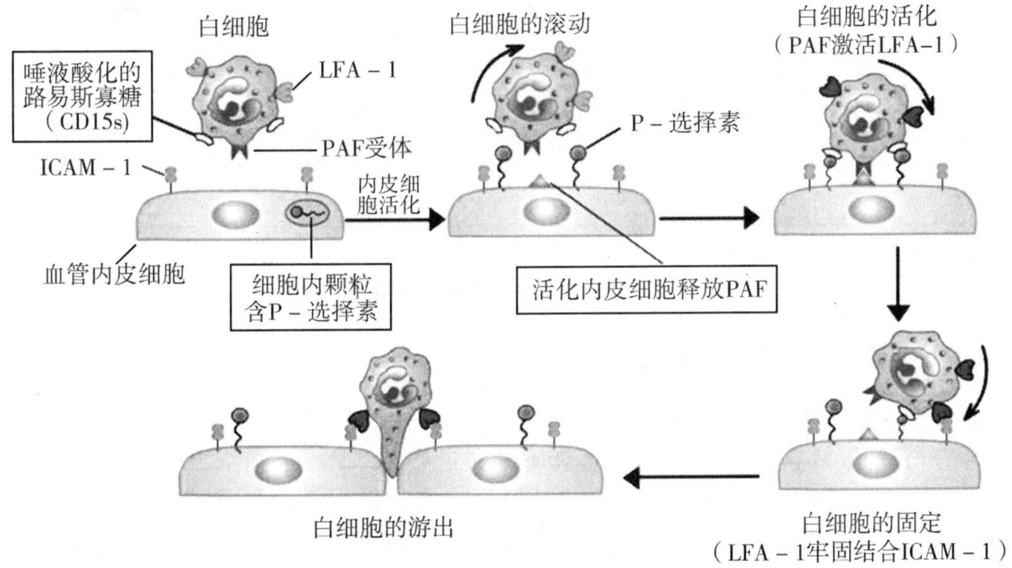

图 6－2　黏附分子在炎症过程中介导白细胞与血管内皮细胞黏附和迁移

（三）促使淋巴细胞归巢

淋巴细胞归巢（lymphocyte homing）是淋巴细胞定向迁移的一种特殊形式。包括淋巴干细胞向中枢淋巴器官归巢、淋巴细胞向外周淋巴器官归巢、淋巴细胞再循环及淋巴细胞向炎症部位的渗出。淋巴细胞归巢受体（lymphocyte homing receptor，LHR）和内皮细胞上相应地址素等黏附分子，是介导淋巴细胞归巢的分子基础。不同群或亚群的淋巴细胞具有选择性归巢的特性，L－选择素决定淋巴细胞向外周淋巴结归巢，Integrin $\alpha_4\beta_7$ 是淋巴细胞向派氏结归巢的特异性受体。L－选择素和 CD44 分别与某些外周淋巴结标志素和黏膜标志素结合，介导淋巴细胞与高内皮微静脉（high endothelia vennle，HEV）相互作用，参与淋巴细胞再循环；E－选择素介导 CLA^+ 记忆 T 细胞归巢至皮肤炎症部位；VLA－4/VCAM－1 也可介导皮肤特异性淋巴细胞的归巢；LFA－1/ICAM－1、VLA－

4/VCAM 和 CD44/Mad 均可介导淋巴细胞向滑膜及黏膜相关淋巴组织归巢，参与炎性反应（图 6－3）。总之，淋巴细胞归巢是多种黏附分子参与，并受多种因素调控的复杂过程，对其深入研究，将有助于某些疾病的诊治和预防。

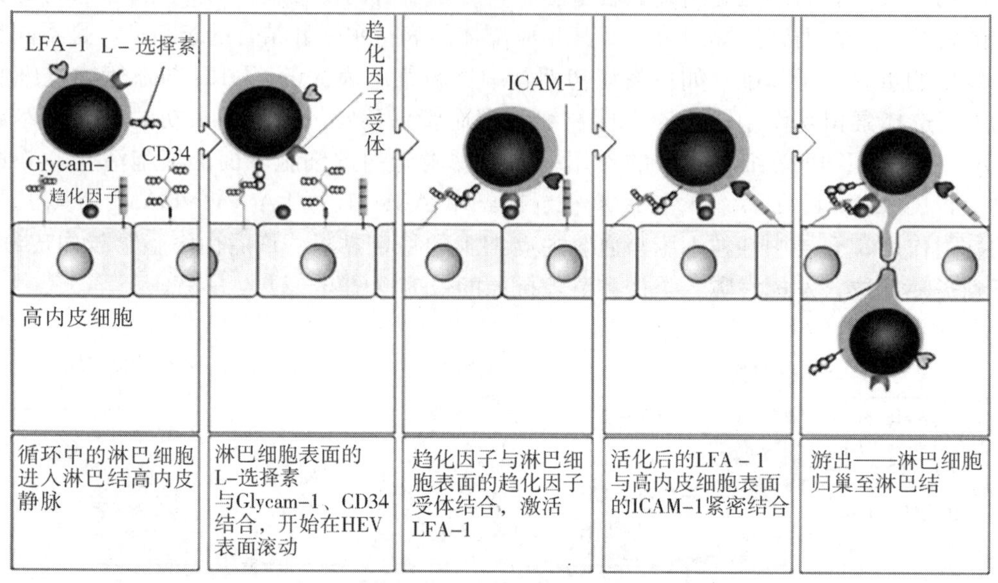

图 6－3　黏附分子在淋巴细胞归巢中的作用

（四）黏附分子与肿瘤

黏附分子在肿瘤进展及转移过程中起重要作用。E－选择素可与大多数结肠癌细胞大量表达的 sLe^x 和 sLe^a 结合，参与肿瘤细胞的血道转移。P－选择素参与血小板与肿瘤细胞的相互作用，影响肿瘤转移。CD44 表达增加，整合素表达异常或结构改变，均与肿瘤转移有关。E－Cadherin 表达异常与某些肿瘤的发生或其恶化程度有关。不同肿瘤表达的黏附分子种类亦可不同。因此，深入研究肿瘤与黏附分子表达的关系，亦有助于确定肿瘤的病因及诊治。

（五）参与伤口愈合和血栓形成

血小板通过 Integrin β1 和 Integrin β3 与组织损伤后暴露的基质结合，激活凝血级联反应，产生凝血酶，活化血小板 GpⅡb/Ⅲa，进一步促进血小板凝聚和颗粒释放，形成含血小板、FN、Fb 和纤维蛋白的伤口基质。随后血小板颗粒内容物（如 TGF－β）、凝血酶和组织因子的暴露开始诱发炎性反应，使白细胞穿越血管壁进入伤口部位，同时活化的白细胞释放细胞因子，使血小板在损伤部位聚集，从而促进伤口愈合和血栓形成。

第三节　CD 分子、黏附分子及其单克隆抗体的临床应用

CD 分子和黏附分子既是介导免疫细胞间、细胞因子与细胞间、免疫细胞与细胞外基

质间及抗原与免疫细胞间相互识别、相互作用的重要膜分子，又是识别不同谱系、不同分化和活化阶段的免疫细胞的重要分子标记。因此，CD分子、黏附分子及其相应单克隆抗体在临床疾病的病因研究、诊断、防治中已得到较广泛的应用。

一、病因研究

许多黏附分子的表达与肿瘤的发生、发展和转移密切相关。如E-选择素在经血管内皮细胞生长因子（VEGF）诱导的肿瘤新生血管形成中起重要作用；某些异构型CD44分子的表达可能提高某些肿瘤细胞的转移能力；VLA-2、α_7/β_1表达增加，可使肿瘤发生恶变，致癌性增加，并获转移能力；VCAM-1可介导黑色素瘤黏附到内皮细胞上，可能与肿瘤转移有关。

CD46常在习惯性流产患者中表达，提示其可能与习惯性流产有关。CD36在疟疾发生过程中具有重要的病理生理作用。含CPG的DNA片段可诱导血管内皮细胞表达ICAM-1，可能是SLE血管炎发生的原因。

二、在疾病诊断中的应用

CD分子是白细胞分化过程中出现或消失的细胞膜分子，而白血病、淋巴瘤等疾病往往是白细胞停止于某一分化阶段，呈克隆性增殖所致。因此，抗CD单克隆抗体为这些疾病的诊断和免疫学分型提供了较精确的手段。

三、在疾病预防和治疗中的作用

选择性杀伤异常组织细胞，使正常细胞不受或少受损伤的靶向治疗，是亟待建立的理想治疗方法。由于不同组织、不同细胞可表达不同的CD分子或黏附分子，这为靶向治疗提供了分子标记。目前正在研究直接利用针对这些分子的单抗或相应的配体、受体，携带药物选择性到达异常组织，以治疗炎症、自身免疫性疾病、肿瘤、心血管疾病或控制移植排斥反应、肿瘤转移等。

（唐恩洁　罗志娟）

第七章　主要组织相容性复合体

20 世纪 30 年代至 40 年代，Gorer 和 Snell 及其同事们发现，当在同一近交系小鼠之间进行皮肤移植后，移植皮片能存活，且功能正常。如果在不同近交系小鼠之间进行皮肤移植时，移植皮片将被受者免疫系统摧毁，即被排斥（图 7－1）。

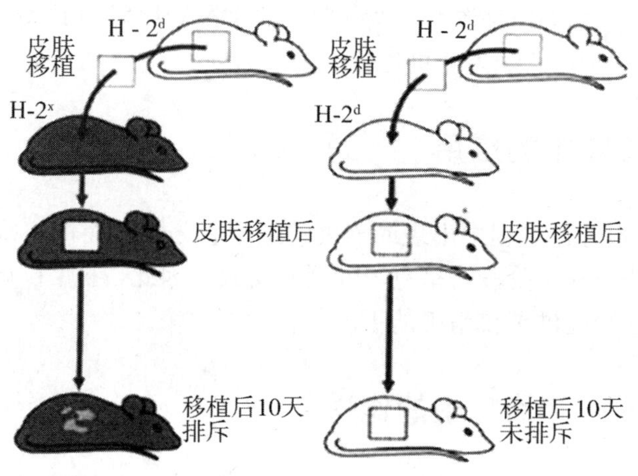

图 7－1　移植排斥反应

这种引起移植排斥反应的抗原被称作组织相容性抗原（histocompatibility antigen），简写为 H－2 抗原。编码 H－2 抗原的基因称为组织相容性基因（histocompatibility genes），简写为 *H－2* 基因。进一步的研究发现 *H－2* 不是单个基因座位（locus），而是包含了多个与组织相容性有关的座位群，所以它是一个多基因的复合体（complex），又称为 H－2 复合体。那些可引起快速而强烈的移植排斥反应的抗原称为主要组织相容性抗原（major histocompatibility antigen），其编码基因称为主要组织相容性复合体（major histocompatibility complex，MHC）。而那些引起较弱移植排斥反应的抗原称为次要组织相容性抗原（minor histocompatibility antigen），其编码基因称为次要组织相容性复合体（minor histocompatibility complex，mH）。

20 世纪 50 年代，Dausset 及其同事们发现，在肾移植后发生排斥反应的患者和发生针对白细胞的输血反应患者的血液循环中，均存在针对供者血液或器官白细胞的抗体，这种抗体被称为同种异型抗体（alloantibody），相应抗原称为同种异型抗原（alloantigen）。这类抗原被认为可能是区别自身组织和外来组织的基因编码产物。在其他国际同行的共同努力下，终于在 20 世纪 50 年代末确定了人类白细胞抗原（human leukocyte antigen，HLA），即人类 MHC 分子，其编码基因称为 HLA 复合体，即人类 MHC。

在发现 MHC 后的 20 年时间里，人们对其作用的认识仅限于移植后的排斥反应。但需要指出的是，MHC 的主要功能并非主宰移植排斥反应，因为在正常生理情况下一般不发生个体间组织和器官的移植，用“组织相容性”来命名 MHC 并不准确，仅由于历史和习惯而沿用至今。目前已知，MHC 主要的功能包括参与抗原提呈、T 细胞的限制性识别、T 细胞在胸腺内的发育和对免疫应答的遗传控制等，在适应性免疫应答的启动、调节中发挥重要作用。

第一节　MHC 基因组成

MHC 的结构十分复杂，具有高度多样性。其多样性由多基因性和多态性两方面构成。多基因性从个体水平揭示 MHC 基因组成的多样性，多态性从群体水平揭示 MHC 基因组成的多样性。

一、小鼠 MHC

小鼠的组织相容性抗原有几十种以上，由常染色体 *H－1*，*H－2*，*H－3*…，*H－30* 等基因编码，此外，还受小鼠性染色体基因（雄性为 *XY*，雌性为 *XX*）控制。其中H－2抗原为小鼠主要组织相容性抗原系统，而其他抗原均是次要组织相容性抗原系统。因此，将小鼠的 *H－2* 基因称为小鼠的 MHC，目前对 H－2 系统研究得较为清楚。

H－2 复合体定位于小鼠第 17 号染色体上，长约1 500 kb，是一组紧密连锁的基因群，可分为三类：Ⅰ类基因包括 *H－2K*、*H－2D* 和 *H－2L* 等，位于复合体的两侧。Ⅱ类基因位于 H－2 复合体的免疫应答区，即 I（immune）区，由 4 个座位组成，分别编码 Aβ、Aα、Eβ 和 Eα 四条链。其中 Aβ 和 Aα 形成异二聚体，称 I－A 分子。Eβ 和 Eα 形成异二聚体，称 I－E 分子。Ⅲ类基因位于Ⅰ类和Ⅱ类基因之间，主要编码血清补体成分（图 7－2）。

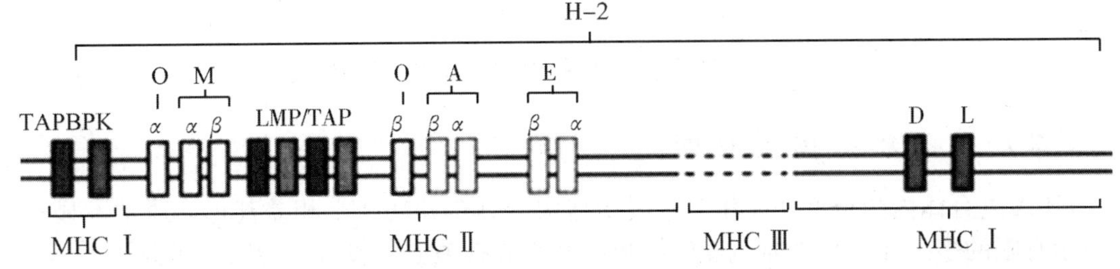

图 7－2　小鼠 MHC 示意图

H－2Ⅰ类分子由 K 区或 D 区编码的重链和非 H－2 区基因编码的 β_2 微球蛋白（β_2－microglobulin，β_2m）组成，主要参与向 $CD8^+$ T 细胞提呈抗原。Ⅱ类分子由两条分子质量相近的 α 链和 β 链组成，主要参与向 $CD4^+$ T 细胞提呈抗原。

二、人类 MHC

人类 MHC 称为 HLA 复合体，是迄今为止所知的人类最复杂的基因系统。HLA 复合体定位于人类第 6 号染色体短臂，长约3 600 kb，估计占人体整个基因组的 1/3 000，是由一系列基因座位组成的最具有多态性的复合遗传系统。每一个基因座位均有很多共显性等位基因。迄今为止，HLA 复合体内已鉴定出 224 个基因座位，能表达产物的功能性基因为 128 个，其中 51 个座位表达的产物参与人体免疫活动。这些基因根据其产物的功能可分为三群：经典 HLA 基因、免疫功能相关基因和免疫无关基因。

（一）经典 HLA 基因

经典 HLA 基因是指编码产物直接参与抗原提呈并决定组织相容性的基因群，分为Ⅰ类和Ⅱ类基因（图 7－3）。经典的 HLAⅠ类基因位于远离着丝点的一端，又称 *HLAⅠa*，包括 B、C、A 三个座位，编码 HLAⅠ类分子的重链，与位于第 15 号染色体的基因编码的 β_2m 共同组成异二聚体，构成完整的 HLAⅠ类分子，主要参与内源性抗原的提呈，具有高度多态性，编码产物广泛分布于所有有核细胞。

HLAⅡ类基因位于近着丝点的一端，由 DP、DQ 和 DR 三个亚区组成。每一亚区又包括两个以上的功能基因座位，分别编码分子质量相近的 α 链和 β 链，共同组成异二聚体的 HLAⅡ类分子，主要参与外源性抗原的提呈。经典的 HLAⅡ类基因也具有高度多态性，编码产物主要分布于专职抗原提呈细胞。

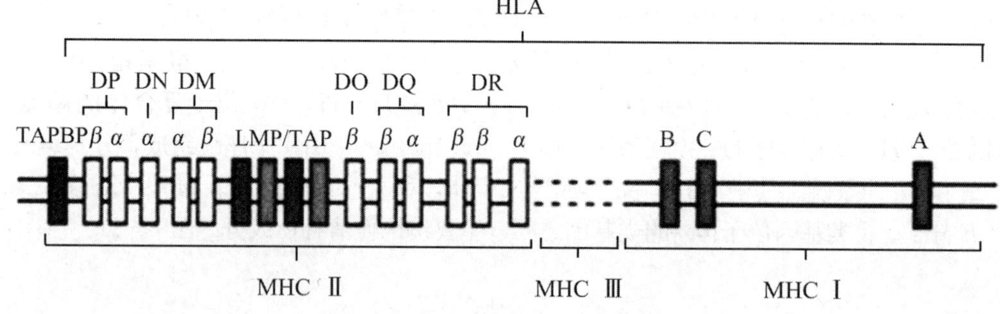

图 7－3 人类 MHC 示意图

（二）免疫功能相关基因

HLA 复合体内的免疫功能相关基因在结构、分布和功能上相差甚远，通常不显示或仅显示有限的多态性，与机体免疫应答和免疫调节有关。一般可分为以下四类。

1. 血清补体成分编码基因

这类基因位于 HLA 复合体的中部，属经典的 HLAⅢ类基因，由编码 C4B、C4A、Bf 和 C2 四种补体成分的基因座位组成（图 7－4），这些表达产物与抗原提呈无关。

2. 抗原加工提呈相关基因

这类基因主要是位于 HLAⅡ类基因区域内的一些非经典类基因，各由两个座位组成，编码相应的异二聚体分子。它主要包括低分子质量多肽（low molecular-weight polypeptide，LMP）基因、抗原加工相关转运体（transporter associated with antigen processing，TAP）基因、TAP 相关蛋白（TAP-associated protein）基因、*HLA－DM* 基因和 *HLA－DO* 基因等（图 7－4），其产物的主要功能是参与抗原的加工和转运（详见第九章）。

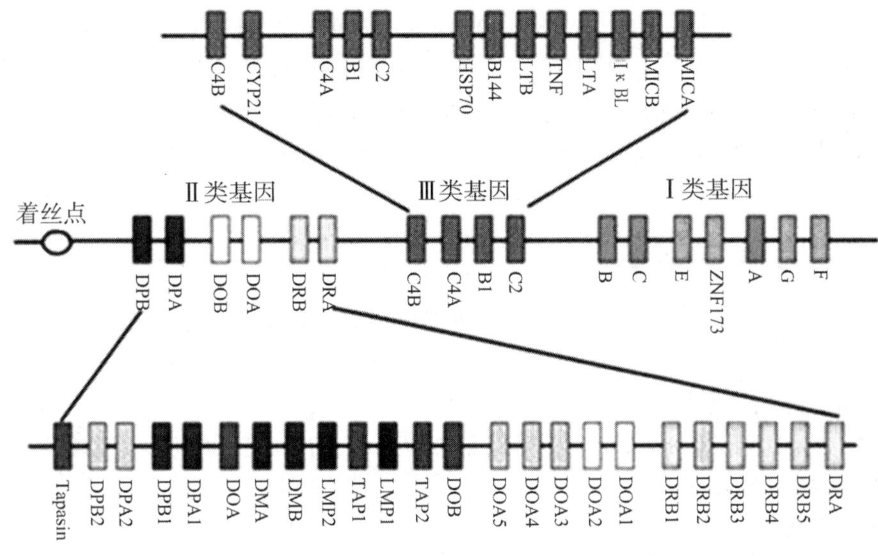

图 7－4　HLA 胚系基因示意图

（三）非经典Ⅰ类基因

在 HLA 复合体Ⅰ类基因区域内，除经典的 B、C、A 三个座位外，还有许多其他基因，如 *HLA－E*、*HLA－F*、*HLA－G* 等（图 7－4）。相对经典Ⅰ类基因（*HLAⅠa*），这类基因称为非经典Ⅰ类基因，简称为 *HLAⅠb*。*HLAⅠb* 基因在多态性、编码产物表达调控、组织细胞分布格局以及功能特点等方面均有别于 *HLAⅠa* 基因。*HLAⅠb* 编码产物多态性相对有限，功能尚不完全清楚。

1. *HLA－E* 基因

现已发现 *HLA－E* 有 9 种等位基因。人类 HLA－E 分子结构与 HLAⅠa 分子非常相似，由重链（α 链）和 β_2m 组成，低水平广泛分布于各组织细胞表面，在未活化 T 细胞、母胎界面的羊膜和滋养层细胞表面有较高水平表达。HLA－E 分子的另一个特点是需要与其他 HLAⅠ类分子信号肽结合后才能在细胞表面表达。HLA－E 分子抗原结合槽具有高度疏水性，结合由 9 个序列高度保守的氨基酸残基组成的肽段，这些肽段是来源于 HLAⅠa 和 HLA－G 分子的信号肽，调节 HLA－E 分子的表达。HLA－E 分子可与 NK 细胞抑制性受体 CD94/NKG2A/C 相互作用，调节 NK 细胞和部分 T 细胞的杀伤活性，这在病毒逃避免疫监视和母胎免疫耐受形成中可能具有十分重要的作用。

2. *HLA－G* 基因

HLA－G 结构和 *HLA－A2* 具有高度的同源性，但多态性极为有限。目前其重链已

发现 23 种等位基因。HLA－G 分子选择性地分布在不表达 HLA－A、HLA－B 和 HLA Ⅱ类分子的母胎界面绒毛外滋养层细胞上，在母胎免疫耐受中发挥功能。HLA－G 分子的受体属于杀伤细胞免疫球蛋白样受体（KIR）家族。近年有研究显示，HLA－G 分子参与移植免疫和肿瘤免疫。

3. *HLA－F* 基因

与其他 MHCⅠb 类分子相似，*HLA－F* 具有相对较低的多态性。HLA－F 分子在成人与胎儿的表达部位不同，胎儿主要是在肝脏表达，而成人则主要在免疫器官表达。研究发现，HLA－F 与 HLA－G 和 HLA－E 分子共表达在侵入蜕膜的绒毛外滋养层细胞上，可能在母胎免疫耐受中发挥作用。HLA－F 也被认为是一种胞内 TAP 相关蛋白，还发现 NK 细胞受体 ILT2 和 ILT4 能结合 HLA－F 分子。目前 HLA－F 的生物学功能仍是一个待解之谜。

（四）炎症相关基因

在 HLAⅢ类基因区，新近检出多个免疫功能相关基因（图 7－4），多数与炎性反应有关。

1. 肿瘤坏死因子基因家族

该家族包括 *TNF*（*TNFα*）、*LTA*（*TNFβ*）和 *LTB* 三个座位，其编码产物参与炎性、抗病毒和抗肿瘤效应。

2. 热休克蛋白基因家族

热休克蛋白基因家族（heat shock protein，HSP）主要为 *HSP70*（图 7－4）基因，在进化上高度保守，编码的产物参与炎性反应和应急反应。在内源性抗原的加工提呈中，HSP70 可对降解的多肽进行加工处理，稳定其结构，然后由 HSP90 将多肽转运到 ER 膜上的 TAP 处，在膜内由 gp96 进行适当修剪后再继续进行加工处理。

3. MHCⅠ类链相关基因家族

MHCⅠ类链相关（MHC class Ⅰ chain-related，*MⅠC*）基因家族包括 *MⅠCA* 和 *MⅠCB*，其中 *MⅠCA* 已发现有 61 个等位基因。*MⅠCA* 编码的产物组成性表达在新鲜分离的胃肠上皮细胞、内皮细胞和成纤维细胞表面。MⅠC 是 NK 细胞激活性受体 NKG2D 的配体。

4. 转录调节基因或类转录因子基因家族

该家族编码的产物参与调节 DNA 结合蛋白 NF－κB 的活性。

（五）免疫无关基因

HLA 复合体中还存在一些与免疫功能无关的基因，如Ⅰ区内的 *HLA－H* 基因和Ⅲ区内的 21－羟化酶基因等。

第二节　MHC 的遗传特点

MHC 是人体内多态性最丰富的基因系统。多态性（polymorphism）是指在一随机婚配的群体中，同一基因座位存在两个以上等位基因的现象。因此，多态性是一个群体概念，指群体中的不同个体在等位基因拥有状态上存在差别。MHC 的多态性有利于群体适应复杂多变的环境及应付各种病原体的侵袭，从而维持种群的生存，实现对机体免疫应答的遗传控制，可用于个体识别，但不利于寻找同种移植物供者。

MHC 多态性产生的原因除了 MHC 基因组成的多基因性外，与 MHC 遗传特点也密切相关。MHC 主要有单倍型遗传方式、复等位基因遗传、共显性遗传和连锁不平衡。其中，复等位基因遗传、共显性遗传与 MHC 的多基因性共同决定了 MHC 具有高度的多态性。

一、单倍型遗传方式

MHC 是一组紧密连锁的基因群，这些连锁在同一条染色体上的等位基因构成一个单倍型（haplotype）。单倍型很少发生同源染色体间的交换，在遗传过程中，常作为一个完整的遗传单位由亲代完整地遗传给子代。因此，对于人类而言，MHC 基因在体细胞同一条染色体上的组合称为单倍型；MHC 基因在体细胞两条染色体上的组合称为基因型（genotype）；某一个体 HLA 抗原的特异性型别称为表现型（phenotype）（表 7－1）。

表 7－1　HLA 表现型、基因型与单倍型

	个体		
	甲 A1 | | A2 B8 | | B12	乙 A1 | | A1 B8 | | B12	丙 A1 | | A1 B8 | | B8
表现型	HLA－A1、2：B8、12	HLA－A1：B8、B12	HLA－A1、B8
基因型	*HLA－A1、A2* *HLA－B8、B12*	*HLA－A1、A1* *HLA－B8、B12*	*HLA－A1、A1* *HLA－B8、B8*
单倍型	*HLA－A1、B8/* *A2、B12*	*HLA－A1、B8/* *A1、B12*	*HLA－A1B8/* *A1、B8*

人是二倍体（diploid）生物，每一个细胞均含有两个同源染色体组，子代的两个 MHC 单倍型分别来自父母双方。因此，亲代与子代之间必然有一个单倍型相同，也只能有一个单倍型相同。在同胞之间比较 MHC 单倍型，会出现以下三种可能：①两个单倍型完全相同的概率为 25%；②两个单倍型完全不同的概率为 25%；③有一个单倍型相同的概率为 50%（图 7－5）。这一遗传特点在器官移植供者的选择以及早期的亲子鉴定中得到应用。

二、复等位基因遗传现象

位于一对同源染色体上基因座位对应位置上的一对基因互为等位基因（allele）。在一随机婚配的群体中，由于群体中的突变，MHC 每一座位均存在两种以上为数不等的等位基因，这些同一座位的基因系列称为复等位基因（multiple alleles）。MHC 的复等位基因

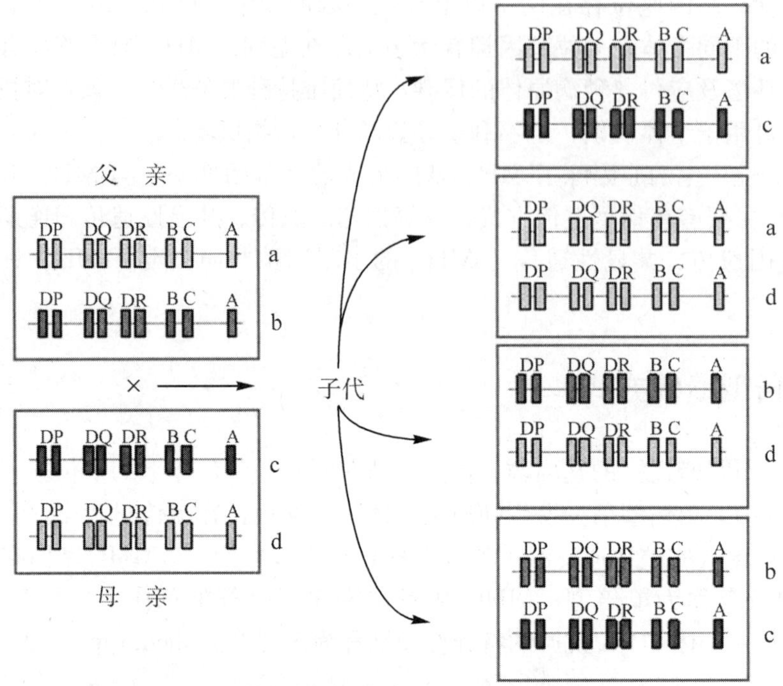

图 7－5 MHC 单倍型遗传方式示意图

遗传现象是指某一遗传个体只表现众多复等位基因中的一种。由于各个座位基因是随机组合的，故人群中的 MHC 基因型高达 10^8～10^{10}，表现为 HLA 表现型的高度多样性，这是 MHC 多态性的主要原因之一。以经典 HLA Ⅰ类和Ⅱ类基因为例，截至 2006 年，已发现的等位基因数目如表 7－2 所示。

表 7－2 经典 HLA 的等位基因数目

	经典Ⅰ类基因			经典Ⅱ类基因						
基 因	*A*	*B*	*C*	*DRA*	*DRB1*	*DRB3*	*DQA1*	*D1B1*	*DPA1*	*DPB1*
基因数	478	805	256	3	527	23	34	73	23	125

三、共显性等位基因遗传

一对等位基因同为显性称为共显性（codominance）。HLA 复合体中每一对等位基因均为共显性，分别来自父母的等位基因编码的蛋白质都能得到表达，即共显性等位基因遗传，从而大大增加了人群中 HLA 表现型的多样性，这也是 MHC 多态性的原因之一。

四、连锁不平衡

不同座位上的等位基因之间存在连锁不平衡是 MHC 系统的一个重要遗传特点。连锁不平衡（linkage disequilibrium）是指实际上观察到的某两个基因出现在同一条单倍型上的频率与预期值有显著的差异，即两个基因倾向于组合在一起。不同种族中的连锁不平衡格局不尽相同。白种人中 *A1* 的基因频率为 0.12，*B8* 的基因频率为 0.17，*A1* 和 *B8* 基因出现在同一条单倍体上的预期频率为 0.12×0.17 = 0.02，但实际观察的频率为 0.09，为理论值的 4.5 倍；我国北方汉族人中 *DRB1 * 0901* 的基因频率为 0.156，*DRB1 * 0703* 的基因频率为 0.219，按照随机分配的规律，这两个基因出现在同一条单倍体上的预期频率为 0.156×0.219 = 0.034，即 3.4%，然而两者同时出现的频率为 11.3%，为理论值的 3.3 倍。也就是说，实际观察到的两个或更多基因出现在同一条单倍体上的频率大于按照独立分配规律所预期的频率。连锁不平衡与某些疾病的易感性有关。

第三节　MHC 分子的结构和分布

MHC 分子从功能上可分为三大类：MHCⅠ类分子是指 HLA－A、B、C 座位上的基因编码的产物，又称移植抗原，与移植排斥反应密切相关。MHC Ⅱ 类分子是指 HLA－DR、HLA－DQ、HLA－DP 座位上的基因编码的产物，与免疫反应密切相关。MHCⅢ类分子是补体组分 C2、C4、Bf 和一些细胞因子，也与免疫反应有关。

一、MHCⅠ类分子

与小鼠的 H－2 分子相似，MHCⅠ类分子为跨膜糖蛋白，是两条肽链组成的异二聚体。MHCⅠ类分子由第 6 号染色体编码的 α 链与第 15 号染色体编码的 β_2m 以非共价键连接而成。对 MHC－A2和 AW68 分子的晶体结构分析发现Ⅰ类分子可分为四个区（图 7－6）。

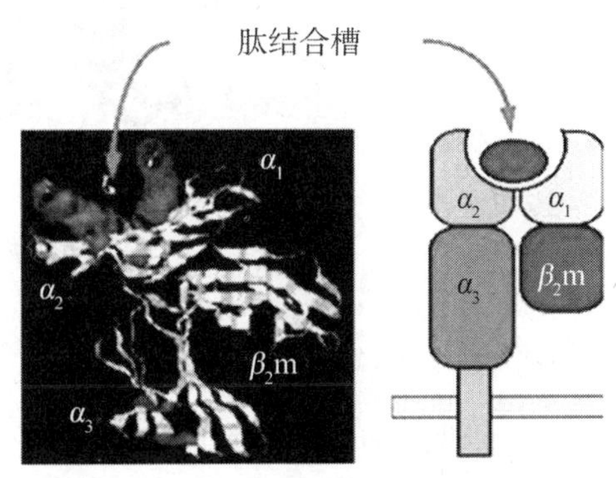

图 7－6　MHCⅠ类分子的结构

（一）N 端胞外多肽结合区

N 端胞外多肽结合区由两个相似的各包括 90 个氨基酸残基的片段组成，分别称为 α_1 和 α_2。该功能区含有与抗原结合的部位，呈深槽状，又称抗原结合槽，其大小与形状适合已处理的抗原片段结合，容纳 8 个～10 个氨基酸残基。

（二）胞外免疫球蛋白样区

胞外免疫球蛋白样区又称为重链的 α_3 片段，包括 90 个氨基酸残基，与免疫球蛋白的恒定区具有同源性。Ⅰ类分子与 CTL 细胞表面 CD8 分子的结合部位即在 α_3 片段。Ⅰ类分子的 β 链又称 β_2m，也结合于该区。β_2m 链不插入细胞膜而游离于细胞外。β_2m 与 α_1、α_2、α_3 片段的相互作用对维持Ⅰ类分子天然构型的稳定性及其分子表达有重要意义。

（三）跨膜区

跨膜区氨基酸残基形成螺旋状穿过细胞膜的脂质双层，将Ⅰ类分子锚定在膜上。

（四）细胞质区

细胞质区位于细胞质中，可能与细胞内外信息传递有关。

二、MHCⅡ类分子

MHCⅡ类分子由α链和β链以非共价键连接组成。两条链的基本结构相似，但分别由不同的MHC基因编码，且均有多态性。光谱分析已证明其与Ⅰ类分子具有某种相似性。Ⅱ类分子两条多肽链也可分为4个区（图7-7）。

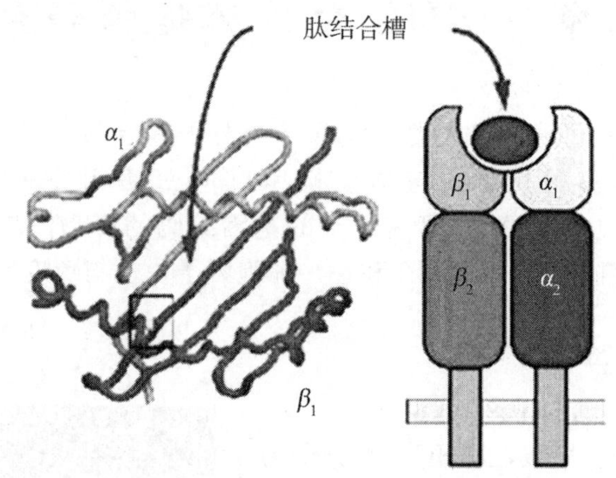

图7-7　MHCⅡ类分子的结构

（一）肽结合区

α链和β链的胞外部位均可再分为两个各含90个氨基酸残基的片段，分别称为α_1、α_2和β_1、β_2。肽结合区包括α_1和β_1片段。该两条片段构成肽结合的部位，可容纳13个～17个氨基酸残基。Ⅱ类分子的多态性残基主要集中在α_1和β_1片段，这种多态性决定了肽结合部位的生化结构，也决定了与肽结合以及T细胞识别的特异性和亲和力。

（二）免疫球蛋白样区

免疫球蛋白样区由α_2、β_2组成，两者均含链内二硫键，并属于Ig样非多态性区域。

（三）跨膜区和细胞质区

跨膜区和细胞质区与Ⅰ类分子的相应区域结构相似。

三、MHC分子的组织分布和表达

MHCⅠ类分子存在于人体所有的有核细胞表面，包括血小板和网织红细胞。一个细胞的表面大约有五十万到一百万个MHCⅠ类分子。从生物学功能上分类，MHCⅠ类分子是组织相容性抗原或移植抗原。其他Ⅰ类分子（如 HLA－E 和 HLA－G）只在特别的时间、在特别的组织中表达。这些基因的多态性低于 *MHC－A*、*MHC－B*、*MHC－C* 基因，在组织器官移植的配型中作用不大。MHCⅡ类分子主要表达在某些免疫细胞表面，如 B 细胞、单核吞噬细胞、树突状细胞、激活的 T 细胞等，内皮细胞和某些组织的上皮细胞也可检出 MHCⅡ类分子。另外，某些组织细胞在病理情况下也可异常表达 MHCⅡ类分子。每个人的免疫细胞都表达 DR、DP、DQ 等座位不同的 MHCⅡ类分子，这些分子的结构非常相似，一个细胞的表面大约有五十万到一百万个分子表达。

第四节　MHC 分子和抗原肽的相互作用

MHC 以其编码产物结合并提呈抗原肽供 TCR 识别，必然涉及 MHC 分子和抗原肽的结合。MHCⅠ、MHCⅡ类分子接纳抗原肽的结构皆为远膜端的抗原结合槽。Ⅰ类分子凹槽两端封闭，接纳的抗原肽长度有限，为 8 个～10 个氨基酸残基；Ⅱ类分子凹槽两端开放，进入槽内的抗原肽长度变化较大，为 13 个～17 个氨基酸残基，甚至更多（图 7－8）。

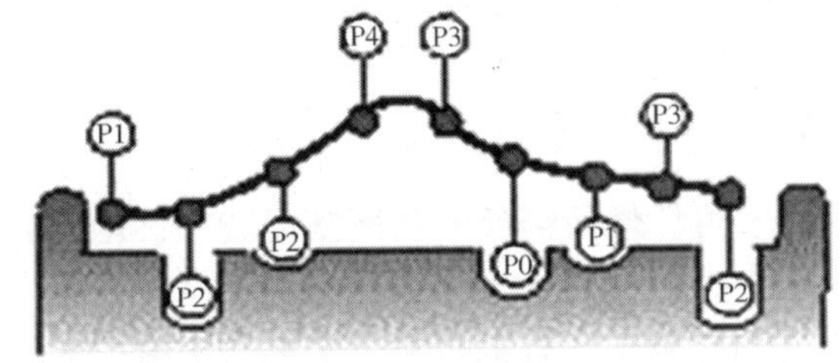

HLAⅠ类分子

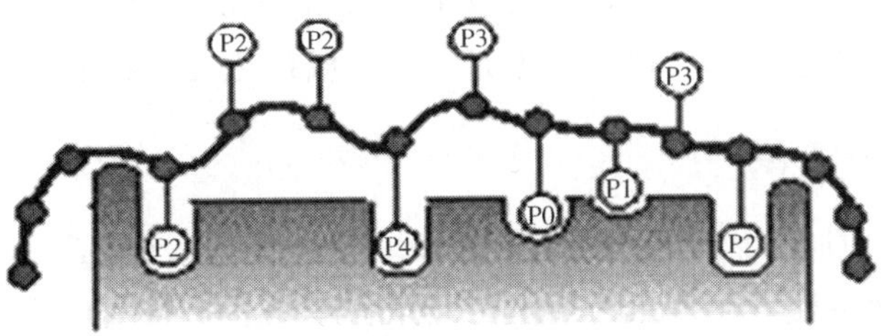

HLAⅡ类分子

图 7－8　HLAⅠ类与Ⅱ类分子结合不同长度抗原肽

一、抗原肽与 MHC 分子相互作用的分子基础

分析从 MHC 分子抗原结合凹槽中洗脱下来的各种天然抗原肽的一级结构，发现都带有两个或两个以上与 MHC 分子抗原结合凹槽相结合的特定部位，该位置上的氨基酸残基称为锚着残基（anchor residue），MHC 分子上与锚着残基相结合的部位称为锚着位（pocket）。如图 7－9 所示，在该 MHC 分子与抗原肽的相互作用中，锚着残基分别为 Y 和 I，结合到 MHC 分子的锚着位上。

研究进一步发现，不同型别的 MHC 分子能结合的抗原肽片段存在共同序列，该共同序列被称为共同基序（motif）。如图 7－10 所示，不同型别的 MHC 分子结合的共同基序分别为 x－Y－xxxxx－V/I/L 和 xxxx－Y/F－xx－L（x 代表任意氨基酸）。

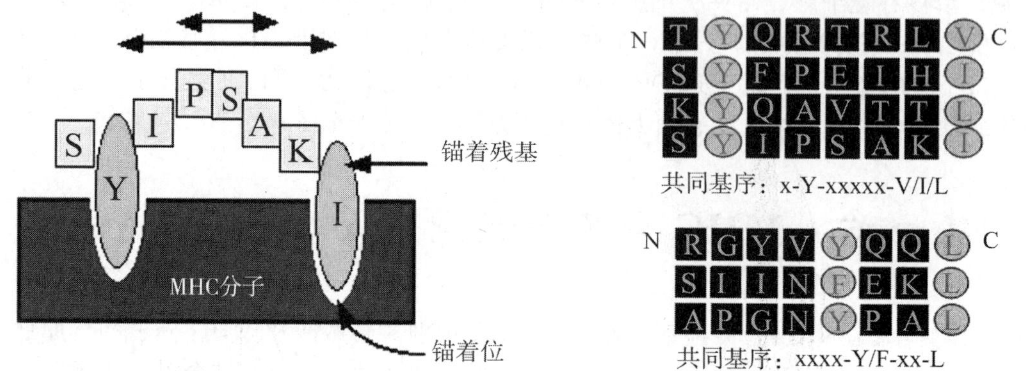

图 7－9 锚着位与锚着残基　　**图 7－10 不同 MHC 分子结合的共同基序示意图**

二、抗原肽与 MHC 分子相互作用的特点

（一）相对选择性

特定型别的 MHC 分子可凭借所需要的共同基序选择性地结合抗原肽，因此，抗原肽与 MHC 分子的结合显示出一定的专一性，具有相对的选择性。相对的选择性从两个方面得以体现：①特定型别 MHC 分子结合的抗原肽有特定的锚着残基；②除锚着残基之外，其他位置上的氨基酸残基可以任意变化，因此具有相对选择性。由此可知，不同型别 MHC 分子可能提呈同一抗原分子的不同表位，造成不同个体（带有不同 MHC 等位基因）对同一抗原应答强度不同。这实际上是 MHC 调控免疫应答的重要机制。

（二）相对包容性

MHC 分子对抗原肽的识别不具有严格的专一性，而是一种型别的 MHC 分子可识别并结合带有特定共同基序的一群抗原肽片段，由此显示二者相互作用中的包容性。这种包容性体现在以下几个方面：①共同基序中以 x 代表任意氨基酸可以任意改变。②同一型别 MHC 分子（特别是 MHCⅡ类分子）结合的抗原肽的锚着残基往往不止一种，因此符合某一共同基序的肽段数量相当多，结果造成一种 MHC 分子可能结合多种抗原肽，活化多个抗原特异性的 T 细胞。这与每一个个体对多种抗原具有免疫反应能力是一致的。③同一型别 MHC 分子结合抗原肽片段长度有一定的变化（图 7－11）。④不同型别 MHC 分子结合的抗原肽也可能带有相同的共同基序。

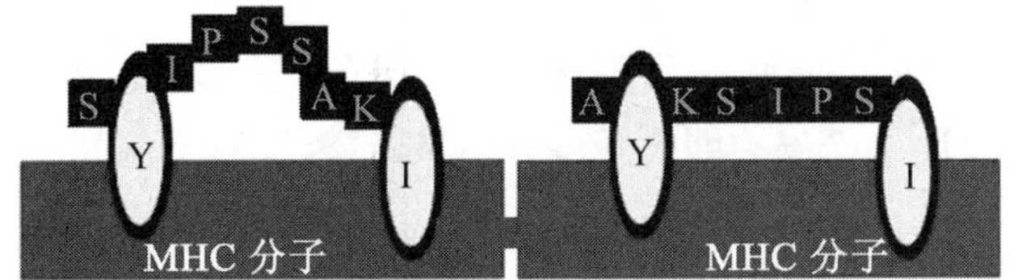

图 7－11　同一型别 MHC 分子结合不同长度抗原肽

第五节　HLA 分子的生物学功能

一、参与对抗原的处理

经典的 MHCⅠ类和Ⅱ类分子通过提呈抗原肽而激活 T 细胞，从而参与并调节适应性免疫应答，这是 MHC 的主要生物学功能。对内源性抗原，主要由 MHCⅠ类分子提呈给 $CD8^+$ T 细胞识别；对外源性抗原，主要由 MHCⅡ类分子提呈给 $CD4^+$ T 细胞识别。

二、约束免疫细胞间的相互作用

免疫细胞参与免疫反应时，各个相关细胞并非能随意相互作用，TCR 在识别 APC 表面抗原决定基的同时，还必须识别 APC 上的 MHC 分子，受到 MHC 约束。这一现象表现为具有同一 MHC 表现型的免疫细胞才能有效地相互作用，称为 MHC 限制性（MHC restriction）（图 7－12）。

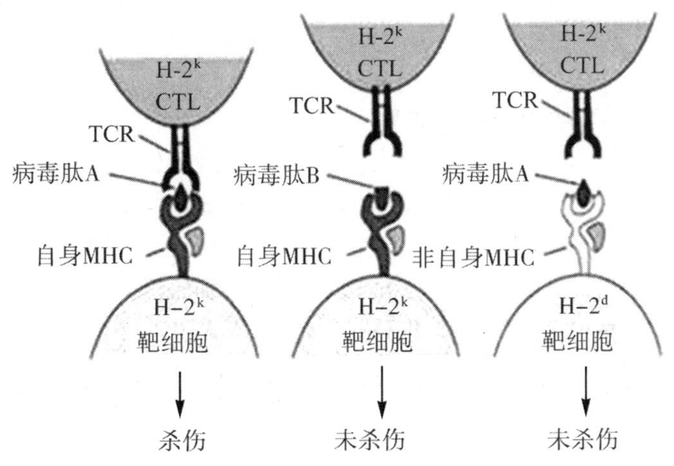

图 7－12　MHC 限制性

APC 和 Th 细胞间的相互作用受 MHCⅡ类分子的限制。Th 细胞的 TCR 识别 APC 表面的抗原肽以及 MHCⅡ类分子的多态区。同时，Th 细胞表面的 CD4 分子作为共受体，与 MHCⅡ类分子的非多态区结合，由此启动免疫应答。

CTL与病毒感染的靶细胞间的相互作用受MHCⅠ类分子约束。CTL的TCR识别MHCⅠ类分子提呈的病毒抗原肽以及MHCⅠ类分子的多态区。同时，CTL表面的CD8分子作为共受体与MHCⅠ类分子的非多态区结合。

三、参与免疫应答的遗传控制

机体对抗原物质是否产生免疫应答及其强弱是受遗传控制的。控制免疫应答的基因位于HLAⅡ类基因区内。由于HLAⅡ类基因编码分子的多态结合部位构型各异，故与不同抗原多肽结合并刺激Th细胞的能力也不相同，由此实现对免疫应答的遗传控制，即具有不同HLAⅡ类等位基因的个体，其对特定抗原的免疫应答能力各异。

四、诱导自身或同种异体淋巴细胞反应

（一）参与免疫调节

MHC分子主要发挥两方面的功能：一方面MHC分子作为抗原多肽的载体，在APC内与经过加工后降解的多肽结合形成复合物，被运送到细胞表面供T细胞识别，活化T细胞，引起免疫应答；另一方面，MHCⅠ类分子和MHCⅡ类分子分别是CD8和CD4分子的配体，有稳定和促进免疫细胞间相互结合、增强免疫应答启动的作用，所以被认为是促进免疫应答的一类重要的黏附分子。

（二）诱导免疫反应

MHC分子是一种同种异型抗原，可诱发同种异型排斥反应的发生，最典型的例子是体外的同种异型混合淋巴细胞反应和体内的同种异体器官和细胞移植的排斥反应。综上，MHC分子可作为自身或同种反应的刺激分子，从而诱导免疫应答或参与免疫调节。

五、参与T细胞的分化与成熟

T细胞的发育必须在胸腺中经过阳性选择和阴性选择。MHC分子参与了这两种选择过程。通过这两种选择，只有那些能识别非己抗原、具有自身MHC限制以及自身免疫耐受的单阳性细胞，才能分化发育成具有免疫活性的T细胞。

第六节　HLA分型在医学实践中的意义

一、与器官、细胞移植相关

无论器官或细胞移植均需作HLA配型，选择供者与受者HLA合适的配型进行移植。在同卵孪生的同胞间移植时，因HLA完全相同，最容易移植成功，移植物能长期存活。在家庭内选择供者时，两个单倍型相同的供受者，比仅有一个单倍型相同者的移植效果好

得多。特别在骨髓移植时，只有供者、受者间两个 HLA 单倍型相同的情况下才容易获得成功。在骨髓移植时，通常要做严格的配型。近年来发现，在进行脐血源的造血干细胞移植时对 HLA 配型要求不十分严格，可做到 1 个～3 个位点不相合情况下进行造血干细胞的移植。对无亲缘关系的尸体器官移植时，总的来说较亲缘间的移植效果差，与 HLA 抗原型别相匹配的程度有关，其中 HLAⅡ类抗原的匹配更为重要。

二、与输血反应相关

临床上多次输血的患者会发生非溶血性输血反应。部分原因是由于患者血液中存在抗白细胞和抗血小板抗体。因此，对多次接受输血者应考虑选择 HLA 抗原相同或不含抗白细胞抗体的血液，以避免这种输血反应的发生。

三、与疾病相关

研究发现，某些免疫性疾病患者的某些个别的 HLA 抗原出现频率明显高于正常人群，提示 HLA 与疾病的发生有一定的相关性。如表 7－2 所示，最明显的例子是在 90％以上的强直性脊椎炎患者体内都可检出 HLA－B27 抗原，而在正常人群中该抗原的检出率仅为 9.4％。因而鉴定某些疾病患者的 HLA 型别，对了解遗传因素在疾病发病机制中的作用以及对疾病的诊断、预防和预后判断都有一定意义。

表 7－2　与 HLA 呈现强关联的自身免疫性疾病

疾　　病	HLA 分子	相对风险率
强直性脊柱炎	B27	55～376
急性前葡萄膜炎	B27	10.0
肾小球性肾炎咯血综合征	DR2	15.9
多发性硬化病	DR2	4.8
乳糜泻	DR3	10.8
突眼性甲状腺肿	DR3	3.7
系统性红斑狼疮	DR3	5.8
胰岛素依赖性糖尿病	DR3/DR4	25.0
类风湿性关节炎	DR4	4.2
寻常天疱疮	DR4	14.4
淋巴瘤性甲状腺肿	DR5	3.2

（毕建虹　胡丽娟）

第八章　淋巴细胞

淋巴细胞（lymphocyte）来源于淋巴干细胞，占外周血白细胞总数的20%～45%，是构成机体免疫系统的主要细胞群。根据淋巴细胞在免疫应答过程中的功能，可以把淋巴细胞分成具有特异性识别抗原功能的所谓免疫活性细胞，包括 T、B 淋巴细胞，以及以 NK 细胞为主的所谓第三群淋巴细胞（详见第十章）。本章主要介绍 T、B 淋巴细胞的相关知识。

第一节　T 淋巴细胞

T 淋巴细胞也称 T 细胞，是胸腺依赖淋巴细胞（thymus-dependent lymphocyte）的简称。T 淋巴细胞来源于骨髓中的祖 T 细胞，在胸腺中发育为成熟 T 细胞，然后移行至外周免疫器官定居，接受抗原刺激后，参与机体的适应性免疫应答。

一、T 细胞在胸腺中的发育

胸腺是 T 细胞分化成熟的场所。来源于骨髓造血干细胞的祖 T 细胞进入胸腺后，在胸腺内经历 TCR 基因重排、阳性选择、阴性选择三个阶段的发育后，获得功能性 TCR 的表达、自身 MHC 限制以及自身免疫耐受，成为成熟 T 细胞，然后从胸腺移行至外周淋巴组织定居。

T 细胞在胸腺发育过程中，细胞表面分子发生变化，同时从胸腺皮质向髓质移行。根据细胞表达的分子，可将 T 细胞在胸腺内的发育分为四个阶段。①祖 T 细胞（proT）：不表达 CD4 和 CD8 分子，为双阴性细胞（double negative cell，DN），也不表达 TCR－CD3 分子。②前 T 细胞（pre T）：同时表达 CD4 和 CD8 分子，为双阳性细胞（double positive cell，DP）。此时 TCR 受体的 β 链已经重排，但 α 链未重排，β 链与前 T 细胞 α 链（pTα）组成前 T 细胞受体，与 CD3 分子一起表达在细胞表面。③未成熟 T 细胞（immature T）：仍为 DP 细胞，但 α 链已完成重排，细胞表面有 αβTCR 与 CD3 分子组成的复合体。④成熟 T 细胞（mature T）：未成熟 T 细胞经历阳性选择后变成 $CD4^+$ 或 $CD8^+$ 单阳性细胞（single positive cell，SP），再经历阴性选择，发育为成熟的 T 细胞。

（一）阳性选择

阳性选择（positive selection）发生在胸腺深皮质区，参与选择的细胞是胸腺皮质上皮细胞，胸腺皮质上皮细胞表达抗原肽－MHCⅠ或MHCⅡ复合物。未成熟T细胞（DP）通过其TCR分子识别上皮细胞的抗原肽－MHC复合物，能以适当亲和力结合的未成熟T细胞可以存活下来继续分化。其中能识别MHCⅠ类分子的DP细胞，其CD8分子表达升高，CD4分子表达下降，最后丢失，成为$CD8^+$单阳性T细胞；识别MHCⅡ类分子的DP细胞，其CD4分子表达升高，CD8分子表达下降，最后丢失，成为$CD4^+$单阳性细胞。而那些不能与抗原肽－MHC复合物有效结合或亲和力过高的DP细胞在胸腺皮质中发生凋亡，此类凋亡细胞占DP细胞的95%以上，此过程称为阳性选择。经历了阳性选择的T细胞具有自身MHC限制性（图8－1）。

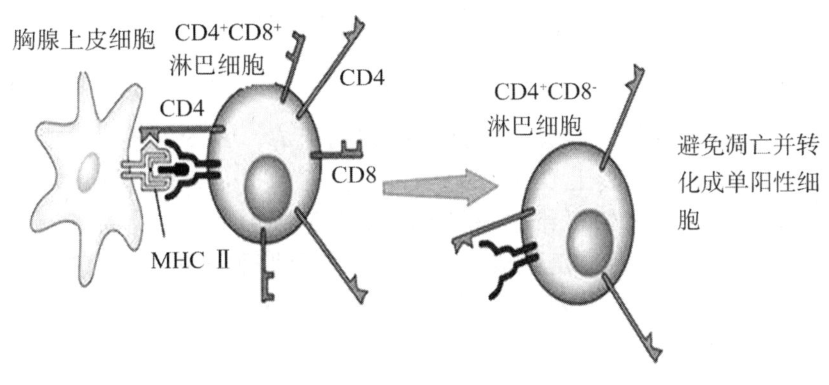

图8－1　阳性选择

（二）阴性选择

阴性选择（negative selection）发生在胸腺皮髓质交界处及髓质区，参与选择的细胞有胸腺树突状细胞和巨噬细胞。经历了阳性选择的SP细胞与此处的树突状细胞或巨噬细胞相互作用，能与其表面表达的抗原肽－MHC复合物发生结合的T细胞被清除，这一过程称为阴性选择。阴性选择可以将那些具有自身反应性的T细胞清除，是T细胞获得中枢免疫耐受的主要机制（图8－2）。

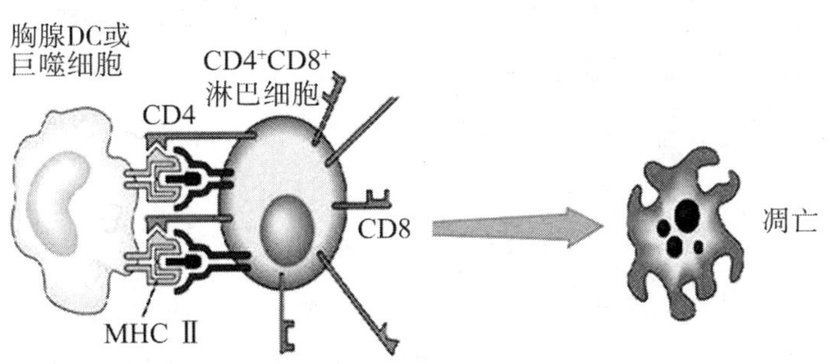

图8－2　阴性选择

胸腺细胞经历了TCR重排、阳性选择、阴性选择后成为成熟T细胞，移行至外周免疫器官，接受抗原刺激后参与适应性免疫应答。

二、T 细胞的表面分子

T 细胞表面具有许多重要的膜分子，它们参与 T 细胞对抗原的识别，在 T 细胞的活化、增殖、分化以及发挥效应的过程中起重要作用。其中有些膜分子还是 T 细胞重要的表面标记分子，可以通过这些分子对 T 细胞进行分类和功能鉴定。

（一）T 细胞受体复合体

T 细胞受体（T cell receptor，TCR）是 T 细胞特有的抗原受体，是 T 细胞识别抗原的功能结构。TCR 与 CD3 分子通过非共价键结合，形成 TCR－CD3 复合体（T cell receptor complex）。TCR 的作用是识别抗原，而 CD3 的作用则是将信号传导至 T 细胞内。

1. TCR

TCR 是 T 细胞表面的异二聚体。根据其肽链的组成，TCR 可分成 αβ 和 γδ 两种类型。外周成熟 T 细胞中 90%以上表达 αβTCR，αβTCR 型 T 细胞在适应性免疫应答中处于核心地位。而表达 γδTCR 的 T 细胞则属于固有免疫细胞。

αβTCR 由一条 α 链和一条 β 链组成，这两条链均是跨膜糖蛋白，分别含有 248 个和 282 个氨基酸残基，两条链之间由二硫键相连。每条链可分为胞外、跨膜和胞内区(图 8－3)。

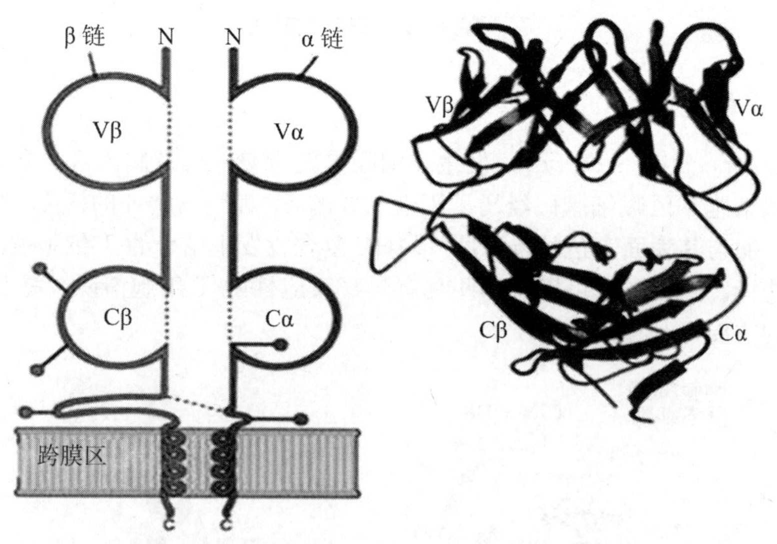

图 8－3　TCR 的结构

其胞外区折叠成两个 Ig 样功能区，即可变区（V 区）和恒定区（C 区）。与抗体分子的 V 区结构相似，αβTCR 的 V 区中同样具有 3 个互补决定区（complementarity determining region，CDR），这是 TCR 与抗原肽－MHC 复合物直接接触的部位。其中 CDR3 与抗原肽－MHC 复合物中的抗原肽结合，CDR1 和 CDR2 则与 MHC 的相应位点结合。因此，TCR 在识别抗原肽－MHC 复合物时具有双重特异性，即所谓“双识别”，在识别外源性抗原肽的同时也要识别自身的 MHC 分子。这造成了 TCR 在识别过程中的 MHC 限制性。

αβTCR 的跨膜区有带正电荷的氨基酸残基，可与带负电荷的 CD3 分子的跨膜区构成盐桥连接，共同组成 TCR－CD3 复合体。

αβTCR 的胞内区很短，只含 3 个～12 个氨基酸残基，因此 TCR 分子本身不能向细胞内转导活化信号。

γδTCR 的基本结构与 αβTCR 相同，由 γ 链和 δ 链组成，也与 CD3 分子形成复合体，但其多样性远低于 αβTCR。

2. CD3

CD3 分子具有五种肽链，即 γ、δ、ε、ζ、η。五种肽链均为跨膜蛋白，跨膜区有带负电荷的氨基酸残基，与 TCR 跨膜区带有正电荷的氨基酸残基形成盐桥。CD3 的五种肽链间组成异二聚体或同源二聚体：ε－δ，ε－γ 和 ζ－ζ（或 ζ－η）。

γ、δ、ε 链胞外段各含一个 Ig 样结构域，胞内段各含一个免疫受体酪氨酸活化基序（immune receptor tyrosine-based activation motif，ITAM）。ITAM 由 18 个氨基酸残基组成，其中含有 2 个 YxxL/V（x 代表任意氨基酸）保守序列。该序列中的酪氨酸（Y）被 T 细胞内的酪氨酸蛋白激酶磷酸化后，引起信号传导的级联反应，导致 T 细胞的活化。ITAM 在 TCR 活化信号传导中起关键作用。

ζ 链的胞外区很短，但其胞内段较长，含有 3 个 ITAM（图 8－4）。

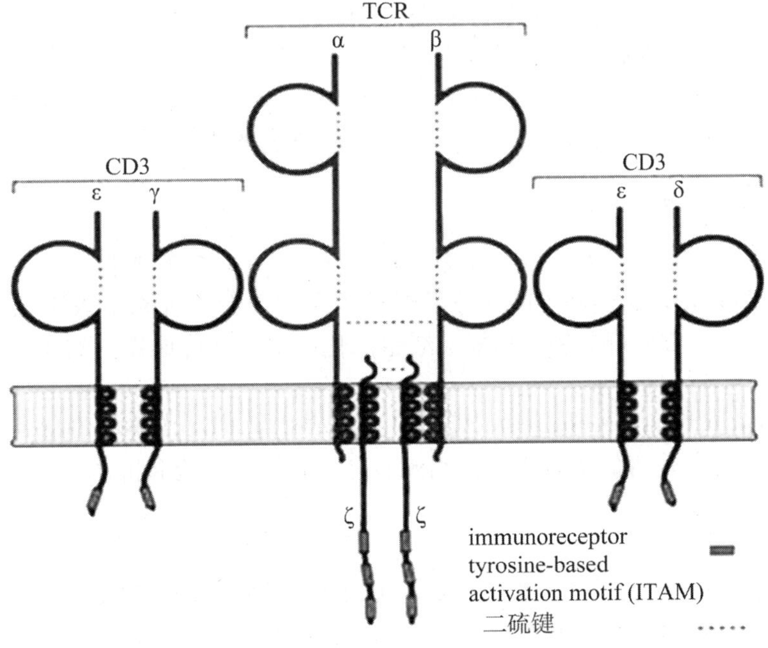

图 8－4　TCR－CD3 复合体

（二）CD4 和 CD8 分子

成熟 T 细胞只能表达 CD4 或 CD8 分子，约 65%的外周成熟 T 细胞表面表达 CD4 分子，这些细胞被称为 $CD4^+$ T 细胞，其余的则表达 CD8 分子，称 $CD8^+$ T 细胞。

CD4 分子是由一条肽链组成的跨膜蛋白。胞外区具有 4 个 Ig 样折叠结构域，其远膜端的 2 个结构域能够与 MHCⅡ类分子的 β2 结构域结合。CD8 分子由 αβ 两条跨膜肽链组成，由链间二硫键相连接。CD8 分子的两条肽链的胞外区各有 1 个 Ig 样折叠结构域，能够与 MHCⅠ类分子的 α3 结构域结合。当 TCR 分子识别抗原肽 - MHC 复合物时，CD4 或 CD8 分子则与相应的 MHC 分子结合，这种结合一方面加强了 T 细胞与抗原提呈细胞或靶细胞之间的结合，有助于 TCR 识别抗原。另一方面 CD4 或 CD8 参与 T 细胞活化信号的传导，故 CD4 和 CD8 分子被称为 T 细胞的共受体（co-receptor）。

（三）CD28 和 CTLA - 4 分子

1. CD28

CD28 分子为同源二聚体结构，由两条相同的肽链组成，表达于 90%的 $CD4^+$ T 细胞表面和 50%的 $CD8^+$ T 细胞表面。CD28 是协同刺激分子 B7 - 1（CD80）和 B7 - 2（CD86）的受体。B7 - 1 和 B7 - 2 表达于专职 APC，CD28 与 B7 分子结合产生协同刺激信号，协同刺激信号也被称为第二信号。而 TCR 识别抗原肽 - MHC 复合物后通过 CD3 分子传入的信号被称为第一信号，在第一信号和第二信号的共同作用下 T 细胞活化。

2. CTLA - 4

CTLA - 4（CD152）为细胞毒性淋巴细胞抗原 - 4（cytotoxic T lymphocyte antigen - 4），结构与 CD8 分子有同源性，配体也是 B7 分子，但其与 B7 分子结合的亲和力高于 CD28。CTLA - 4 只在活化的 T 细胞上表达。与 CD28 分子不同的是，CTLA - 4 与 B7 分子结合后产生的是抑制性信号，可终止 T 细胞的活化。

（四）CD40 配体

CD40 配体（CD40L 、CD154）主要表达于活化的 $CD4^+$ T 细胞，是 T 细胞活化的一个重要标志，与其相互作用的 CD40 分子则主要表达于专职抗原提呈细胞上。CD40L 与 CD40 相互作用，一方面可促进抗原提呈细胞活化，增强其抗原提呈的能力，另一方面也促进了 T 细胞本身的进一步活化。

在 TD - Ag 诱导的体液免疫中，活化 T 细胞表达的 CD40L 与 B 细胞表面组成性表达的 CD40 分子相互作用可促进 B 细胞的增殖、分化，抗体生成和抗体类别转化。

（五）CD2

CD2 又称绵羊红细胞受体，表达于 95%以上的成熟 T 细胞表面，其配体是淋巴细胞功能相关抗原 3（lymphocyte function-associated antigen 3，LFA - 3）。CD2 分子在 T 细胞与其他细胞间起黏附作用，也参与信号传导。

（六）丝裂原受体

丝裂原是指能非特异性刺激细胞发生有丝分裂的物质，也称为有丝分裂原。T 细胞表面表达多种能与丝裂原结合的膜分子，包括植物血凝素（PHA）、刀豆蛋白 A（ConA）受体和美洲商陆受体（PWM）。丝裂原与 T 细胞上相应受体作用后可直接诱导静息状态的 T 细胞活化、增殖和分化。

（七）其他表面分子

除以上介绍的分子外，T 细胞还表达许多其他表面分子，如各种细胞因子的受体，选择素和整合素家族的黏附分子，以及可诱导细胞凋亡的 FasL 等。

三、T 细胞亚群和功能

T 细胞由一群表现型和功能不同的异质性淋巴细胞组成，可以进一步区分为不同的细胞亚群。根据所处的活化阶段，T 细胞可分为初始 T 细胞、效应 T 细胞和记忆 T 细胞；根据表达的 TCR 的类型，可分为 TCRαβ T 细胞和 TCRγδ T 细胞；根据 CD 分子的表现型，可分为 $CD4^+$ T 细胞和 $CD8^+$ T 细胞；根据功能可分为 Th 细胞、调节性 T 细胞和 CTL。

（一）根据 T 细胞的活化阶段分类

1. 初始 T 细胞

初始 T 细胞是指从未接受过抗原刺激的成熟 T 细胞，处于细胞周期的 G_0 期，存活期间短，表达 CD45RA 和高水平的 *L*－选择素，参与淋巴细胞再循环。初始 T 细胞在外周淋巴器官内接受抗原刺激而活化，最终可分化为效应 T 细胞和记忆 T 细胞。

2. 效应 T 细胞

效应 T 细胞指执行免疫效应的 T 细胞。初始 T 细胞受到抗原刺激后可分化为效应 T 细胞，效应 T 细胞除表达高水平的高亲和力 IL－2 受体外，还表达黏附分子（整合素和 CD44）及 CD45RO。效应 T 细胞不参与淋巴细胞再循环，存活期也较短，可向抗原入侵的局部组织迁移。

3. 记忆 T 细胞

记忆 T 细胞由初始 T 细胞接受抗原刺激后分化而来，它与初始 T 细胞相似之处在于两者都处于 G_0 期（处于静息状态）。但记忆 T 细胞存活期长，可达数年之久。记忆 T 细胞与效应 T 细胞的相似之处在于同样表达 CD45RO 和黏附分子（整合素和 CD44）。记忆 T 细胞介导再次免疫应答，接受相同抗原刺激后可迅速活化，分化成效应 T 细胞。

（二）TCR 肽链的组成分类

1. TCRαβT 细胞

TCRαβ T 即通常所指的 T 细胞，是参与机体适应性免疫应答的主要 T 细胞，其 TCR 分子由一条 α 链和一条 β 链组成。该群 T 细胞占外周血成熟 T 细胞的 90％～95％。

成熟 TCRαβ T 细胞的表现型多为 CD4 或 CD8 单阳性细胞。因此，可以根据 CD4、CD8 分子的表达，将 TCRαβ T 细胞进一步分为 $CD4^+$ T 细胞和 $CD8^+$ T 细胞。

2. TCRγδ T 细胞

TCRγδ T 细胞的 TCR 由一条 γ 链和一条 δ 链组成，多样性较低，主要识别未被处理的多肽抗原以及由 CD1 分子提呈的脂类或糖类抗原，其对热休克蛋白具有特殊亲和力。TCRγδ T 细胞多为 $CD4^-$ $CD8^-$ 双阴性细胞，部分为 $CD8^+$ 细胞。TCRγδ T 细胞占外周成熟 T 细胞的 2%～7%，广泛分布于皮肤和黏膜下及胸腺等部位，是机体非特异性免疫防御的重要组成部分（详见第十章）。

（三）根据 CD4 和 CD8 表现型分类

1. $CD4^+$ T 细胞

$CD4^+$ T 细胞主要为辅助性 T 细胞（helper T lymphocyte，Th）。$CD4^+$ T 细胞的 TCR 识别抗原提呈细胞表面的抗原肽－MHCⅡ复合物，激活后主要通过分泌多种细胞因子而发挥作用，可辅助体液免疫和细胞免疫。少数 $CD4^+$ T 细胞具有杀伤作用，称为 $CD4^+$CTL。

2. $CD8^+$ T 细胞

$CD8^+$T 细胞主要是一类具有杀伤活性的效应细胞，又称为细胞毒性 T 细胞（cytotoxic T lymphocyte，CTL）。其 TCR 识别靶细胞（如病毒感染的细胞、肿瘤细胞等）表面的抗原肽－MHCⅠ复合物，并直接特异性杀伤靶细胞。

（四）根据细胞的功能效应分类

1. Th 细胞

Th 细胞（helper T cells，Th）又称辅助性 T 细胞，由 $CD4^+$T 细胞接受抗原刺激后，活化、增殖、分化而来。初始 $CD4^+$T 细胞接受抗原刺激后首先分化为 Th0 细胞，受局部微环境中的细胞因子的影响，Th0 细胞继续分化为 Th1 和 Th2 亚群。此外，Th 细胞也可分化为 Th17 亚群。

（1）Th1 细胞：Th0 细胞在 IL－12 等细胞因子的作用下可分化为 Th1 细胞。Th1 细胞分泌的细胞因子主要包括 IL－2、IFN－γ、TNF、GM－CSF 等，其主要的功能是增强吞噬细胞介导的抗感染能力，特别是抗细胞内寄生菌的感染。IFN－γ 对巨噬细胞有活化作用，可增强其吞噬杀伤能力。IL－2 和 IFN－γ 可增强 NK 细胞和 CTL 的杀伤能力。此外 Th1 细胞还能引起迟发型超敏反应。

（2）Th2 细胞：Th0 细胞在 IL－4 等细胞因子的作用下可分化为 Th2 细胞。Th2 细胞分泌的细胞因子主要包括 IL－4、IL－5、IL－10、IL－13 等，其主要功能是促进 B 细胞介导的体液免疫。由于 Th2 分泌的 IL－4 和 IL－5 可诱导 IgE 的生成和嗜酸性粒细胞的活化，故 Th2 细胞在变态反应和抗寄生虫感染中也发挥主要作用。

Th1 和 Th2 细胞互为抑制细胞，Th1 细胞分泌的 IFN－γ 可抑制 Th2 细胞的增殖，而 Th2 细胞分泌的 IL－10 可抑制 Th1 细胞的增殖（图 8－5）。

（3）Th17 细胞：Th17 细胞是在实验性自身免疫性脑脊髓炎（experimental autoimmune encephalomyelitis，EAE）模型中发现的一种新的 Th 细胞亚型，因其分泌的细胞因子主要是 IL－17，故被命名为 Th17 细胞。研究表明 TGF－β_1 和 IL－6 可诱导 Th0 细胞向 Th17 细胞分化，IL－23 则在分化后的增殖和维持中起重要作用。

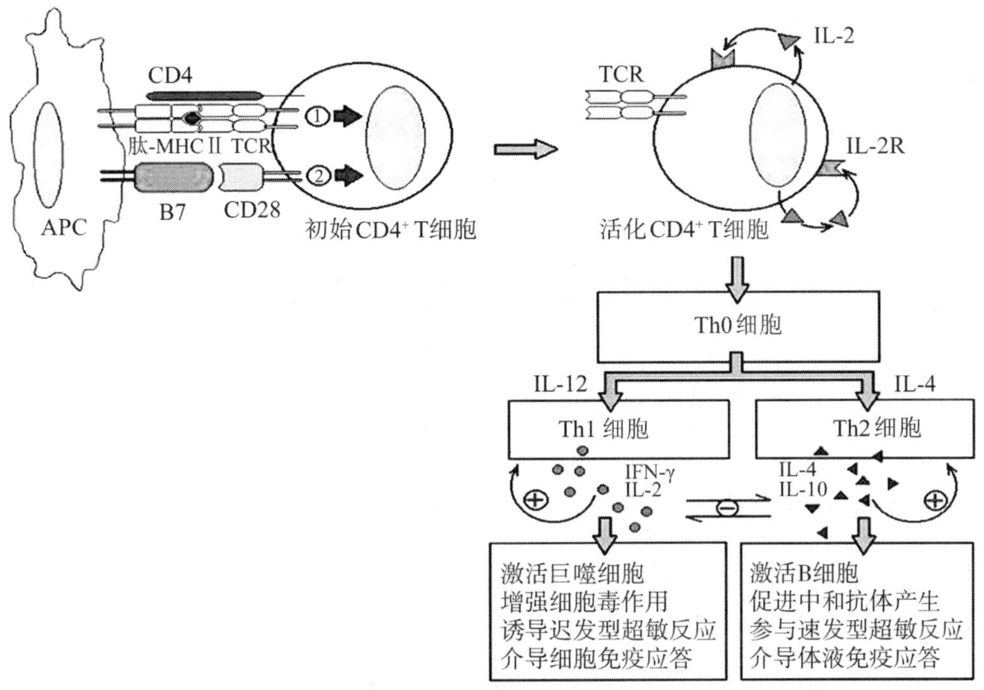

图 8－5　Th1 细胞与 Th2 细胞的相互作用

Th1 细胞和 Th2 细胞互为抑制细胞，从而调节机体的细胞免疫和体液免疫应答

Th17 细胞除了分泌 IL－17 外，还可以分泌 TNF－α、IL－6，故能有效介导炎性反应，参与机体抵抗多种病原菌的感染。此外还发现，Th17 细胞与某些自身免疫性疾病相关，可能参与了这些自身免疫性疾病的发病。

2. 调节性 T 细胞

近年来陆续发现了一类具有免疫抑制作用的 $CD4^+$ T 细胞，统称为调节性 T 细胞(regulatory T cell，Treg 或 Tr)。

(1) 天然调节性 T 细胞：一些 $CD4^+$ T 细胞组成性高表达 IL－2 受体 α 链 (CD25) 和转录因子 foxp3。这类细胞即为 $CD4^+CD25^+$ Tr 细胞，约占正常人外周 $CD4^+$ T 细胞的 5%～10%。此类细胞本身缺乏增殖能力，但具有天然的免疫抑制作用，可通过抑制 $CD4^+$ T 细胞和 $CD8^+$ T 细胞的活化与增殖，在免疫应答中发挥负调节作用。$CD4^+CD25^+$ Tr 细胞的抑制作用可有两种方式：①直接作用，直接与靶细胞接触，通过细胞表面的 CTLA－4 和 TGF－β 的作用，抑制靶细胞表面 IL－2Rα 链的表达，从而抑制靶细胞的增殖；②间接作用，通过抑制 APC 的抗原提呈功能，使 T 细胞的活化增殖被抑制。

(2) 诱导型调节性 T 细胞：此类调节性 T 细胞并非天然存在，乃是在抗原诱导下生成的。它包括：①Tr1 细胞，多为 $CD4^+$ 细胞在抗原刺激和 IL－10 诱导下生成，能表达高水平的IL－10及中等水平的 TGF－β、IFN－γ 和 IL－5 等，其中 IL－10 可通过抑制巨噬细胞的功能间接地抑制 Th1 细胞的活化；②Th3 细胞，在口服耐受机制的研究过程中发现的一类 $CD4^+$ T 细胞，主要分泌细胞因子 TGF－β，对 Th1 细胞和 Th2 细胞均有抑制作用。

3. CTL

CTL 通常为 $CD8^+$ T 细胞。CTL 通过其 TCR 识别 MHC Ⅰ类分子提呈的抗原，从而特异性杀伤携带抗原的自身细胞。CTL 通常以前体形式存在，活化后成为效应性 CTL。CTL 能特异性杀伤带有抗原肽－MHC Ⅰ复合物的靶细胞，其杀伤效应具有高效、连续、特异杀伤的特点（详见第十一章）。

第二节　B 淋巴细胞

B 淋巴细胞（B lymphocyte）简称 B 细胞，是免疫系统中的抗体产生细胞。B 细胞也是重要的抗原提呈细胞，在体液免疫中发挥中心作用。

一、B 细胞在骨髓中的发育

B 细胞起源于骨髓多能干细胞。多能干细胞分化为定向干细胞，后者进一步分化，最终成为成熟 B 细胞。B 细胞的成熟过程大致可分为以下四个阶段：

（一）祖 B 细胞

祖 B 细胞（pro B cell）中的 Ig 重链基因重排，细胞质中出现 μ 链。但此时轻链还没有重排，故祖 B 细胞膜表面没有 mIg 分子表达。此阶段的 B 细胞不具有抗原反应能力。

（二）前 B 细胞

前 B 细胞（pre B cell）中产生一种替代轻链，替代轻链与 μ 链结合，组成类似 Ig 分子，表达在 B 细胞表面。在前 B 细胞的后期，Ig 轻链开始重排。

（三）未成熟 B 细胞

Ig 基因的轻链重排，产生 κ 链或 λ 链，与 μ 链结合，形成 IgM，表达在细胞膜上，成为未成熟 B 细胞（immature B cell）的标志。此阶段的 B 细胞已具有抗原反应能力，B 细胞发生阴性选择。其主要机制为：未成熟 B 细胞如果识别抗原并发生高亲和力结合，则 B 细胞发生凋亡；如果未成熟 B 细胞不能与抗原结合，则进一步发育成熟。由此，自身反应性 B 细胞被清除，建立自身耐受，此为 B 细胞耐受的主要机制。

（四）成熟 B 细胞

未成熟 B 细胞经过阴性选择后，继续发育为成熟 B 细胞（mature B cell），成熟 B 细胞表面除了表达 mIgM 外还表达 mIgD。因此，mIgD 的出现标志着 B 细胞分化成熟。

二、B 细胞的表面分子

B 细胞有众多膜表面分子，它们参与 B 细胞的抗原识别，参与 B 细胞的活化、增殖与分化，以及B细胞的抗体生成和抗原提呈过程。

（一）B细胞抗原受体复合体

B细胞表面最重要的分子是B细胞抗原受体（B cell receptor，BCR）复合体。BCR复合体由识别和结合抗原的膜性免疫球蛋白（mIg）和可传导抗原刺激信号的Igα（CD79a）和Igβ（CD79b）异二聚体组成（图8－6）。

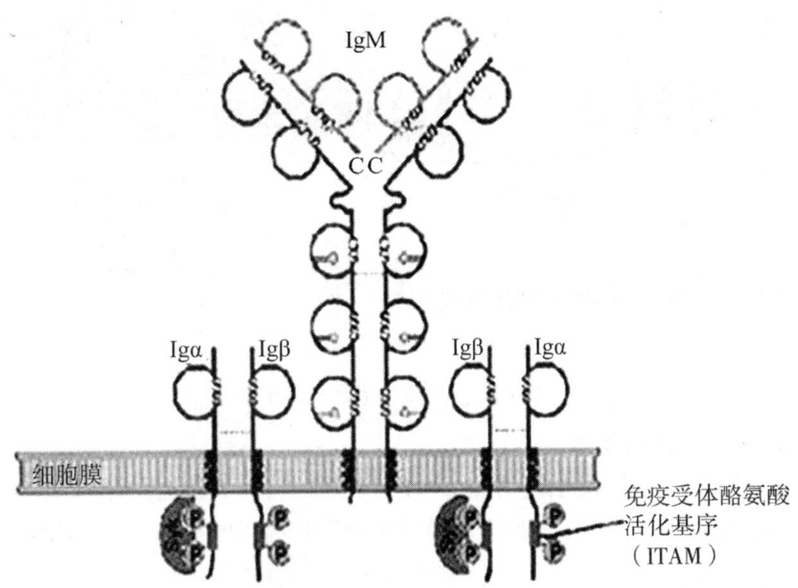

图8－6 BCR复合体的结构

1. mIg

膜表面免疫球蛋白（membrane immunoglobulin，mIg）的结构与Ig单体结构基本相同，差别在于mIg是跨膜蛋白，故其重链的Fc段有跨膜区和胞内区。mIg的表达开始于骨髓中的未成熟B细胞阶段，此时B细胞表达mIgM。B细胞成熟后，表面同时表达mIgM和mIgD。mIg的作用是结合抗原，但因为mIg胞内区很短，不能传导抗原刺激信号，因而需要其他辅助分子Igα和Igβ的参与。

2. Igα和Igβ

Igα和Igβ属于Ig超家族的成员，其结构可分为胞外区、跨膜区和胞内区。Igα和Igβ通过胞外区的二硫键相连，组成异二聚体。同时借助于跨膜区的静电吸引与mIg组成复合体。Igα和Igβ胞内区相对较长，含有ITAM结构，mIg识别抗原后可通过Igα和Igβ向胞内传导活化信号。

（二）辅助受体

1. B细胞活化性辅助受体

CD19/CD21/CD81是B细胞表面的辅助受体，它们以非共价键结合。其中CD21是补体受体CR2，即C3d受体，CD19胞内区可募集酪氨酸蛋白激酶。该辅助受体可增强B细胞对抗原刺激的敏感性（图8－7）。

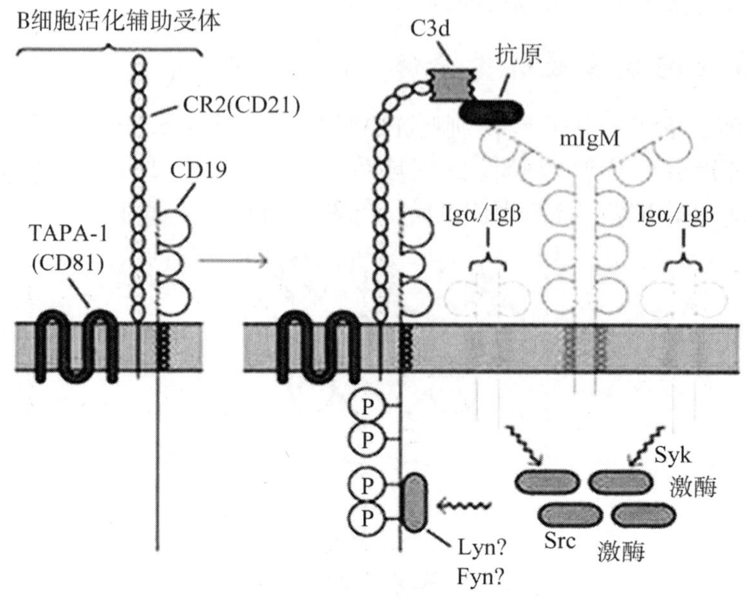

图 8－7　B 细胞活化辅助受体

2. B 细胞抑制性辅助受体

CD72 组成性表达于除浆细胞外的所有 B 细胞上。CD72 胞内区有两个 ITIM 基序，故有抑制第一信号刺激的作用。CD72 的配体是 CD100，表达于 T、B 细胞表面。

（三）协同刺激分子

B 细胞的 BCR 识别抗原后通过 Igα 和 Igβ 向胞内传导活化信号，这是 B 细胞活化的第一信号。B 细胞的完全活化仅有第一信号是不够的，还需要第二信号。B 细胞活化的第二信号由 T 细胞的协同刺激分子受体提供。B 细胞是抗原提呈细胞，可以为 T 细胞的活化提供协同刺激信号，这一信号是 B 细胞上的协同刺激分子提供的。

1. CD40

CD40 分子组成性表达于成熟 B 细胞表面，属于肿瘤坏死因子受体家族。其配体是 CD40L（CD154），表达于活化的 T 细胞表面。CD40 与 CD40L 作用可为 B 细胞的活化提供第二活化信号。

2. CD80 和 CD86

CD80（B7－1）和 CD86（B7－2）表达于活化 B 细胞表面，其配体是表达于 T 细胞表面的 CD28 分子。CD80 和 CD86 与 CD28 作用，可为 T 细胞的活化提供第二活化信号。

（四）丝裂原受体

LPS 和美洲商陆（PWM）是 B 细胞丝裂原，B 细胞表面有其相应的受体。B 细胞接受丝裂原刺激后可发生有丝分裂。

（五）其他表面分子

B 细胞还有许多其他表面分子，如 Fc 受体、补体受体、细胞因子受体等。它们在 B

细胞的活化、增殖、分化和效应过程中发挥主要作用。

三、B 细胞的亚群

根据 B 细胞的表现型和功能，将 B 细胞分为 B1（$CD5^{+}$）和 B2（$CD5^{-}$）两个亚群。B2 细胞即为通常所称的 B 细胞，参与适应性免疫应答（详见第十一章）。而 B1 细胞发生于个体发育的早期，主要定居于腹腔、胸腔和肠壁的固有层，主要针对糖类物质抗原产生应答。产生的抗体是低亲和力的 IgM 类的抗体，参与固有免疫（详见第十章）。

四、B 细胞的功能

B 细胞主要有三大功能：抗体生成、抗原提呈和免疫调节。

（一）抗体生成

B 细胞接受抗原刺激后，在辅助性 T 细胞的辅助下活化、增殖、分化，成为浆细胞，产生特异性抗体，介导体液免疫，并发挥体液免疫的效应功能，如中和作用、激活补体作用、调理作用、ADCC 作用等。

（二）抗原提呈

B 细胞是专职的抗原提呈细胞，借其表面的 BCR 受体的作用，B 细胞可以有效地提呈可溶性抗原。

（三）免疫调节

活化的 B 细胞分泌大量的细胞因子，如 IL－10、IL－12、IL－13、IL－14 等，参与免疫调节、炎性反应及造血过程。

（黎　光）

第九章　抗原提呈细胞和抗原提呈

免疫细胞除了我们常提到的 T、B 淋巴细胞，还有一类非常重要的细胞，就是抗原提呈细胞（antigen presenting cell，APC）。APC 是一类重要的辅佐细胞，它们在机体免疫应答的早期起着非常重要的作用。T 细胞在进行抗原识别时，不是识别游离的抗原分子，而是识别与自身 MHC 分子结合的抗原肽，即抗原肽－MHC 复合物。APC 的功能就是摄取、加工处理抗原，并将处理好的抗原肽提呈给 T 细胞，并为 T、B 淋巴细胞的活化提供协同刺激信号。

第一节　抗原提呈细胞

通常提到的 APC 有树突状细胞、巨噬细胞、B 细胞等，这些细胞组成性表达 MHCⅡ类分子和协同刺激分子，具有摄取、加工和处理外源性抗原的能力，并将抗原提呈给 $CD4^+$ Th 细胞。这类 APC 被称为专职抗原提呈细胞（professional APC）。而其他的只在一定条件下（如炎性因素的刺激、细胞因子作用）才被诱导表达 MHCⅡ类分子和协同刺激分子，并因此具有抗原提呈功能的某些组织细胞，如内皮细胞、上皮细胞、成纤维细胞等，被称为非专职抗原提呈细胞（non-professional APC）。从广义上讲，只要能加工处理抗原并以抗原肽－MHC 复合物形式提呈抗原信息的所有细胞都可以称为抗原提呈细胞。

一、专职抗原提呈细胞

专职抗原提呈细胞包括树突状细胞、巨噬细胞、B 细胞，它们都能组成性表达 MHCⅡ类分子和协同刺激分子，具有摄取、加工和提呈抗原的能力，能将外源性抗原提呈给 $CD4^+$ Th 细胞。它们分布广泛，在启动机体免疫应答中起重要作用。表 9－1 列出几类主要的专职 APC 及其特征。

（一）树突状细胞

树突状细胞（dendritic cell，DC）是由美国学者 Steinman 于 1973 年首先从小鼠淋巴结中分离出来的，因其成熟时伸出许多树突样或伪足样突起而得名（图 9－1）。DC 是迄今为止发现的能刺激初始 T 细胞活化的主要专职 APC，也是功能强大、在免疫系统中占独特地位的 APC。DC 除可在抗原加工、提呈，适应性免疫应答的发生等方面发挥重要作

表 9－1　专职 APC 的类别、分布及主要特性

细胞名称	简称	体内分布	FcR	C3bR	Birbeck 颗粒	MLR*
树突状细胞						
滤泡树突状细胞	FDC	淋巴滤泡	+	+	－	+
并指状细胞	IDC	胸腺、淋巴组织胸腺依赖区	－	－	－	+++
胸腺树突状细胞	TDC	胸腺	+	?	+	?
朗格汉斯细胞	LC	表皮粒层及基层，胃肠上皮层	+	+	+	+++
间质性树突状细胞		实质性器官间质的毛细血管附近	?	?	+	++
隐蔽细胞	VC	淋巴结输入管	?	?	－	?
单核吞噬细胞	MΦ	全身组织、器官	+	+	－	+++
B 细胞	B	外周血，淋巴结	+	+	－	+++

* MLR：混合淋巴细胞反应。?：不明。

用外，还在诱导 T、B 细胞在中枢免疫器官和外周免疫器官的分化、发育，自身免疫耐受形成和免疫调节中发挥重要作用。

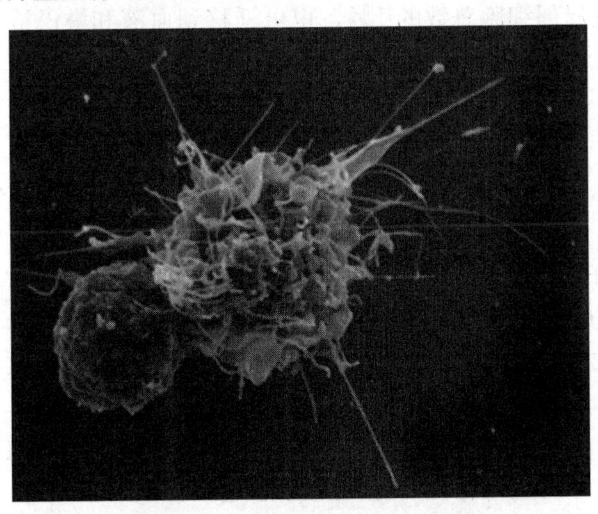

图 9－1　扫描电镜下 DC 的形态

1. DC 的来源

大多数 DC 来源于骨髓中的髓样干细胞，由骨髓进入外周血，再分布到全身各组织，这部分 DC 被称为髓系 DC（myeloid DC，MDC 或 DC1），它们与单核细胞和粒细胞有共同的祖细胞。而小部分起源于淋巴样干细胞的 DC 被称为淋巴系 DC（lymphoid DC，LDC 或 DC2）（图 9－2）。DC 具有明显的异质性，处于不同的微环境、不同分化阶段的 DC，其表现型、功能和分布有明显的差异。目前对于 DC1 的研究比较深入，以下介绍以 DC1 为主。

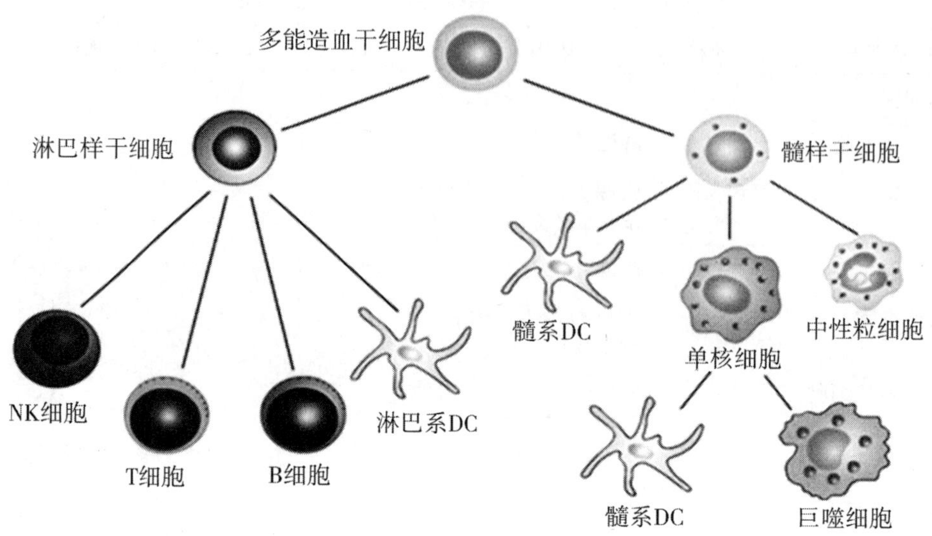

图 9－2　DC 的来源

2. DC 的分布与命名

DC 在体内的分布十分广泛，除脑以外的全身上皮组织和实质性器官里都有分布，但其数量很少，不超过局部细胞总数的 1%，也可迁移到血液和淋巴液，其数量不超过血液有核细胞总数的 0.1%。

根据 DC 的分布部位，可将其分为淋巴样组织中的 DC、非淋巴样组织中的 DC 和循环 DC 三类。

（1）淋巴样组织中的 DC：淋巴样组织中的 DC 包括滤泡树突状细胞（follicular DC，FDC）、并指状细胞（interdigitating DC，IDC）和胸腺树突状细胞（thymic DC，TDC）。

FDC 是一类存在于淋巴结和脾脏淋巴滤泡生发中心的特殊 DC。它不表达 MHCⅡ类分子，但能高表达 FcγR 和补体受体，可将抗原－抗体复合物和抗原－抗体－补体复合物结合在其树突上，使之长期滞留或浓缩于细胞表面（可达数周至数年）供 B 细胞识别，从而诱导免疫应答和免疫记忆。

IDC 主要定居于淋巴组织胸腺依赖区，可能由皮肤朗格汉斯细胞移行而来。IDC 是初次免疫应答的主要抗原提呈细胞，具有较强免疫刺激作用。

TDC 主要位于胸腺皮髓质交界处和髓质部分。其表面表达自身肽－MHC 复合物，在胸腺细胞阴性选择中发挥重要作用。

（2）非淋巴样组织中的 DC：非淋巴样组织中的 DC 包括朗格汉斯细胞（Langerhans cell，LC）和间质 DC（interstitial DC）。LC 是位于表皮和胃肠上皮部位的未成熟 DC，具有较强的吞噬能力和抗原加工处理能力，但其激活 T 细胞的能力较弱。间质 DC 是分布于心、肝、肾、肺等实质器官的未成熟 DC，其摄取、加工处理抗原的能力较强，但不能提呈抗原和激发免疫应答。

（3）循环 DC：循环 DC 包括血液 DC 和淋巴 DC，是 DC 的淋巴循环形式，分布于全身淋巴管，具有较强的摄取抗原能力，能激活初始 T 细胞，启动初次免疫应答。隐蔽细胞（veiled cell）是存在于输入淋巴液中的一类 DC，可能来自 LC 或其他 DC。

3. DC 的分化、发育、成熟及迁移

目前对于髓系 DC 的分化发育过程已基本清楚。一般来说将 DC 的发育分为四个阶段：前体阶段、未成熟期、迁移期和成熟期。各阶段 DC 有不同的功能特点，表 9－2 显示了未成熟 DC 和成熟 DC 的比较。

表 9－2 未成熟 DC 和成熟 DC 的比较

	未成熟 DC	成熟 DC
主要功能	抗原捕获、加工处理	提呈抗原
表达 FcR、CR、TLR、甘露糖受体	高	低或无
存在部位	非淋巴组织、器官	外周淋巴组织
细胞质内 MHC 数量	多	少
表面 MHCⅡ类分子的数量	少	多
表达协同刺激分子（B7 等）	低或无	高
活化初始 T 细胞的能力	无	强

髓系前体阶段的 DC 能从人胎肝、脐血、骨髓、外周血，以及小鼠的骨髓和外周血分离出来，其功能在于产生各种髓系 DC。

处于未成熟期的 DC 是体内 DC 的主要存在状态。未成熟 DC 高表达 FcR、补体受体、Toll 样受体、甘露糖受体等，主要以吞噬、巨胞饮和受体介导的内吞等方式摄取抗原。其主要功能以摄取和加工处理抗原为主。

迁移期 DC 主要存在于输入淋巴管、外周血、肝血液及淋巴组织，经过淋巴循环和血液循环，从输入淋巴管进入淋巴结，从外周血进入脾脏或从肝窦进入腹腔淋巴结，从而启动 T 细胞产生免疫应答。未成熟 DC 在迁移过程中逐渐成熟。表达趋化因子受体的种类不同是区分未成熟 DC 和成熟 DC 的标志之一。

成熟 DC 具有典型的树突状形态，主要存在于淋巴结、脾及派氏结的 T 细胞区，其捕获和处理抗原的能力逐渐降低，提呈抗原的能力则明显增强。图 9－3 显示了未成熟 DC 和成熟 DC 表面标志的比较。

4. DC 的功能

（1）摄取、加工处理并提呈抗原：分布于各器官中的未成熟 DC，尤其是皮肤的 LC，在遇到外来抗原时，能摄取、处理抗原，然后迁移至淋巴器官激发免疫应答。在迁移的过程中未成熟 DC 逐渐成熟，摄取抗原的能力下降，而抗原提呈功能增强（图 9－4）。

（2）参与胸腺内 T 细胞的阳性选择和阴性选择：在胸腺的皮质区，DC 与表达功能性 TCRαβ 的 $CD4^+$ 和 $CD8^+$ 的双阳性未成熟 T 细胞相互作用，以中等亲和力结合。与 MHC Ⅱ类分子结合的发育成 $CD4^+$ 单阳性细胞，与 MHC Ⅰ类分子结合的则发育成 $CD8^+$ 单阳性细胞。通过阳性选择保留了 MHC 限制性的单阳性 T 细胞。在胸腺的髓质区，与 DC 表面的自身抗原肽－MHC 复合物高亲和力结合的单阳性 T 细胞被清除，保留了抗原反应性 T 细胞。通过阴性选择，形成了 T 细胞的中枢耐受（图 9－5）。

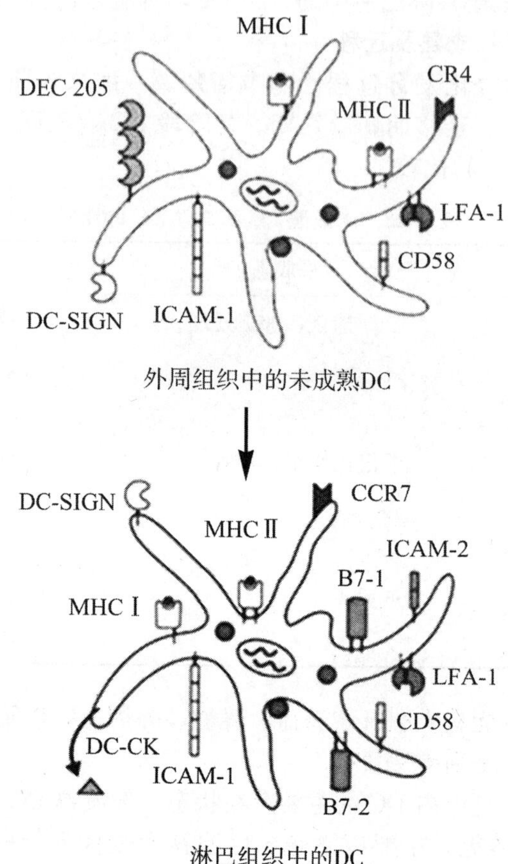

图 9－3　未成熟 DC 和成熟 DC 表面标志的比较

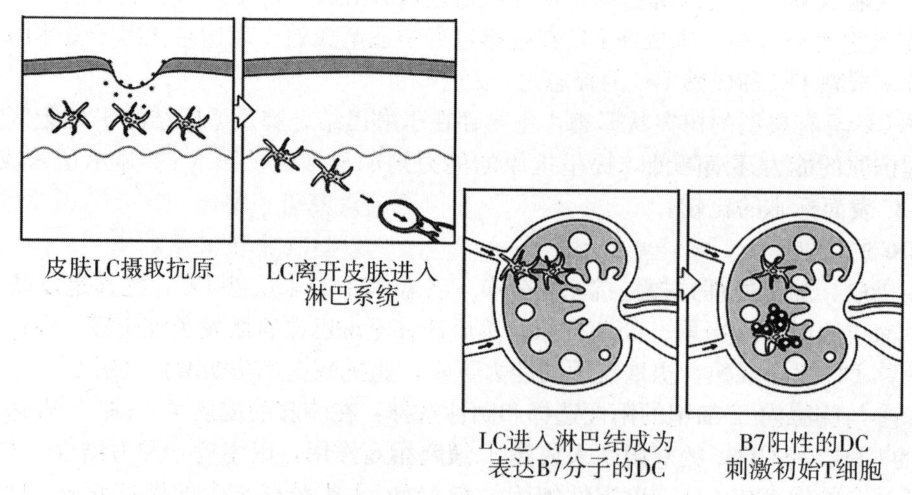

图 9－4　DC 迁移、成熟和提呈抗原过程

（3）参与 B 细胞的发育分化：外周淋巴器官 B 细胞依赖区的 FDC 不表达 MHCⅡ分子而表达大量的 FcR、CR，这些受体可结合免疫复合物但不发生内吞，免疫复合物可在

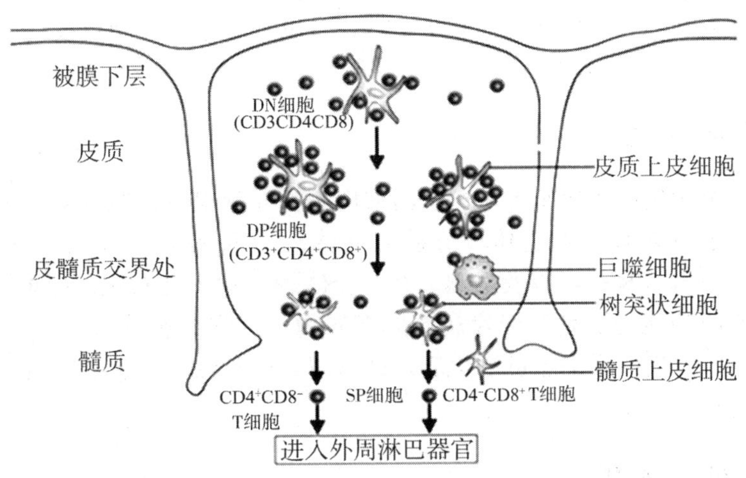

图 9－5　DC 在胸腺内 T 细胞分化中的作用

FDC 表面长期保存，并向 B 细胞持续提供抗原信号及共刺激信号，诱导 Ig 类别转换、亲和力成熟和免疫记忆。同时 DC 还能通过诱导 Th 细胞活化间接激活 B 细胞，诱导 B 细胞上 B7 分子的表达，促进其抗原提呈功能的增强。

(4) 调节免疫应答：DC 作为一类重要的免疫细胞，可分泌多种细胞因子调节免疫功能，如人 DC 分泌IL－1α、IL－1β、IL－8、INF－α、TNF－α 和 GM－CSF 等；小鼠 DC 可分泌 IL－6 和 IL－12 等。DC 还可分泌多种趋化因子，介导其他免疫细胞的趋化作用。

(5) 参与免疫耐受：未成熟 DC 不表达协同刺激分子，故不能激活 T 细胞，诱导 T 细胞无能，引起自身耐受。未成熟 DC 可诱生调节性 T 细胞，并分泌 IL－10、TGF－β 等细胞因子，从而抑制免疫应答，促进外周耐受的形成。而胸腺 DC 还参与胸腺内 T 细胞的阴性选择，通过清除自身反应性 T 细胞而参与 T 细胞的中枢耐受。

5. DC 与黏膜免疫

口腔黏膜免疫的基本问题是共生菌和无害抗原怎样诱导免疫耐受，DC 在此扮演特殊而重要的角色。口腔黏膜每天要接触大量的抗原物质，免疫耐受是频繁接触变应原的自然结果。DC 诱导机体产生免疫耐受的可能机制是：在稳定状态下，未成熟 DC 捕获凋亡细胞和被交叉提呈 MHCⅠ类分子结合的死亡细胞，同时诱导调节性 T 细胞产生大量的能诱导耐受的细胞因子如 IL－10 和 TGF－β，从而诱生抗原特异性调节性 T 细胞及无反应性 T 细胞，引起免疫耐受。

肠黏膜免疫系统主要由淋巴组织、固有层和肠上皮散布的免疫效应细胞组成。DC 分布于整个肠道，除淋巴组织外，滤泡相关肠上皮下穹隆也富含 DC。DC 能区分肠道益生菌和致病菌，摄取抗原并监视肠道环境，这对维持肠道稳态是必要的。其机制是 DC 利用固有层 Toll 样受体（TLR）和 C 型凝集素区别益生菌和病原菌相关模式分子，TLR 跨膜蛋白与微生物模式分子相互作用产生免疫反应。C 型凝集素与摄入有关的糖抗原结合（如病毒、细菌、寄生虫和真菌），也是 DC 诱导免疫耐受的重要因素。

6. 杀伤性树突状细胞

杀伤性树突状细胞（the interferon-producing killer dendritic cell，IKDC）是最近发现

的一种能产生干扰素的新型 DC。IKDC 同时具备 DC 和 NK 细胞的某些特点，既具有细胞毒活性和抗肿瘤活性，同时还可以产生 IFN，并且还有潜在的抗原提呈功能，可将固有免疫与适应性免疫连接在一起。

（二）巨噬细胞

巨噬细胞由血液中的单核细胞从血管内移出并分布到全身各组织发育而成的。其表面表达多种分子标志，如甘露糖受体、清道夫受体、TLR 等各种模式识别受体（pattern recognition receptor，PRR），以及 FcR、补体受体等。除了能对抗原摄取、加工提呈外，巨噬细胞最主要的功能是识别、清除病原体等异物。巨噬细胞分泌的一些细胞因子还参与、促进炎性反应。当巨噬细胞被活化后，还可以对肿瘤细胞和病毒感染细胞产生非特异性杀伤作用（详见第十章）。

（三）B 淋巴细胞

B 淋巴细胞（B 细胞）是体液免疫应答中的主要参与细胞，活化后分化成浆细胞，能分泌抗体。B 细胞表面有膜型免疫球蛋白，在抗原浓度很低的情况下，仍可对其加以摄取并加工处理。B 细胞还高表达 MHCⅠ、MHCⅡ类分子和 CD40、CD83、CD86 等协同刺激分子，抗原肽与 MHCⅡ类分子结合形成复合物，提呈给 $CD4^+$ Th 细胞识别，同时提供 T 细胞活化的第二信号，诱导 Th 细胞的活化。而活化的 Th 细胞又能选择性诱导特异性 B 细胞的活化，在抗原、细胞因子和 Th 细胞的共同作用下，B 细胞分化成熟，引起体液免疫应答（详见第八章、第十一章）。

二、非专职抗原提呈细胞

非专职抗原提呈细胞指那些在通常情况下不表达 MHCⅡ类分子，也不能提呈抗原的细胞，但在炎症或某些细胞因子的刺激下，也可以表达 MHCⅡ类分子，并能处理和提呈抗原的细胞，又称兼职 APC。它们包括血管内皮细胞、各种上皮细胞和间质细胞、皮肤的成纤维细胞及活化的 T 细胞等。

内皮细胞（endothelial cell，EC）指心血管内腔表面的单层扁平细胞。在生理情况下，内皮细胞呈扁平状，处于静息状态。在某些病理状况下，如在细胞免疫应答发生的部位，内皮细胞的形态与功能发生改变，表现为细胞丰满肥大，细胞质内充满颗粒，呈激活状态，其表达的抗原也发生相应变化，从而在免疫应答中起重要作用。

在某些情况下，如慢性牙周炎组织中浸润的 T 细胞可分泌 IFN－γ，IFN－γ 可诱导成纤维细胞表达 MHCⅡ类分子，从而具有抗原提呈能力，诱导 T 细胞介导的免疫应答。

静止的 T 细胞只表达 MHCⅠ类分子，但某些活化的 T 细胞也能表达 MHCⅡ类分子，因而也具有抗原提呈的功能。活化的 T 细胞可处理抗原，并提呈结合于细胞表面的抗原，诱导细胞毒性免疫应答。

第二节　抗原提呈

抗原提呈细胞最重要的功能是摄取、加工处理和提呈抗原，这是机体免疫应答的起始。APC 将细胞质内的内、外源性抗原加工处理为一定大小的抗原肽片段，与细胞质合成的 MHC 分子结合的过程称为抗原加工或抗原处理（antigen processing）。抗原多肽片段与 MHC 分子结合形成复合物，并转运至 APC 表面供 TCR 识别的过程，称为抗原提呈（antigen presentation）。

根据被提呈抗原的来源，将抗原分为两类：①来源于细胞外的抗原称为外源性抗原，如可被吞噬细胞吞噬的细菌、细胞、蛋白质抗原等；②细胞内合成的抗原称为内源性抗原，如病毒感染细胞合成的病毒蛋白和肿瘤细胞内合成的蛋白等。外源性抗原提呈途径由 MHCⅡ类分子参与，主要对外源性抗原进行处理和提呈，激活特异性 $CD4^+$ T 细胞。内源性抗原提呈途径由 MHCⅠ类分子参与，主要对内源性抗原进行处理和提呈，激活特异性 $CD8^+$ T 细胞。而 CD1 分子参与的抗原提呈途径主要对脂类抗原进行处理和提呈，活化非 MHC 限制性 T 细胞。这三条途径既相互独立，又存在一定联系，而且 MHCⅠ类分子途径和 MHCⅡ类分子途径在一定条件下，还存在交叉现象，称为交叉提呈。

一、外源性抗原提呈途径

外源性抗原提呈途径又称溶酶体途径（endocytosed pathway）、MHCⅡ类分子途径。该途径主要包括 APC 对外源性抗原的摄取、加工和处理，抗原肽－MHCⅡ复合物的形成和转运，最后，抗原肽通过 MHCⅡ类分子被提呈给 $CD4^+$ T 细胞。

（一）APC 对外源性抗原的摄取、加工和处理

APC 通过吞噬、吞饮或受体介导的内吞作用，将外源性抗原摄入胞内，摄入抗原后，形成一种包裹抗原的膜性细胞器——内体（endosome），与溶酶体融合形成吞噬溶酶体（phagolysosome）。早期溶酶体 pH 呈中性，溶酶体内的蛋白水解酶以无活性的形式存在，晚期由于蛋白质类抗原的进入使其 pH 呈酸性，从而激活蛋白水解酶。进入内体的蛋白质在酸性环境中被蛋白水解酶降解为多肽片段，多数为含有 10 个～30 个氨基酸残基的短肽，其中仅有小部分能与 MHCⅡ类分子结合，其他多肽被进一步降解。

（二）抗原肽－MHCⅡ类分子复合物的形成和转运

MHCⅡ类分子为 α 链和 β 链组成的异二聚体，在内质网（ER）腔中合成，经糖基化后折叠而成，借助疏水的跨膜段插入 ER 膜上。新合成的 MHCⅡ类分子极不稳定，伴随分子如钙联蛋白（calnexin）等可促进其正确折叠与组装，并保持其分子构象的稳定性。在 ER 中新合成的 MHCⅡ类分子的抗原结合槽被一段非多态性的多肽链占据，该链被称为恒定链（invariant chain，Ii，又称为 MHCγ 链），形成 $(Ii)_3$ 九聚体，从而阻止进入细胞质的 MHCⅡ类分子与其他内源性抗原肽结合（图 9－6）。Ii 链的主要功能是：参与

MHCⅡ类分子的组装和折叠；封闭MHCⅡ类分子的肽结合槽，阻止MHCⅡ类分子与细胞质中的内源性抗原结合。

$(Ii)_3$ 九聚体离开ER腔经高尔基复合体进入吞噬溶酶体，融合形成一种富含MHCⅡ类分子的溶酶体样细胞器，又称MHCⅡ类小室（MHC class Ⅱ compartment，MⅡC）。其中Ii链首先被蛋白酶部分水解，在MHCⅡ类分子的抗原结合凹槽中只保留一个小片段，称为Ⅱ类分子相关的恒定链肽段（Class Ⅱ-associated invariant chain peptide，CLIP)。溶酶体中的HLA-DM分子与进入吞噬溶酶体的MHCⅡ类分子相互作用，使CLIP解离，暴露出抗原结合凹槽，使MHCⅡ类分子能与吞噬溶酶体中已加工处理的具有锚着残基的特异性抗原多肽结合，形成抗原肽-MHCⅡ复合物（图9-6)。该复合物通过胞内转运和胞吐作用而表达于APC表面，并被提呈给 $CD4^+$ T细胞的TCR识别。图9-7示外源性抗原的提呈途径。

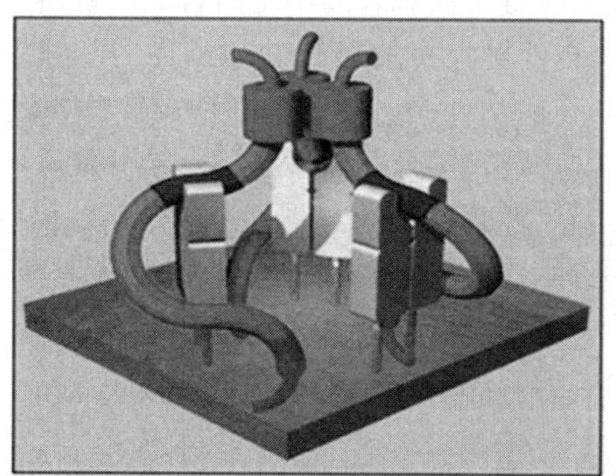

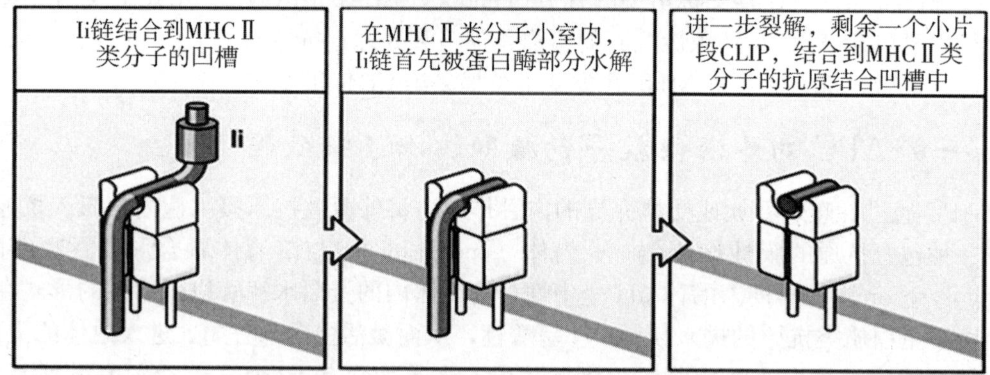

图9-6　$(Ii)_3$ 九聚体形成和CLIP解离

二、内源性抗原提呈途径

内源性抗原提呈途径又称胞质溶胶途径（cytosolic pathway)、MHCⅠ类分子途径。该途径主要包括APC对内源性抗原的加工和处理，抗原肽-MHCⅠ复合物的形成和转运，最后，抗原肽通过MHCⅠ类分子被提呈给 $CD8^+$ T细胞。

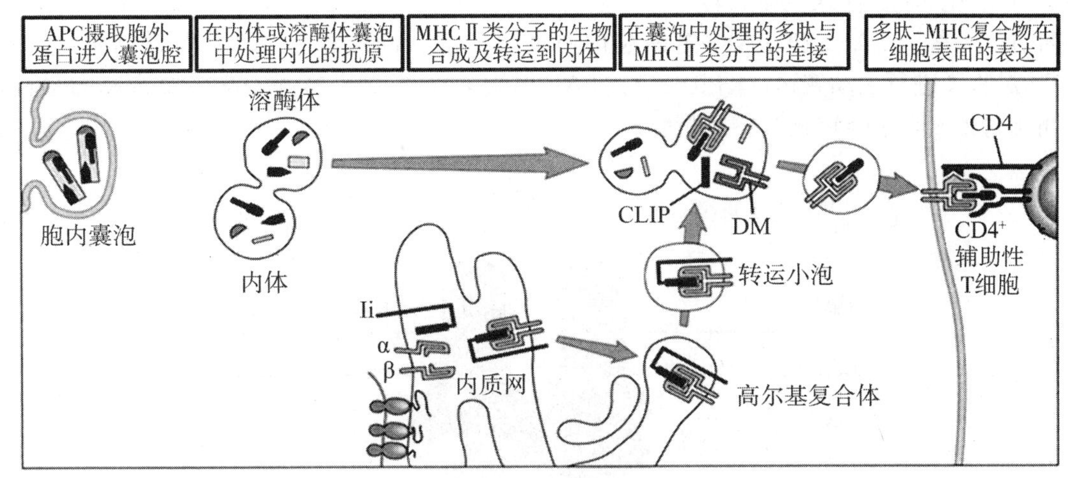

图 9－7　外源性抗原的提呈途径

（一）内源性抗原在胞质溶胶的加工和处理

胞质溶胶即细胞质基质，俗称胞浆。所有有核细胞，包括 APC 都表达 MHC Ⅰ类分子，都具有通过内源性抗原提呈途径加工提呈内源性抗原的能力。内源性抗原在进入蛋白酶体之前，需经泛素处理。泛素（ubiquitin）是广泛存在于细胞质基质中的一种蛋白质，经泛素处理的蛋白质去折叠而延伸成螺旋线状，再脱去泛素，进入蛋白酶体降解成 6 个～30个氨基酸残基的肽段。这些肽段的 C 端多为碱性或疏水氨基酸，有利于与 MHC Ⅰ类分子的抗原结合凹槽结合。

蛋白酶体（proteasome）是一种多基因编码、具有催化作用的大分子蛋白酶复合体，又称低分子质量多肽或巨大多功能蛋白酶（low molecular weight polypeptide or large multifunctional protease，LMP），是相对分子质量为 7×10^5 的圆柱形分子，由 2 个内环和 2 个外环组成，每环含有 7 个亚单位。2 个内环各有 3 个亚单位具有蛋白水解酶活性。蛋白酶体在不同生物中高度保守，负责将各种细胞质基质中的蛋白质降解成多肽片段，以维持细胞内环境的稳定。

（二）抗原肽－MHC Ⅰ复合物的形成和转运

MHC Ⅰ类分子的 α 链在 APC 的内质网腔中合成后，处于不稳定的部分折叠状态，伴随分子如钙联蛋白可稳定 α 链，形成复合物，结合 β_2m 链，再结合其他伴随分子如钙网蛋白（calreticulin，可能与稳定 MHC Ⅰ类分子有关）、Erp57（一种巯基氧化还原酶，在 MHC Ⅰ类分子负载抗原肽时，可催化 MHC Ⅰ类分子 α_2 结构域的二硫键断裂和重建，使抗原结合凹槽更适合抗原肽）、TAP 相关蛋白（tapasin，可在部分折叠的 MHC Ⅰ类分子与 TAP 之间形成桥联，等候负载抗原肽，并稳定 TAP、促进 TAP 合成、帮助 MHC Ⅰ类分子结合抗原肽、增强 MHC Ⅰ类分子和抗原肽结合的稳定性）等。

经蛋白酶体降解的多肽片段，需转运至内质网腔与新组装的 MHC Ⅰ类分子结合。TAP（transporter associated with antigen processing or transporter of antigenic peptides，

抗原加工相关转运体或抗原肽转运体）参与了该过程。TAP 是由 TAP1 和 TAP2 形成的一种异二聚体，TAP1 和 TAP2 各跨越内质网膜 6 次共同形成一个“孔”样结构，依赖 ATP 对肽段进行主动转运（图 9－8）。TAP 对含 8 个～16 个氨基酸的多肽亲和力最高，还可促进 MHC α 链和 β_2m 链的折叠。

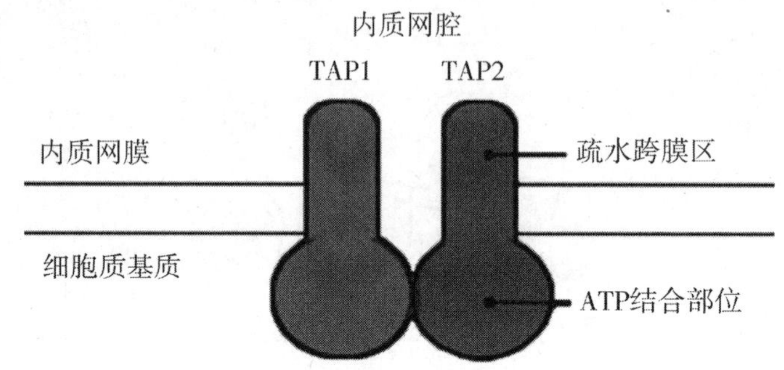

图 9－8　TAP 的结构

TAP 转运多肽片段到达内质网腔后，伴随分子即与 MHCⅠ类分子解离，暴露出抗原结合凹槽，肽段与 MHCⅠ类分子的凹槽结合，成为稳定的复合物，表达在内质网膜上并经高尔基复合体转运到细胞膜上，提呈给 $CD8^+$ T 细胞识别。未结合抗原肽的 MHCⅠ类分子很不稳定，大多在内质网中被降解。图 9－9 示内源性抗原的提呈途径。

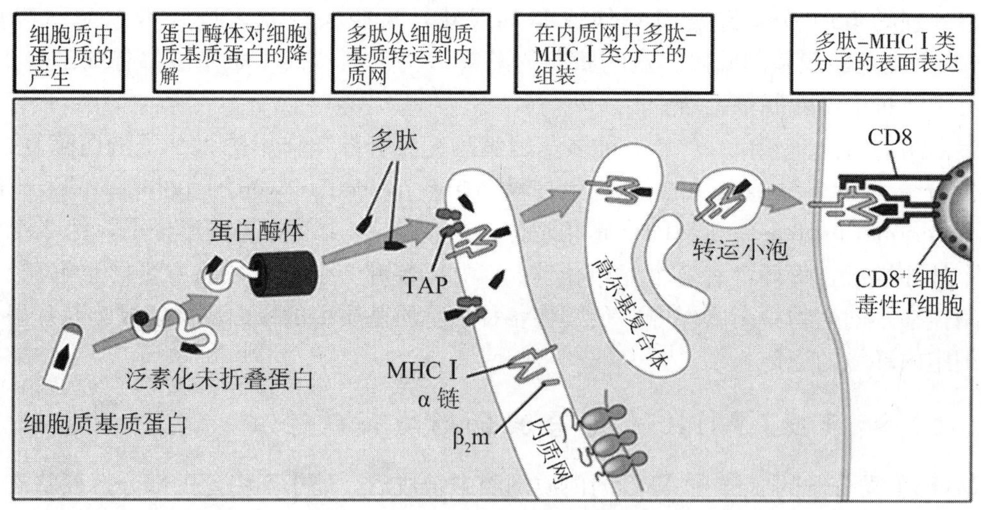

图 9－9　内源性抗原的提呈途径

近来已发现，某些外源性抗原可从内体中逸出而进入细胞质，从而通过内源性抗原提呈途径被提呈，而某些内源性抗原在特殊情况下也可通过外源性抗原提呈途径被提呈。这种抗原提呈方式被称为交叉提呈（cross-presentation）。需要指出的是，交叉提呈不是抗原提呈的主要方式。

三、CD1 分子参与的抗原提呈途径

除上述两条抗原提呈途径外，最近还发现一条 CD1 分子限制性的提呈途径。该途径主要涉及对脂类或糖脂类抗原的提呈。

CD1 分子是非 MHC 编码产物，与 MHC Ⅰ类分子有 30%同源性。CD1 有 5 种同种型，根据其序列同源性可分为两组：第一组包括 CD1a、CD1b、CD1c 和 CD1e，仅在人类表达；第二组仅有 CD1d，表达于所有的哺乳动物。CD1a、CD1b、CD1c 表达于专职 APC 表面，而 CD1d 主要表达于肠上皮细胞和造血干细胞。CD1 也与 β_2m 链形成复合体，也有抗原结合凹槽，主要提呈非蛋白质类的脂类抗原，尤其是分枝杆菌的某些菌体成分。CD1 也能提呈抗原肽。

虽然结构类似 MHC Ⅰ类分子，但 CD1 参与抗原提呈的过程却大致与 MHC Ⅱ类分子的途径类似，内、外源性脂类抗原在内体囊泡中结合 CD1 分子，提呈给 CD1 限制性 T 细胞。CD1 限制性 T 细胞包括 TCRαβ 或 TCRγδ T 细胞，其表现型可以是 $CD4^-$ $CD8^-$ 双阴性，也可以是表达低水平 $CD4^+$ 和 $CD8^+$ 的双阳性 T 细胞。小鼠 CD1d 限制性 T 细胞仅为 NK1. 1^+ T 细胞。CD1 限制性 T 细胞主要参与对某些微生物（如分枝杆菌）脂质成分的识别，在机体针对相应病原体的免疫防御中发挥重要作用。

（董　薇　周昌华）

第十章　固有免疫

固有免疫（innate immunity）又称天然免疫（natural immunity），是生物在长期种系发生和进化过程中逐渐形成的一系列防御机制。其特点是个体出生时即具备，受遗传控制，作用范围广，并非针对特定抗原。固有免疫是机体抵抗外界病原体侵袭、清除体内抗原性异物的第一道防线，同时还参与机体的适应性免疫应答，因而在机体的防御机制中具有重要意义。

第一节　固有免疫系统的组成

在遭受微生物侵害之前，固有免疫机制就已经存在，在适应性免疫应答发生之前能被微生物迅速活化，防止机体受到感染，执行这种功能的是固有免疫系统（innate immunity system），包括屏障结构、固有免疫分子和细胞。

一、屏障结构

固有免疫屏障（innate immunological barrier）是生物在长期进化过程中形成的一种重要的保护机制，可以初步将病原微生物阻挡于体外。它主要包括物理屏障、化学屏障、生物屏障（表 10－1）和局部屏障。

表 10－1　屏障结构及其保护机制

屏障结构	物理屏障	化学屏障	生物屏障
皮肤	上皮细胞紧密连接	脂肪酸，抗微生物肽	正常菌群
消化道	上皮细胞紧密连接，纵向的气体或液体流动	低 pH，酶（胃蛋白酶），抗微生物肽	正常菌群
呼吸道	上皮细胞紧密连接，黏膜纤毛运动	抗微生物肽、溶菌酶	正常菌群
泌尿道	上皮细胞紧密连接，尿液的冲洗	高浓度尿素，低 pH 值，高渗透压，黏蛋白	正常菌群

（一）物理屏障

健康完整的皮肤和黏膜将机体的组织和器官封闭起来，构成阻止微生物向体内入侵的第一道防线。体表上皮细胞的脱落或更新，可清除大量黏附于其上的细菌。呼吸道黏膜的纤毛不停地向上摆动可将微生物排至咽喉，再由此咳出。当烧伤、发生湿疹或皮肤损伤时，易于发生感染，这表明完整的皮肤具有一定的抗感染能力。冬春之际气候寒冷干燥，易患流感，若支气管黏膜受到损伤，则更易发生继发性感染，表明健康完好的黏膜也有抗感染能力。眼、口、支气管、泌尿道等部位的黏膜经常有泪液、唾液、支气管分泌物或尿液的冲洗，可排除外来的微生物。当分泌或排泄功能障碍或受阻时，病原体增多，易造成局部感染。例如，患 Sjögren 综合征（干燥角膜结膜炎综合征）时，泪腺和唾液腺的分泌明显减少，眼和口腔可发生严重的感染。再如，前列腺肥大或妊娠妨碍顺利排尿时，泌尿系统感染的机会将增多。

（二）化学屏障

皮肤和黏膜的分泌液中含有多种杀菌和抑菌物质。皮脂腺分泌的脂肪酸、汗液中的乳酸均有一定程度的杀菌作用。胃酸能杀灭吞入胃中的多种细菌。胃液缺乏时可增加肠道致病菌易感性。阴道上皮细胞中的糖原被乳酸杆菌酵解，使阴道呈酸性，能有效防止酵母类、厌氧菌和 G^+ 菌的定居繁殖。

（三）生物屏障

上呼吸道、消化道和泌尿生殖道的黏膜上寄生有众多正常菌群，它们可阻止或限制外来微生物或毒力较强微生物的定居和繁殖，对机体起着有益的作用。临床上长期大量使用广谱抗生素可导致正常菌群失调而发生菌群失调症。因内分泌异常、应用免疫抑制剂、X线照射、手术或外伤使机体免疫功能下降时，平时对机体无害的正常菌群的成员，或毒力甚弱的外源性微生物都可造成感染，称为机会性感染（opportunistic infection），这也是常并发于获得性免疫缺陷综合征（AIDS）的致命性感染。

（四）局部屏障

局部屏障结构是器官、组织内血液与组织细胞之间进行物质交换时所经过的多层屏障性结构，根据所在器官部位的不同分为：

（1）血－脑屏障：介于血液与脑组织之间，由软脑膜、脉络丛的脑毛细血管壁和壁外的星状胶质细胞构成，能阻挡血液中的病原微生物及其毒性产物进入脑组织及脑室，从而保护中枢神经系统免受侵害。

（2）血－胎屏障：又称胎盘膜或胎盘屏障，是胎儿血和母体血在胎盘内进行物质交换所通过的结构，由母体子宫内膜的蜕膜和胎儿的绒毛膜滋养层细胞共同构成。正常情况下可防止母体中的病原微生物及其有害产物进入胎儿。在妊娠早期，血－胎屏障发育尚不完善，若母体发生某些病毒感染，病毒有可能通过胎盘侵犯胎儿，造成畸形、流产或死胎。

（3）其他局部屏障：如血－胸腺屏障，位于胸腺组织中，维持胸腺内环境的稳定；气－血屏障（又称作呼吸膜），位于肺泡中，其功能是使肺泡中 O_2 与毛细血管血液内的 CO_2 顺利完成交换，并有防御病菌入侵的作用。血－尿屏障（又称滤过膜），是肾小球滤过功能的结构基础。血－睾屏障，位于睾丸精曲小管生精上皮内，阻挡血浆和淋巴液中的某些有害物质，使精子在成熟过程中免受伤害。同时，血－睾屏障又是一道免疫屏障，它阻止精母细胞、精子细胞和精子的自身抗原同个体免疫系统相接触，从而不发生免疫反应。

综上所述，外源病菌或异物入侵人体必须越过各种各样的屏障。人体正是通过一系列完备的屏障结构以及发达的免疫系统维持着自身稳定和功能协调。当然，这种防御功能也是有限的，一旦超出限度，人体便会受到病菌的侵害而发病。

二、固有免疫分子

参与固有免疫的分子（innate immunity molecules）主要包括补体系统、细胞因子、抗微生物肽、溶菌酶、急性期蛋白以及天然抗体等。

（一）补体系统

补体系统（complement system）是存在于正常人和动物血清与组织液中的一组经活化后具有酶活性的蛋白质。在感染早期抗体尚未产生时，补体即可通过 MBL 或旁路途径激活，发挥溶菌作用。稍后抗原－抗体复合物可激活经典途径，进一步发挥溶菌和溶解多种靶细胞的作用。在补体系统激活过程中，可产生多种生物活性物质，发挥趋化、调理、免疫黏附等一系列生物学效应。同时，也可介导炎性反应，导致组织损伤，参与某些超敏反应性疾病和自身免疫性疾病的发生（详见第四章）。

（二）细胞因子

细胞因子是由机体多种细胞分泌的小分子蛋白质，通过结合细胞因子受体，发挥一系列生物学效应。机体受微生物感染后，激活的细胞可产生多种细胞因子，引起炎性反应，产生抗病毒、抗肿瘤和免疫调节等作用（详见第五章）。

（三）抗微生物肽

抗微生物肽（antimicrobial peptide）又称为抗菌肽，是具有抗微生物活性短肽的总称。目前已发现抗微生物肽或类似抗微生物肽的小分子肽类广泛存在于生物界，包括细菌、动植物和人类。这种内源性的抗微生物肽经诱导而合成，在机体抵抗病原体的入侵方面起着重要的作用，被认为是缺乏特异性免疫功能生物的重要防御成分。抗微生物肽具有广谱杀菌作用，大多数对 G^+ 菌有较强的杀灭作用，有些则对 G^- 菌和 G^+ 菌均起作用。它们通过作用于细菌细胞膜，在膜上形成跨膜的离子通道，破坏膜的完整性，造成细胞内容物泄漏，从而杀死细胞。其对某些真菌、原生动物，尤其是对耐药性细菌有杀灭作用，并能选择性地杀伤肿瘤细胞，抑制乙型肝炎病毒的复制。

抗微生物肽与上皮细胞、吞噬细胞、溶酶体等共同构成了机体的非特异性防御系统。与干扰素、抗体、补体、白细胞介素等免疫成分不同，抗微生物肽在体外具有直接的杀菌作用。由于抗微生物肽具有高效、广谱的抗菌活性和潜在的抗肿瘤活性，且与传统的抗生素相比其抗菌活性更高，因此可望作为一类新型的抗菌药物在临床上应用。

（四）溶菌酶

溶菌酶（lysozyme）是一种不耐热的低分子质量碱性蛋白质，存在于组织和体液中，

主要对 G^+ 菌具有溶解作用。人体内许多组织及体液中都含有溶菌酶，以眼泪、乳汁、唾液、肠道以及吞噬细胞溶酶体颗粒中含量较多。溶菌酶能直接水解 G^+ 菌细胞壁中乙酰葡糖胺与乙酰胞壁酸分子间的连接，使细胞壁破坏，水分进入，细胞崩解。而 G^- 菌细胞壁黏肽层外有一层 LPS 和脂蛋白，故不受溶菌酶的影响。在抗体存在的情况下，LPS 及脂蛋白受到破坏时，溶菌酶才能发挥作用。在有抗体、补体、溶菌酶共同存在时，其溶菌作用更为明显。

（五）急性期蛋白

当机体受到感染或创伤时，活化的巨噬细胞分泌 TNF－α、IL－1、IL－6 等细胞因子，引起急性期反应（acute phase reaction），作用于肝细胞使之合成分泌急性期蛋白（acute phase protein）。这些蛋白质类似于抗体，但和抗体又不同，识别病原相关分子模式，具有更广泛的特异性。其中 C－反应蛋白（C-reactive protein，CRP）是一种具有代表性的急性期蛋白，能结合某些细菌的磷酸胆碱部分以及真菌细胞壁的 LPS。CRP 与细菌结合，不但能调理细菌被吞噬，还能通过结合 C1q 活化补体级联反应。甘露糖结合凝集素（mannose-binding lectin，MBL）是天然免疫病原识别系统中的一种血浆蛋白，结合某些细菌的特定空间排列的甘露糖或岩藻糖残基，细菌一旦被 MBL 包被，就容易被吞噬（图 10－1）。它还能通过 MBL 途径激活补体（详见第四章）。

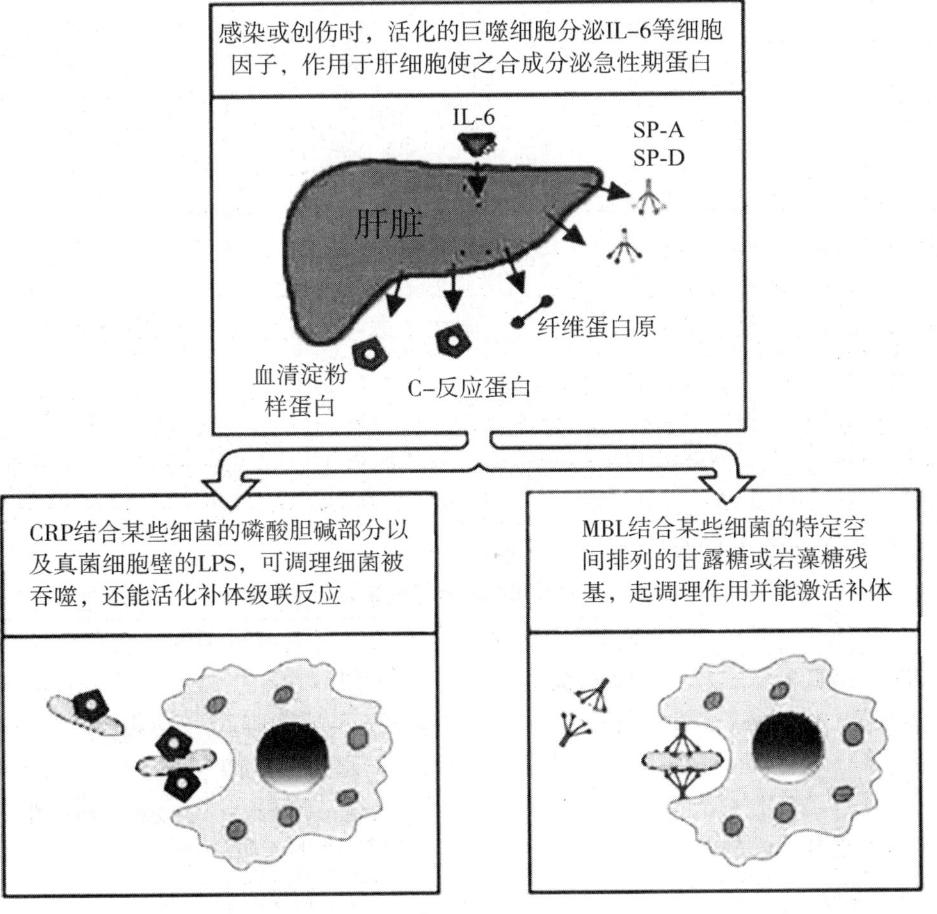

图 10－1　急性期蛋白及其功能

（六）天然抗体

正常人体内存在低水平的 IgM 和 IgG 抗体，未经抗原刺激就在体内的血清中出现，叫做天然抗体。这些抗体能识别并中和感染因子，可能是由人体长期暴露于环境中的潜在致病菌所致。

三、固有免疫细胞

参与免疫应答的诸多细胞如吞噬细胞、NK 细胞、NKT 细胞、γδT 细胞、B1 细胞 、DC、嗜碱性粒细胞、嗜酸性粒细胞和肥大细胞等，均为固有免疫应答的效应细胞，其中不少也参与特异性免疫应答。

（一）吞噬细胞

如果病原体突破了皮肤黏膜屏障，一般情况下，会迅速被吞噬细胞识别、吞噬、杀伤。吞噬细胞是一类具有吞噬杀伤功能的细胞，主要包括中性粒细胞（neutrophile）和单核吞噬细胞（monocyte－macrophage）。

1. 中性粒细胞

中性粒细胞又称多形核白细胞（polymorphonuclear leucocyte），源自骨髓，产生速率极高。在外周血中，数量多、寿命短、更新快。中性粒细胞为球形，表面有许多突起。胞核形成 3 个～5 个小叶，细胞质中有大量分布均匀的中性颗粒，多为溶酶体，内含髓过氧化酶、溶菌酶、碱性磷酸酶和酸性水解酶等。中性粒细胞具有很强的趋化作用，主要介导早期炎性反应，可以迅速穿越血管内皮细胞迁移至感染部位，对侵入的病原体发挥吞噬、杀伤和清除作用。中性粒细胞表面表达多种能识别细菌成分的受体，可通过 ADCC 发挥吞噬和杀伤效应，或通过调理作用促进和增强其吞噬杀菌能力（图 10－2）。如果一个中性粒细胞没有被趋化至感染部位，就会发生凋亡，被肝脏或脾脏的巨噬细胞吞噬。

2. 单核吞噬细胞

单核吞噬细胞包括血液中的单核细胞和组织器官中的巨噬细胞。前单核细胞在骨髓中发育，进入血流后分化为成熟的单核细胞，它们在血液中仅停留数小时即穿过毛细血管内皮，迁移到不同的组织，分化成组织特异性巨噬细胞，部分被赋予特定的名称（表 10－2），寿命可达数月至数年。

表 10－2 单核吞噬细胞系统细胞的分化和分布

骨　髓	血　液	组　织
多能干细胞 ↓ 髓样干细胞 ↓ 单核母细胞 ↓ 前单核细胞 ↓ 单核细胞	单核细胞	巨噬细胞 结缔组织：组织细胞 肺：肺泡巨噬细胞（尘细胞） 肝：库普弗细胞 脾与淋巴结：游走与固定巨噬细胞 浆膜腔：胸膜腔、腹膜腔巨噬细胞 神经组织：小胶质细胞 骨：破骨细胞 关节：滑膜 A 型细胞

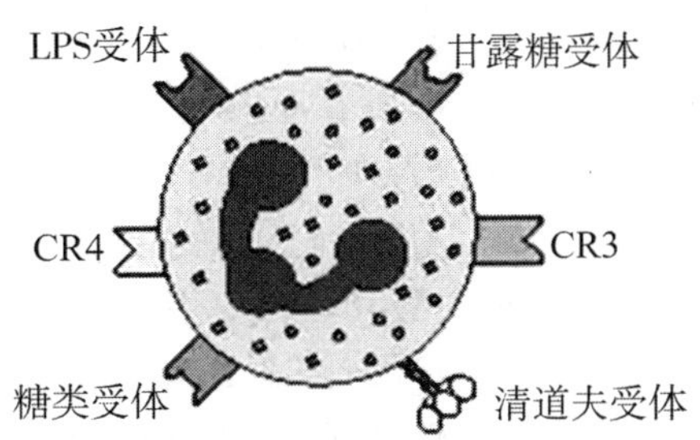

中性粒细胞表达能识别细菌成分的受体

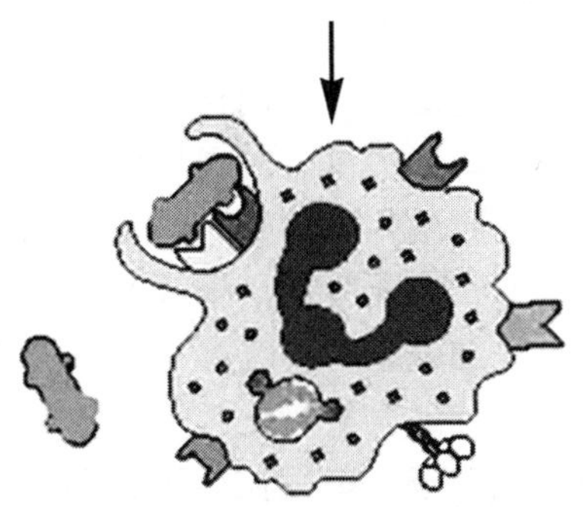

中性粒细胞吞噬和消化与之结合的细菌

图 10－2　中性粒细胞对侵入的病原体发挥吞噬、杀伤和清除作用

单核细胞在分化成巨噬细胞的过程中，细胞的形态和功能都会发生较大变化，主要表现为体积增大数倍、细胞器的数量增加、产生更多的水解酶和大量可溶性因子、吞噬能力增强。巨噬细胞几乎分布于机体的各种组织中，像中性粒细胞一样，能对感染作出迅速反应，且持续的时间更长，是天然免疫后期的主要效应细胞。与此同时还能加工处理和提呈抗原，启动适应性免疫应答。

巨噬细胞表达多种能够识别病原微生物某些共有特定结构的受体（图 10－3），在其发挥功能的过程中起重要作用。这些受体主要包括：①甘露糖受体（mannose receptor，MR）：能识别与结合广泛存在于病原微生物细胞壁糖蛋白和糖脂组分中的末端甘露糖和岩藻糖残基，介导吞噬或胞饮作用。②清道夫受体（scavenger receptor，SR）：可识别乙酰化低密度脂蛋白、G^- 菌脂多糖（LPS）、G^+ 菌磷壁酸及磷脂酰丝氨酸（凋亡细胞的标志），参与对某些细菌、衰老红细胞和凋亡细胞的清除。③CD14：以跨模型和可溶性两种形式存在，均可识别、结合 LPS 或 LPS 结合蛋白（LPS-binding protein，LBP）复合物，介导 LPS 所致的细胞反应，在 LPS 性炎性反应、内毒素休克等病理反应中起重要作用。

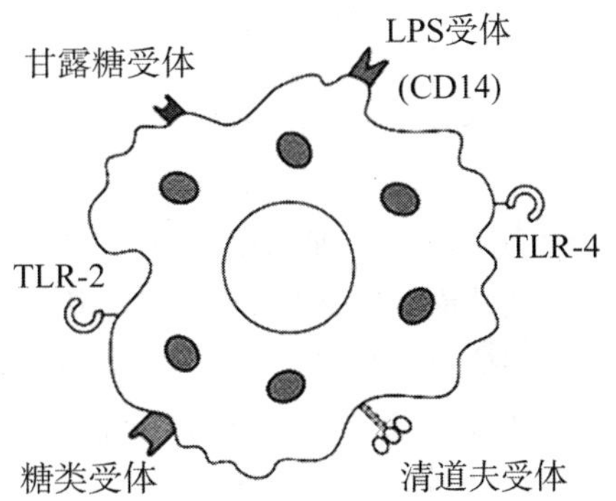

图 10－3　巨噬细胞表达多种能够识别病原体的受体

④Toll样受体（Toll like receptor，TLR）：是一组表达于细胞膜上或细胞器膜上的受体，主要识别病原微生物表面某些共有的特定结构和细胞质中病毒双/单链 RNA 以及细胞质中的细菌或病毒非甲基化 CpG DNA，触发相应的信号传导途径，诱导促炎性细胞因子和Ⅰ型干扰素等的产生。表达于巨噬细胞表面的 TLR 主要有 TLR2 和 TLR4，前者主要识别 G^+ 菌的肽聚糖和磷壁酸，某些细菌和支原体的脂蛋白和脂肽（lipopeptide）等；后者主要识别 G^- 菌的脂多糖，G^+ 菌的磷壁酸和热休克蛋白 60（HSP60）。⑤调理性受体：包括 IgG Fc 受体（FcγR）和补体受体（C3bR/C4bR）。前者通过与结合了病原体表面特异性抗原表位的抗体 IgG 的 Fc 段结合，介导促吞噬作用［图 3－9（1）］；后者通过与病原体表面附着的 C3b、C4b 结合，促进吞噬作用（图 4－9）。

巨噬细胞的主要生物学活性包括：①吞噬、杀伤病原体。巨噬细胞借助表面的受体能与不同的病原微生物和其他抗原性异物结合，从而将其吞噬，再经过氧依赖和非氧依赖途径杀伤这些外来物质。②消化清除与抗原提呈。巨噬细胞的吞噬溶酶体内存在着多种水解酶，可进一步消化、降解被杀伤的病原微生物。这些产物大部分通过胞吐作用排出胞外，一部分被加工处理为抗原肽，与 MHC 结合后提呈给 T 淋巴细胞，启动适应性免疫应答，因此巨噬细胞也是三种专职抗原提呈细胞之一。③参与炎性反应。巨噬细胞能迅速被募集到感染部位，被病原微生物激活后，分泌大量趋化因子如 MIP－1、MCP－1 和 IL－8 等。这些趋化因子进一步募集更多的巨噬细胞、中性粒细胞和淋巴细胞，发挥抗感染作用。另外，活化的巨噬细胞还分泌大量促炎性细胞因子如 IL－1、TNF－a 和 IL－6，以及其他炎性介质如白三烯、前列腺素、血小板活化因子等，促进炎性反应的发生。④抗肿瘤、抗病毒作用。活化的巨噬细胞表面膜受体将明显上调，胞内溶酶体的数目和各种水解酶的浓度增高，并分泌大量 IFN－α。由此可以直接杀伤肿瘤细胞和病毒感染的细胞。在特异性抗体的参与下，还可通过 ADCC 机制杀伤靶细胞。⑤免疫调节作用。巨噬细胞是最重要的细胞因子分泌细胞之一，活化的巨噬细胞通过产生和分泌各种细胞因子参与免疫调节。还通过提呈抗原产生补体系统分子及凝血因子、组织修复因子，以及产生某些神经肽及激素等发挥调节作用。

（二）NK 细胞

1. 来源分布及特征

NK（natural killer）细胞是淋巴细胞的一类，来自于骨髓淋巴样干细胞，比 T、B 淋巴细胞体积大，细胞质中有许多颗粒，因而也被称为“大颗粒淋巴细胞”。NK 细胞主要分布在外周血和脾脏，其他组织中也少量存在。NK 细胞不表达像免疫球蛋白或 T 细胞受体样的抗原识别受体。与 T、B 细胞相比，NK 细胞表面标志的特异性是相对的，目前将 $CD3^-CD56^+CD16^+$ 淋巴样细胞鉴定为 NK 细胞。

2. 生物学作用

NK 细胞无需抗原预先致敏就可直接杀伤某些靶细胞。由于 NK 细胞的杀伤活性无 MHC 限制，不依赖抗体，因此称为自然杀伤活性。NK 细胞作用于靶细胞后杀伤作用出现早，是机体早期抵抗病毒感染的重要成分（图 10－4）。

NK 细胞的靶细胞主要有某些肿瘤细胞、病毒感染细胞、某些自身组织细胞、寄生虫等，因此，NK 细胞是机体抗肿瘤、抗感染的重要免疫因素，也参与Ⅱ型超敏反应和移植

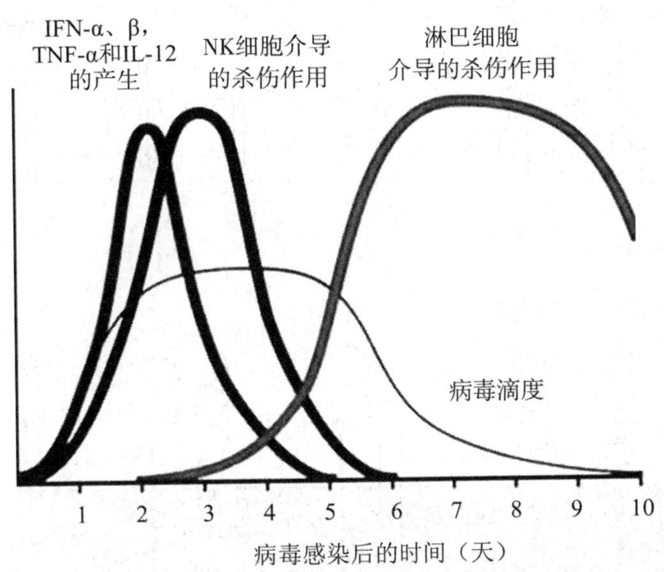

图 10－4　NK 细胞是机体早期抵抗病毒感染的成分

物抗宿主反应。NK 细胞主要通过释放穿孔素和颗粒酶来引起靶细胞溶解或通过 Fas－FasL途径、TNF－α/TNFR－Ⅰ途径介导靶细胞凋亡（类似细胞毒性 T 淋巴细胞－CTL的杀伤机制，见图 11－16）。此外，NK 细胞也可通过 ADCC 效应杀伤溶解特异性 IgG 包被的靶细胞［图 3－9（2）］。活化的 NK 细胞还可合成和分泌多种细胞因子，发挥免疫调节和造血作用。

3. NK 细胞功能的调节

NK 细胞可以杀伤某些病毒感染细胞和肿瘤细胞，但对正常细胞无杀伤作用，这说明它们具有识别正常自身组织和异常组织的能力。研究表明，这种识别能力受其表面受体的调节。NK 细胞表面的识别受体远较 T、B 细胞表面的 TCR、BCR 复杂，迄今为止已发现有数十种之多。

根据其识别的靶分子可分为识别 MHCⅠ类分子和识别非 MHCⅠ类分子的受体。

（1）识别 MHCⅠ类分子的受体：由结构不同的两个家族分子组成。一个称为杀伤细胞免疫球蛋白样受体（killer immunoglobulin-like receptor，KIR），属免疫球蛋白超家族，为Ⅰ型膜蛋白，其胞外段含有可识别 MHCⅠ类分子的结构域，又分为低分子质量的 KIR2D 和高分子质量的 KIR3D。其中某些受体细胞质区较长，含免疫受体酪氨酸抑制基序（ITIM），称为 KIR2DL 和 KIR3DL，可转导抑制信号。而某些受体细胞质区较短，不具信号传导功能，称为 KIR2DS 和 KIR3DS。它们与细胞质区含免疫受体酪氨酸活化基序（ITAM）的 DAP12 的同源二聚体分子非共价结合，因而获得转导活化信号（图 10－5）。另一个称为杀伤细胞凝集素样受体（killer lectin-like receptor，KLR），属 C 型凝集素家族成员，为Ⅱ型膜蛋白，由 CD94 和 C 型凝集素家族不同成员以二硫键结合而成。CD94/NKG2A和 CD94/NKG2B 的胞外段均有可识别 MHCⅠ类分子的结构域（图 10－

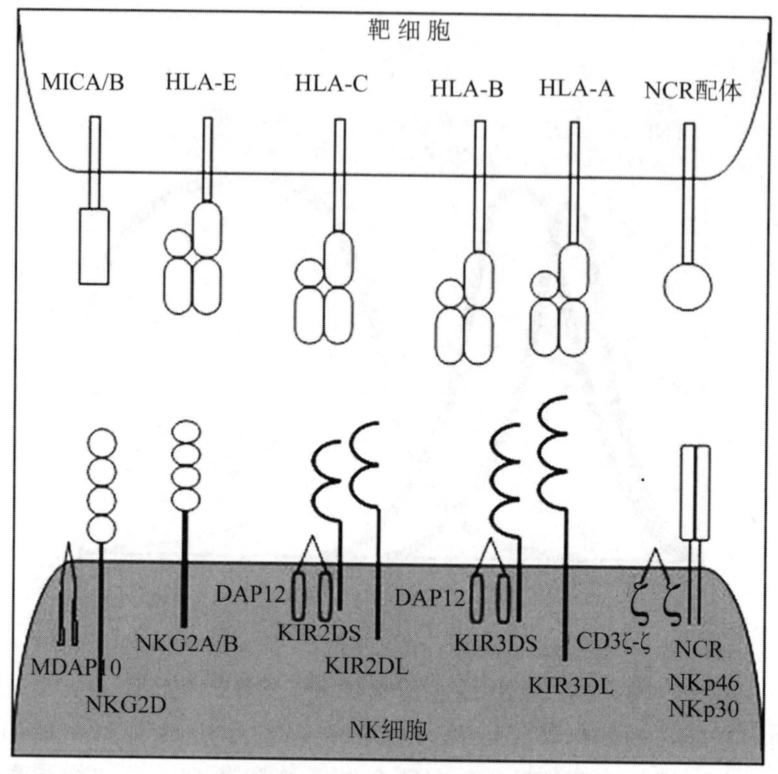

图 10－5　NK 细胞表面受体及其配体

5)，其中 NKG2A 和 NKG2B 分子细胞质区有 2 个 ITIM，可转导抑制信号。CD94/NKG2C与 KIR2DS 和 KIR3DS 一样，细胞质区较短，不具有信号传导功能，但能与 DAP12 结合，获得转导活化信号的功能。

(2) 识别非 MHC Ⅰ类分子的受体：为活化性受体，能识别靶细胞表面非 MHC Ⅰ类配体分子，是具有自然细胞毒作用的受体，主要包括自然细胞毒性受体（natural cytotoxicity receptor，NCR）和 NKG2D 等（图 10－5）。

NCR 是 NK 细胞表面的主要活化性受体，其配体目前尚不十分明确。NCR 主要包括 NKp46、NKp30 和 NKp44。NKp46 和 NKp30 表达于不同分化阶段的 NK 细胞表面，它们的细胞质区较短，可通过与其相连的细胞质区含 ITAM 的 CD3ξ－ξ 同源二聚体分子获得转导活化信号的功能。NKp44 表达于活化的 NK 细胞表面，是活化 NK 细胞的特殊标志，它的细胞质区也不含 ITAM，通过 DAP12 转导活化信号。

NKG2D 是前述 NKG2 家族的成员，但与该家族其他成员同源性较低，也不与 CD94 结合，主要表达于 NK 细胞和 γδT 细胞表面。其细胞质区不具备信号传导功能，而借助与之相连的 MDAP10 同源二聚体转导活化信号。配体是主要表达于乳腺癌、卵巢癌、结肠癌等肿瘤细胞表面的 MHC Ⅰ类分子相关的 A/B 分子（MICA、MICB），因此 NK 细胞可借助 NKG2D 结合与杀伤某些肿瘤细胞。

（三）NKT细胞

1984年，Hercend等发现体内有少许T细胞表面能表达NK细胞特有的标志，这部分细胞被称为自然杀伤T细胞（natural killer T cell），简称为NKT细胞（NKTC）。NKTC在体内的数量很少，主要分布在细胞分化增殖旺盛、组织更新再生迅速的组织中（肝脏和骨髓），表面主要标志为NK1.1、TCR、CD3（图10－6）。它种类复杂、功能多样，在固有免疫和适应性免疫应答间起桥梁作用。其主要功能为细胞毒作用（NKTC活化后具有NK细胞样细胞毒活性，可溶解NK细胞敏感的靶细胞）和免疫调节作用（可分泌IL－4和IFN－γ等细胞因子和多种趋化因子），参与体内免疫调节、维持免疫稳定，能防止母体妊娠时对胎儿的免疫排斥，防止自身免疫性疾病的发生，并在抗感染免疫、抗肿瘤免疫及防止器官移植排斥中发挥作用。

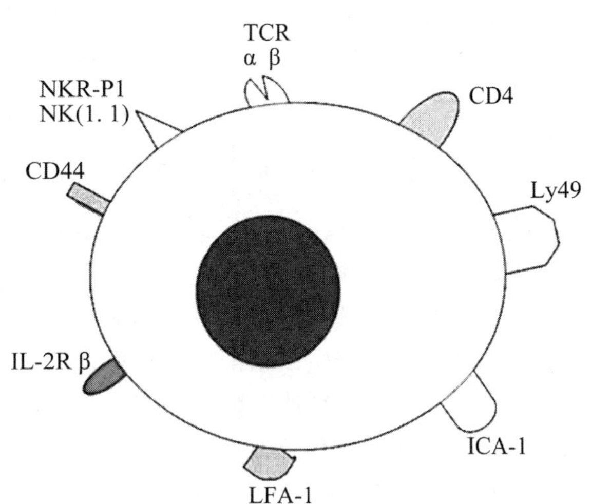

图10－6　NKT细胞的表面标志

（四）γδT细胞

T细胞表达不同类型的T细胞抗原识别受体（TCR），根据组成TCR的多肽链，可将TCR分为TCRαβ和TCRγδ两种不同类型，表达TCRγδ的T细胞称为γδT细胞。γδT细胞是上皮细胞间淋巴细胞（intraepithelial lymphocytes，IEL）的重要组成成分。在人类肠黏膜IEL中，γδT细胞约占10%～37%，而在外周血中仅占$CD3^+$ T细胞的1%～5%。这种分布提示γδT细胞可能在黏膜免疫中起重要作用。

活化的γδT细胞具有多种生物学功能，既可以直接杀死特殊靶细胞，表现出CTL活性，又可分泌细胞因子，协调免疫反应，表现出Th活性。由于γδT细胞灵活的细胞功能和独特的抗原识别谱，它在机体的免疫应答和免疫监视中起着不可或缺的作用。

（五）B1细胞

B细胞分为B1和B2两个亚群，后者参与体液免疫应答，而前者属于非特异性免疫细胞。B1细胞在个体发育过程中出现较早，其发生和分化与胎肝密切相关。B1细胞主要分布在胸膜腔、腹膜腔、肠壁固有层和脾的边缘地带，是具有自我更新能力的长寿B细胞。其表面标记大多为$CD5^+$、$CD11^+$、$CD23^-$、$mIgM^+$，即使成熟时也不表达mIgD。B1细胞抗原识别谱较窄，主要是某些细菌表面共有的TI－2型多糖抗原，G^-菌表面共有的TI－1型多糖抗原（如LPS）和某些自身抗原（如变性Ig、ssDNA）。B1细胞可通过表面抗原受体直接与相应多糖抗原交联而被激活，产生以IgM为主的低亲和力抗体，但不产生类别转换，无免疫记忆。

（六）树突状细胞

树突状细胞（dendritic cells，DC）是目前所知的体内功能最强的专职抗原提呈细胞，可有效刺激初始淋巴细胞的活化，从而将固有免疫和适应性免疫有机联系起来（详见第九章）。

（七）嗜酸性粒细胞、嗜碱性粒细胞和肥大细胞

嗜酸性粒细胞（eosinophil，E）主要分布于呼吸道、消化道和泌尿生殖道黏膜组织中，因内含嗜酸性颗粒而得名。颗粒中含有多种酶类，如碱性蛋白、过氧化物酶、酸性磷酸酶、组胺酶、芳基硫酸酯酶、磷脂酶 D 等。嗜酸性粒细胞能做变形运动，并具有趋化性，在超敏反应和寄生虫感染时，募集到炎症或感染部位。嗜酸性粒细胞能借助抗体与某些寄生虫表面结合，释放颗粒内物质，杀灭寄生虫，能释放组胺酶灭活组胺，减弱Ⅰ型超敏反应。故而嗜酸性粒细胞具有抗过敏和抗寄生虫作用。

嗜碱性粒细胞（basophil，B）是正常人外周血中含量最少的白细胞。成熟嗜碱性粒细胞存在于血液中，只有在炎症时受趋化因子作用才迁移出血管外。嗜碱性粒细胞表达高亲和力 IgE Fc 受体，参与Ⅰ型超敏反应。变应原与结合在嗜碱性粒细胞表面 FcεRⅠ上的特异性 IgE 抗体结合，导致 FcεRⅠ交联，触发细胞脱颗粒，释放各种生物活性介质，在Ⅰ型超敏反应中发挥重要作用。嗜碱性粒细胞还参与机体抗寄生虫免疫应答及抗肿瘤免疫应答。

肥大细胞（mast cell）与嗜碱性粒细胞在形态上相似，但属于不同的细胞谱系，主要存在于黏膜和结缔组织，而不存在于血液循环中。其表面表达高亲和力 IgE Fc 受体，参与Ⅰ型超敏反应。此外还具有吞噬功能，还分泌多种细胞因子参与免疫调节。

第二节　固有免疫应答

一、固有免疫识别的模式

固有免疫识别的对象也是和宿主一起进化的。在进化过程中，固有免疫系统形成了一种识别病原微生物及其产物的保守结构的识别方式，这种保守结构称为病原相关分子模式（pathogen associated molecular pattern，PAMP），相应的识别受体称为模式识别受体（pattern recognition receptor，PRR）。PAMP 的主要特征是：只为病原微生物所具有，宿主通过 PRR 对它的识别而实现对自体和异体的区别；在分子组成和构型上保守并且为微生物生存所必需，它的突变对微生物来说是致死的或能极大降低其适应性；通常为许多微生物所共有，宿主可以通过有限的几类自身编码的 PRR 来识别很多种类的病原微生物；通常是某一类微生物的分子标志，对于宿主不仅仅是感染信号，宿主还可以通过对它的识别确定是哪类病原微生物感染，从而使宿主的免疫应答更加有效和有针对性。

细胞表面的膜型 PRR 包括甘露糖受体（MR）、清道夫受体（SR）、多数 Toll 样受体（TLR）和磷脂酰丝氨酸受体（PSR）等。部分 PRR 存在于血清和体液中，称为可溶性

PRR，包括甘露聚糖结合凝集素（MBL）、C－反应蛋白（CRP），能够分别与病原微生物表面的甘露糖残基和磷酸胆碱结合，促进调理吞噬，活化补体介导的溶菌机制。LPS结合蛋白（LBP）能识别G^-菌胞壁LPS，并传递应答信号。细胞质型PRR包括TLR家族中的TLR3、TLR7/TLR8和TLR9，以及NLR家族的所有成员（表10－3）。

表10－3 部分PRR和他们的配体PAMP

PRR	配体	配体来源
模型PRR		
甘露糖受体（MR）	甘露糖富集的寡糖	微生物
清道夫受体（SR）	细菌表面成分	G^+/G^-菌
TLR2/TLR1或TLR6	细菌脂蛋白（BLP）	细菌
	肽聚糖（PGN）	G^+菌
	脂磷壁酸（LTA）	G^+菌
	可溶型结核因子（STF）	分枝杆菌
	膜孔蛋白	奈瑟菌属细菌
	酵母多糖	真菌
	非典型LPS	肾脏钩端螺旋体
	热休克蛋白（HSP70）	宿主
TLR4/CD14/MD－2复合物	LPS	G^-菌
	透明质酸寡糖	宿主
	硫酸乙酰肝素多糖片段	宿主
	血纤维蛋白原	宿主
	呼吸道合胞病毒融合蛋白	呼吸道合胞病毒（RVS）
	热休克蛋白60（HSP60）	宿主及肺炎衣原体
	热休克蛋白70（HSP70）	宿主
TLR5	鞭毛蛋白	G^-菌
胞内型PRR		
TLR3	双链RNA（dsRNA）	病毒
	聚肌胞苷酸［poly（I∶C）］	人工合成
	mRNA	宿主
TLR7/TLR8	咪唑喹啉/咪喹莫特（Imiquimod）	人工合成
	咪唑醌醇/R2848	人工合成
	单链RNA（ssRNA）	非病毒或病毒性RNA
TLR9	非甲基化CpG DNA	细菌或合成（CpG ODN）
分泌型		
甘露聚糖结合凝集素（MBL）	甘露糖富集的寡糖	微生物
C－反应蛋白（CRP）	磷酰胆碱	细菌细胞壁
LPS结合蛋白（LBP）	LPS	G^-菌

TLRs是目前研究最多的PRR。TLR最初是在果蝇中发现的一种膜蛋白，称为Toll蛋白，是果蝇天然免疫的重要因子。近年来在哺乳动物体内发现了与Toll蛋白功能类似的一类蛋白，称为Toll样受体（Toll like receptors，TLRs）。现已发现人类的TLRs有11个，小鼠的有9个，均属于PRRs，结构上具有高度同源性（图10-7）。

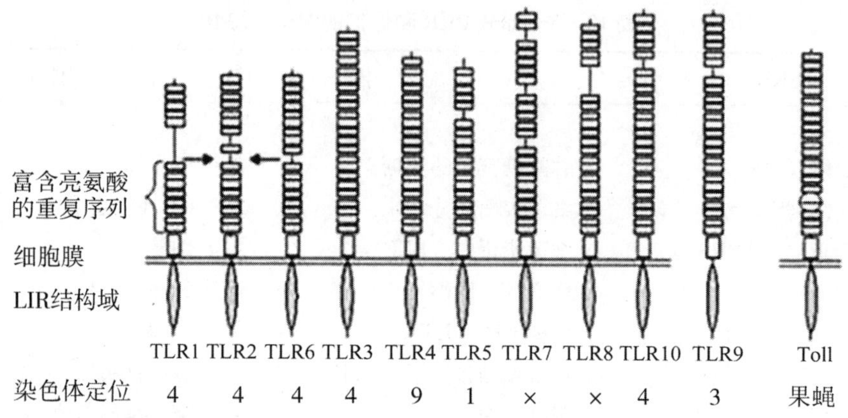

图10-7　Toll样受体家族成员，均属于PRR，结构上具有高度同源性

TLRs的组织细胞分布十分广泛，包括DC、单核细胞、巨噬细胞和B细胞等APC，以及上皮细胞、肥大细胞、成纤维细胞等。每种细胞所表达TLR的种类有所不同。TLRs可单独、相互组合或依赖其他辅助蛋白而识别不同的配体。通过MyD88依赖性（也有非依赖性）途径，激活细胞内NF-κB信号通路，诱导某些免疫分子和炎性细胞因子（IL-1、IL-8及TNF-α等）的产生，进而发挥相应的生物学效应，在清除病原体及炎性反应中发挥重要作用（图10-8）。

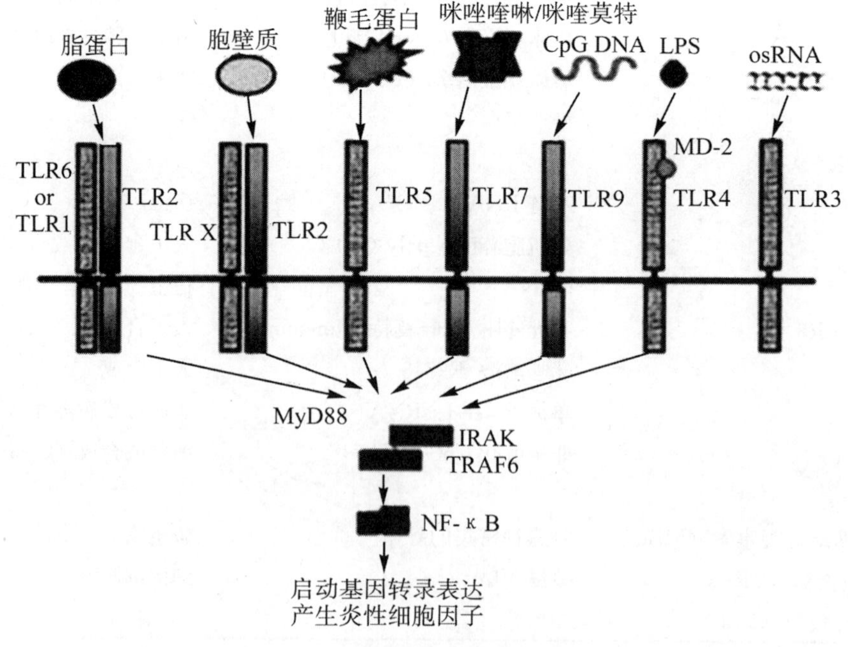

图10-8　TLRs的信号传导途径

二、固有免疫应答的时相

初次感染时，固有免疫应答可分为以下三个时相：

（一）瞬时固有免疫应答阶段

瞬时固有免疫应答发生于感染 4 小时之内。皮肤黏膜及其分泌液中的抗菌物质和正常菌群作为体表屏障，可阻挡外界病原体的入侵以及对上皮细胞的黏附，具有瞬时免疫效应。当少量病原体突破机体的屏障结构进入皮肤或黏膜下组织后，可被局部存在的巨噬细胞和来自周围血管的中性粒细胞迅速吞噬清除。有些病原体如 G^- 菌可通过直接激活补体旁路途径而被溶解破坏。补体活化产物 C3b/C4b 可介导调理作用，显著增强吞噬细胞的吞噬杀菌能力。C3a/C5a 可直接作用于肥大细胞，使之脱颗粒释放组胺、白三烯和前列腺素 D2 等血管活性物质和炎性介质，导致局部血管通透性增加。中性粒细胞是机体抗细菌、抗真菌感染的主要效应细胞，中性粒细胞浸润是细菌感染性炎性反应的重要特征。在感染局部产生的促炎细胞因子和其他炎性介质作用下，局部血管内的中性粒细胞可被活化，并迅速穿过血管内皮进入感染部位，发挥强大的吞噬杀菌效应。通常绝大多数病原体感染终止于此时相。

（二）早期固有免疫应答阶段

早期固有免疫应答发生于感染后 4 小时～96 小时。此时，在某些细菌成分如 LPS 和细胞因子如 IFN－γ、MIP－1α 和 GM－CSF 等的作用下，感染组织周围的巨噬细胞被募集到炎症部位，并被活化，以增强局部抗感染免疫应答能力。同时，活化的巨噬细胞又可产生大量的促炎因子和其他炎性介质如白三烯、前列腺素和血小板活化因子等，进一步增强扩大机体固有免疫应答能力和炎性反应。此外，B1 细胞接受某些细菌共有多糖抗原如 LPS、荚膜多糖等刺激后，可在 48 小时内产生相应的以 IgM 为主的抗菌抗体，在血清补体协同作用下，可对少数进入血流的表达上述多糖抗原的病原体产生杀伤溶解作用。NK、γδT、NKT 细胞则可对某些病毒感染和胞内寄生菌感染细胞产生杀伤破坏作用，在早期固有免疫应答阶段发挥作用。

（三）适应性免疫应答诱导阶段

该阶段发生于感染 96 小时之后。此时，活化的巨噬细胞和 DC 作为专职 APC 可将摄入的外源性抗原或内源性抗原加工处理为具有免疫原性的小分子多肽，并以抗原肽－MHC 分子复合物形式表达于细胞表面，同时表面协同刺激分子表达上调，为适应性免疫应答的启动做好准备。然后经淋巴、血液循环进入外周免疫器官，通过与抗原特异性淋巴细胞之间相互作用，诱导特异性免疫应答的产生。

三、固有免疫的生物学意义

（一）固有免疫是机体抗感染的第一道防线

固有免疫的屏障结构可以初步将病原微生物阻挡于体外。固有免疫的细胞和分子在机体内分布广泛，能及时有效地识别“自己”与“非己”。固有免疫应答的启动和作用都非常快，可在接触病原体开始到接触后 96 小时发挥作用。此时适应性免疫应答尚未形成。因此固有免疫在抵御细菌、病毒和寄生虫感染，尤其是早期感染中具有重要作用。

（二）固有免疫细胞的抗肿瘤作用

多数固有免疫细胞都具有一定的抗肿瘤效应。激活的巨噬细胞可直接对病变的细胞进行清除，还可以通过 TNF-α 诱导靶细胞的凋亡。NK 细胞分布广泛，可以 MHC 非限制性的方式杀伤肿瘤细胞，而 NKT 细胞和 γδT 细胞也被认为可以监视恶性肿瘤的发生。中性粒细胞也可参与对肿瘤细胞的攻击。

（三）固有免疫应答在适应性免疫应答中发挥作用

1. 固有免疫应答启动适应性免疫应答

巨噬细胞作为重要的固有免疫细胞，在吞噬杀伤和清除病原微生物的同时，也启动了抗原加工与提呈程序。巨噬细胞还通过表面的模式识别受体（PRR）识别结合病原微生物，其表面的协同刺激分子 B7 和 ICAM 等表达增加，结合 T 细胞表面的协同刺激分子受体（CD28、LFA-1），为 T 细胞活化提供第二信号。在上述两种信号作用下，T 细胞被活化并启动适应性免疫应答。DC 也可摄取处理病原微生物及其组成成分，提呈抗原，活化 T 细胞应答。

2. 固有免疫应答影响适应性免疫应答的类型

不同的固有免疫细胞通过表面 PRR 接受不同配体分子刺激后，可产生不同的细胞因子。这些细胞因子可调节适应性免疫细胞的分化方向，从而决定适应性免疫应答的类型。

3. 固有免疫应答协助适应性免疫应答发挥免疫效应

B 细胞分化为浆细胞后，通过分泌抗体产生免疫效应。但抗体本身不能直接杀菌、清除病原体，只有在固有免疫细胞和分子的协助下，通过调理吞噬、ADCC 等机制，才能有效杀伤和清除病原体。

$CD4^+$ Th1 细胞通过分泌多种细胞因子产生细胞免疫效应。其中多数细胞因子是通过活化吞噬细胞和 NK 细胞，使其吞噬杀伤功能增强而有效清除入侵的病原体。

固有免疫应答和适应性免疫应答的主要特点见表 10-4。

表 10－4　固有免疫应答和适应性免疫应答的主要特点

特　　点	固有免疫应答	适应性免疫应答
主要参与细胞	吞噬细胞、NK、DC、NKT、γδT、B1 细胞	αβT、B2 细胞、APC
主要参与分子	补体、细胞因子、抗微生物肽、溶菌酶等	特异性抗体
作用时相	即刻至 96 小时	96 小时后启动
识别受体	PRR，种系基因直接编码，较少多样性	特异性抗原识别受体，种系基因片段发生重排，具有高度多样性
识别特点	直接识别病原体某些共有、高度保守的分子结构，具有识别异己的能力	T 细胞识别 APC 提呈的抗原肽－MHC 复合物；B 细胞直接识别抗原表位，具有高度特异性
作用特点	不经克隆扩增和分化，迅速产生免疫作用，没有免疫记忆功能	经克隆扩增和分化，成为效应细胞后发挥作用，具有免疫记忆功能
维持时间	较短	较长

（罗志娟）

第十一章　适应性免疫应答

适应性免疫应答是机体免疫功能的重要方面，与固有免疫应答相互协作、相互促进，共同完成机体的免疫功能。与固有免疫应答不同，适应性免疫应答是机体接触特定抗原（抗原决定基）而产生的免疫反应，具有特异性、记忆性和可转移性三大特点。适应性免疫应答虽然作用缓慢但免疫效应却非常强大、持久，是免疫应答的主力军。

第一节　概　述

高等动物体内存在结构复杂的免疫系统。它是机体执行免疫应答的物质基础，具有识别“自己”与“非己”的特性，对“非己”抗原成分，如入侵的病原体、自身衰老细胞或突变产生的肿瘤细胞等进行破坏和排斥（正免疫应答），而对“自己”即自身正常的组织细胞则产生免疫耐受（负免疫应答），以维持机体内环境的稳定，实现免疫防御、免疫自稳和免疫监视三大功能。免疫系统正是通过免疫细胞识别抗原、产生免疫应答来实现其免疫功能的。免疫应答（immune response）是指机体的免疫细胞对抗原进行识别，发生活化、增殖、分化或失能、凋亡，进而表现出一系列生物学效应（对“非己”抗原进行清除，对“自己”成分产生耐受）的全过程。

一、免疫应答的分类

（一）根据免疫应答的特性分类

1. 固有免疫应答

固有免疫应答（innate immune response）是生物体在长期种系发育和进化过程中逐渐形成的一系列天然防御功能。其与生俱来、受遗传因素控制、作用广泛，故又称为天然免疫（natural immunity）。

2. 适应性免疫应答

适应性免疫应答（adaptive immune response）又称获得性免疫应答（acquired immune response）或特异性免疫应答（specific immune response），指淋巴细胞（T、B细胞）接受抗原刺激，发生活化、增殖与分化，产生抗体或效应T细胞，或发生失能、凋亡，最终对“非己”抗原进行清除和排斥，对“自己”成分产生耐受作用的整个过程。其中，由T细胞介导的免疫应答称为细胞免疫应答（cellular immunity），由B细胞介导的免疫应答称为体液免疫应答（humoral immunity）。

（二）根据免疫应答产生的效应分类

1. 正免疫应答

正免疫应答指 T 细胞或 B 细胞接受抗原刺激后，发生活化、增殖、分化，形成效应细胞和记忆细胞，产生效应分子，清除抗原的过程。典型的例子是机体对病原微生物的抗感染免疫。

2. 负免疫应答

负免疫应答指受到抗原刺激的 T 细胞或 B 细胞停止在活化阶段，不发生增殖、分化，不产生效应细胞、记忆细胞或效应分子的过程，也称为外周耐受。典型的例子是机体正常生理情况下对自身成分的耐受。

（三）根据应答对机体的影响分类

1. 正常免疫应答

正常免疫应答即生理性免疫应答，指免疫系统接受抗原刺激后，对“非己”抗原进行清除和排斥，对自身成分产生免疫耐受的过程，包括正免疫应答和负免疫应答，如抗感染免疫、抗肿瘤免疫和自身免疫耐受等。

2. 异常免疫应答

异常免疫应答即病理性免疫应答，指机体正常免疫应答过强、过弱或对自身成分产生正应答，往往导致免疫损伤。如正应答过强可能导致超敏反应，过弱可引起免疫功能低下或免疫缺陷，甚至导致严重的感染或肿瘤发生。而对自身成分的正应答可导致自身免疫甚至自身免疫性疾病的发生。

二、免疫应答的物质基础和发生场所

免疫系统是免疫应答的物质基础，免疫系统通过免疫应答发挥排除异己、维持内环境稳定的功能。淋巴细胞是免疫应答的执行者，其在中枢免疫器官内发育成熟后迁移到淋巴结、脾脏和黏膜相关淋巴组织等外周淋巴器官，并参与淋巴细胞再循环。不同的淋巴细胞克隆随时准备识别相应的抗原，从而产生相应的免疫应答。抗原提呈细胞（APC）通过不同的方式捕获抗原，并将抗原集中于外周淋巴器官，供 T、B 淋巴细胞识别。因此，外周淋巴器官是适应性免疫应答发生的主要场所。在外周淋巴器官内，淋巴细胞与 APC 之间、T 细胞与 B 细胞之间的相互作用和彼此协作是适应性免疫应答发生的主要环节。

成熟的淋巴细胞离开骨髓或胸腺后，经血液进入外周淋巴器官，在毛细血管后微静脉内穿过高柱状内皮细胞，分别进入 T 细胞区和 B 细胞区定居，并通过血液和淋巴液不断地在全身外周淋巴器官中再循环。每小时内，全身淋巴细胞库中有 1%～2%的淋巴细胞进入再循环，在 24 小时～48 小时，所有淋巴细胞均有可能经过某一特定的外周淋巴器官。这种淋巴细胞再循环可使大量的 T、B 细胞有机会到达任何一个捕获了抗原的淋巴结内，以识别被 APC 提呈的抗原。这一点对于淋巴细胞特别重要，因为体内 T、B 细胞的抗原受体（TCR/BCR）在细胞膜上都是呈克隆性分布，淋巴细胞库中只有极少量的淋巴细胞具有识别某一特定抗原的相应受体。因此，淋巴细胞只有通过不断的循环，才有可能接触到相应抗原，并发生特异性识别，从而产生对该抗原的免疫应答。同时，再循环的B细胞必须穿越T细胞区才能到达淋巴滤泡，这对于完成T、B细胞的相互作用十分重要。

因此，摄取了抗原的APC在外周淋巴器官中聚集，以及淋巴细胞在全身淋巴器官中再循环这两种机制，为淋巴细胞接触和识别相应抗原提供了保障。识别了抗原的淋巴细胞在外周淋巴器官中活化、增殖、分化成效应细胞。效应T细胞又能够离开淋巴器官到达抗原入侵局部，浆细胞产生的抗体亦可经血液到达全身各部位，发挥清除抗原的作用。免疫应答的效应阶段在淋巴器官外进行，能保证有效清除进入体内不同部位的抗原。

三、适应性免疫应答过程

适应性免疫应答是十分复杂的过程。无论是体液免疫还是细胞免疫都是由多种细胞间相互作用的结果，包括多种膜分子间的相互识别、结合，多种信号的传导等一系列复杂事件的发生，整个过程可以分为3个阶段（图11-1）。

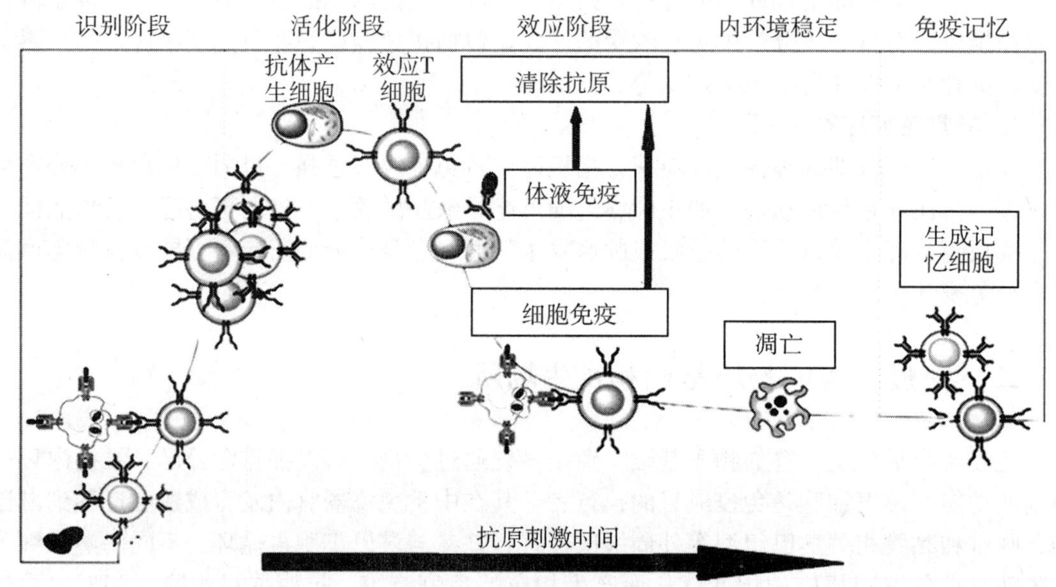

图11-1 适应性免疫应答的过程

（一）淋巴细胞对抗原的识别阶段

淋巴细胞对抗原的识别阶段从抗原进入机体与淋巴细胞相遇开始，到淋巴细胞对抗原完成识别结束，包括APC对抗原的摄取、加工处理和抗原提呈，以及T、B细胞对抗原的识别。这一过程由APC、淋巴细胞参与完成，是适应性免疫应答的启动阶段。

（二）淋巴细胞的活化、增殖和分化阶段

淋巴细胞的活化、增殖和分化阶段包括T、B细胞特异性抗原受体（TCR/BCR）的交联、膜信号的产生与传导、细胞增殖与分化，以及生物活性介质的合成与释放。这一阶

段主要由 T、B 细胞完成。

（三）效应阶段

效应阶段是效应 T 细胞和效应分子（抗体）发挥作用的阶段。在效应阶段，往往有固有免疫组成细胞（如巨噬细胞、NK 细胞等）及分子（如补体、细胞因子等）的参与，它们与效应 T 细胞及抗体相互协作，对抗原进行清除。

四、适应性免疫应答的特点

机体通过适应性免疫和固有免疫共同完成免疫防御、免疫自稳和免疫监视三大功能。固有免疫可在清除抗原的早期发挥直接、快速的作用，而适应性免疫可在清除抗原的中、后期和防止抗原再次入侵的过程中发挥强大而持久的作用。两者相辅相成，共同完成免疫功能。与固有免疫相比，适应性免疫具有特异性、记忆性和可转移性三大特点。

（一）特异性

适应性免疫应答具有高度的特异性，因此又称为特异性免疫应答。这种特异性是通过 T、B 细胞表面的抗原受体 TCR、BCR 来实现的。TCR、BCR 是淋巴细胞上专门负责识别抗原的膜分子，能分别识别抗原分子中的 T 细胞表位和 B 细胞表位。淋巴细胞在发育过程中形成多种多样、数目众多的淋巴细胞克隆，组成淋巴细胞库。其中每一种淋巴细胞克隆只表达一种特异性抗原受体，只能识别一种抗原表位。因此，当某种抗原侵入机体时，只能选择性活化带有相应抗原受体的淋巴细胞，这就保证了适应性免疫的高度特异性，即一种淋巴细胞只能识别带有某种表位的抗原，只产生针对该抗原表位的效应细胞或效应分子。

（二）记忆性

免疫记忆（immunological memory）是指免疫细胞在初次接触特异性抗原后，活化的 T、B 细胞除可分化为效应细胞外，其中少数还可分化为记忆细胞，保存免疫信息，并在体内长期循环。当相同抗原再次进入机体时，这些记忆细胞将迅速活化、分化为新的效应细胞，从而产生更快、更强、更高效的再次应答。根据 T、B 淋巴细胞对曾经侵犯过机体的抗原具有免疫记忆能力的基本原理，给机体多次接种采用病原微生物制备的疫苗，可人为地诱导 T、B 淋巴细胞产生免疫记忆，特异性地增强机体抵抗相应病原微生物的免疫力，起到预防传染性疾病的作用。

（三）可转移性

适应性免疫可通过转输免疫活性细胞或抗体，在不同个体间进行转移。将免疫活性细胞或抗体输入其他个体，可使这些个体获得相应免疫力。适应性免疫的这一作用特点已被广泛用于多种临床疾病的治疗和预防。

第二节　T细胞介导的细胞免疫应答

T细胞根据膜表面表达的TCR的表现型，分为两大亚群：TCRαβ T细胞和TCRγδ T细胞。TCRγδ T细胞在机体内数量少，在固有免疫中发挥功能（详见第十章）；TCRαβ T细胞数量众多，介导细胞免疫应答发生。因此，本节T细胞若无特殊说明，均代表TCRαβ T细胞。

T细胞在抗原刺激和其他辅助因素作用下，发生活化、增殖，分化为效应性T细胞，并发挥免疫效应的过程称为T细胞介导的细胞免疫应答（T cell mediated cellular immune response），简称细胞免疫。此过程包括三个阶段：①T细胞对抗原的识别；②T细胞的活化、增殖与分化；③效应T细胞发挥效应。在整个细胞免疫应答中，抗原是启动分子，激活免疫系统；T细胞是执行细胞，执行细胞免疫功能；APC是辅助细胞，辅助细胞免疫应答的发生；外周淋巴结是主要的应答场所。

一、T细胞对抗原的识别

T细胞不能识别完整的抗原分子，只能识别抗原分子中的T细胞表位。因此，抗原首先必须经历抗原提呈过程，变成抗原肽片段，并与MHC分子结合，形成抗原肽-MHC复合物，提呈给T细胞，才能被T细胞识别。因此，在T细胞识别抗原的阶段必须有APC的辅助。

（一）APC提呈抗原给T细胞

APC通过吞噬、吞饮及受体介导的内吞等方式捕获抗原。外源性抗原和内源性抗原分别循外源性抗原提呈途径和内源性抗原提呈途径被提呈。一般来说，外源性抗原最终形成外源性抗原肽-MHCⅡ复合物表达于APC表面，提呈给$CD4^+$ T细胞识别；内源性抗原最终形成内源性抗原肽-MHCⅠ复合物表达于APC表面，提呈给$CD8^+$ T细胞识别。

（二）APC与T细胞的相互作用

无论是T细胞对抗原的识别阶段，还是T细胞的活化阶段，都离不开T细胞与APC的相互作用。整个相互作用过程大致可分为非特异性结合和特异性结合两大阶段。

1. T细胞与APC的非特异性结合

在胸腺中发育成熟的初始T细胞（naïve T cell）随血液循环到达外周淋巴器官，开始周而复始的淋巴细胞再循环，随时准备识别特异性抗原。初始T细胞进入淋巴结的副皮质区，与该区域的APC相遇，开始两者的相互作用。最初的接触与结合主要由T细胞表面的黏附分子（如LFA-1、CD2等）和APC表面的相应配体（如ICAM-1、LFA-3等）介导完成。这种结合可逆而短暂，极不稳定，但为T细胞表面TCR提供了特异性识别和结合APC表面抗原肽-MHC复合物的机会。其中绝大部分未遇到特异性抗原的T细胞随即与APC分离，离开外周淋巴器官，继续淋巴细胞再循环。少数T细胞的 TCR 与抗原肽 - MHC复合物发生特异性识别和结合，并进一步与 APC 细胞发生特异性结合（图 11 - 2）。

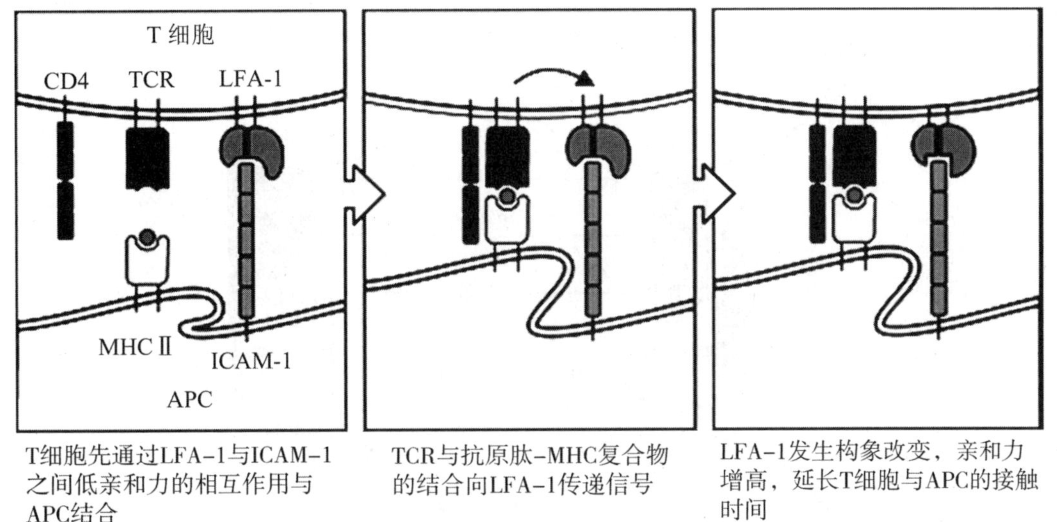

图 11 - 2　T 细胞与 APC 的非特异性结合

2. T 细胞与 APC 的特异性结合

在上述非特异性结合过程中，若 TCR 遭遇特异性抗原肽 - MHC 复合物，将进一步与 APC 发生特异性结合。此阶段最重要的事件是 TCR 对抗原的识别、共受体的辅助作用以及免疫突触的形成。

（1）TCR 对抗原肽的识别：T 细胞 TCR 对抗原肽的识别是双识别。T 细胞在识别抗原肽 - MHC 复合物时，由 TCR 的 Vα 和 Vβ 负责识别，其中 CDR1 区和 CDR2 区识别 MHC 分子的多态性残基，CDR3 区识别抗原肽（图 11 - 3）。这种 TCR 在识别抗原肽的同时必须识别自身 MHC 分子的现象，称为 TCR 的双识别（dual recognition）。TCR 在识别 APC 所提呈的抗原肽的同时，必须识别与抗原肽形成复合物的 MHC 分子，即 T 细胞只能识别 APC 表面特定的抗原肽 - MHC 复合物。因此，T 细胞对抗原肽的识别受 MHC 分子的限制。

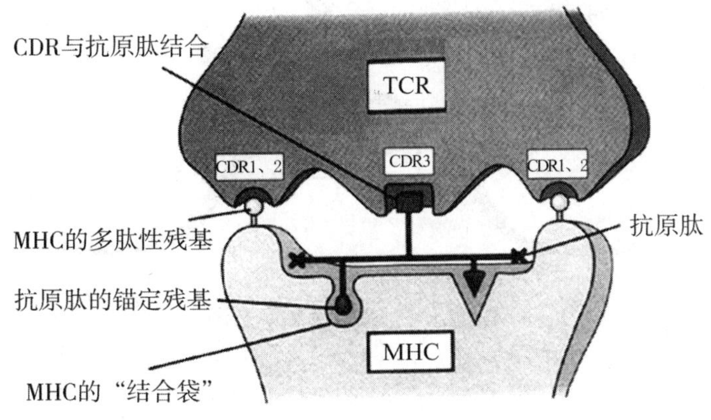

图 11 - 3　TCR 对抗原的双识别

（2）共受体的作用：T 细胞表面表达的 CD4、CD8 分子为 T 细胞上重要的标志分子，也是 TCR 识别抗原时重要的共受体（coreceptor）。在 T 细胞与 APC 细胞的特异性结合中，CD4、CD8 分子可分别识别和结合 APC 表面的 MHCⅡ和 MHCⅠ分子，增强 TCR 与抗原肽 - MHC 复合物结合的亲和力（图 11 - 4）。

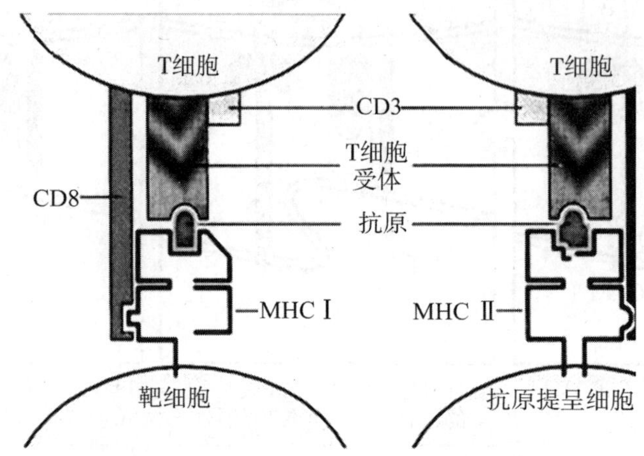

图 11 - 4　共受体 CD4 与 CD8 的作用

（3）免疫突触的形成：APC 与 T 细胞的相互作用过程中，在细胞相互接触部位形成了一个特殊结构，称为 T 细胞突触（T cell synapse），也称为免疫突触（immunological synapse）。多种跨膜分子聚集在富含神经鞘磷脂和胆固醇的“筏”状结构上，并相互靠拢成簇，形成细胞间相互接触部位，中心区为 TCR 和抗原肽 - MHC 复合物，周围环形分布大量黏附分子（图11 - 5）。免疫突触能发挥以下效应：①有助于增强 TCR 与抗原肽 - MHC 复合物相互作用的亲和力；②促进 T 细胞信号传导相关分子的相互作用以及信号通路的激活；③促进 T 细胞效应功能的发挥。

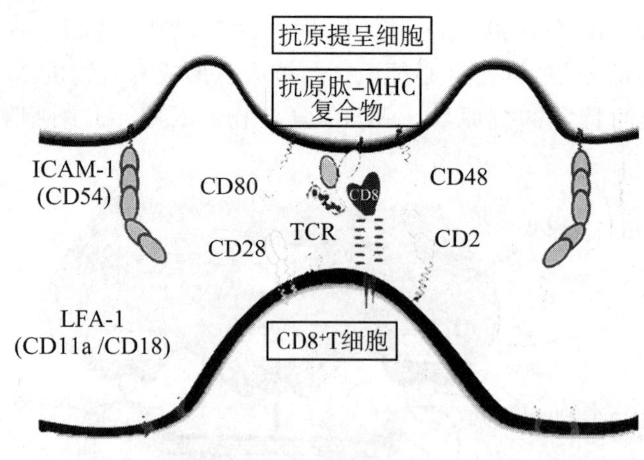

图 11 - 5　免疫突触示意图

二、T 细胞的活化、增殖与分化

(一)T 细胞的活化

T 细胞的完全活化有赖于双信号和细胞因子的作用(图 11-6)。

1. T 细胞活化的第一信号

T 细胞活化的第一信号也称为抗原识别信号(antigen recognition signal)。T 细胞通过 TCR 特异性识别抗原肽-MHC 复合物(双识别),产生第一信号,通过 CD3 分子将此信号传导到 T 细胞中,CD4、CD8 分子作为共受体分别与 MHCⅡ或 MHCⅠ类分子的非多态区结合,这样不仅可增强 T 细胞与 APC 的黏附,而且参与第一信号的启动和传导。

2. T 细胞活化的第二信号

T 细胞活化的第二信号也称为协同刺激信号(costimulatory signal),此信号的产生来自 APC 和 T 细胞表面黏附分子间的相互作用。T 细胞膜上表达的协同刺激分子受体(costimulatory molecule receptor, CMR)与 APC 膜上表达的协同刺激分子(costimulatory molecule, CM)相互识别和结合,产生协同刺激信号。此信号通过协同刺激分子受体传递到 T 细胞中。

T 细胞的活化必须有双信号。如果只有抗原识别信号而没有协同刺激信号,则 T 细胞不能被活化,而往往处于无能状态或被诱导凋亡(图 11-6)。因此,协同刺激信号在 T 细胞活化过程中也非常重要。

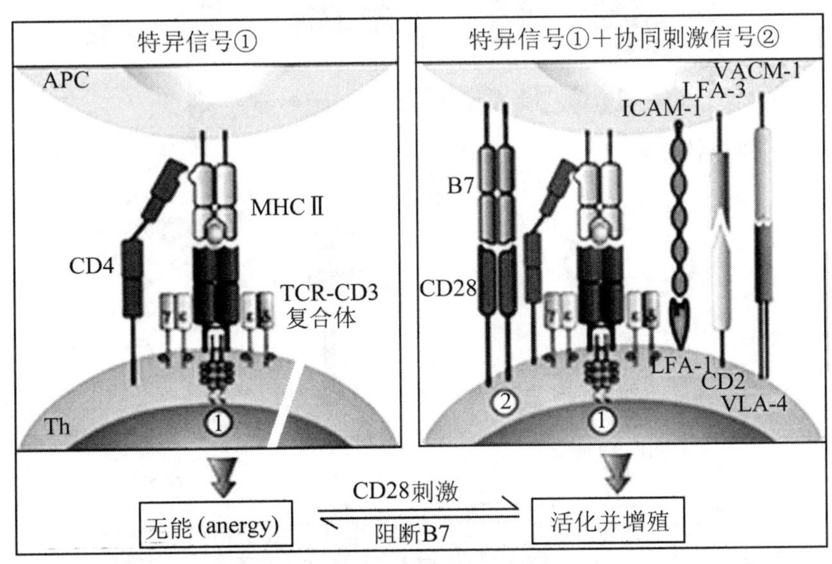

图 11-6 T 细胞活化必需的双信号

最强有力的协同刺激分子只能高水平地表达于树突状细胞、巨噬细胞、活化的 B 细胞三种专职 APC 表面。协同刺激分子在静止 APC 表面表达量很低,当病原微生物等抗原入侵并导致炎症时,感染部位的炎性细胞所释放的细胞因子可使局部 APC 表达的协同刺激分子增高，进而确保局部微生物等抗原能刺激 T 细胞活化，并使 T 细胞应答在准确的时间和地点发生。B7－1（CD80）和 B7－2（CD86）是 APC 膜上最重要的协同刺激分子，它们能与 T 细胞上相应的协同刺激分子受体 CD28 结合，产生协同刺激信号，并经 CD28 传导活化信号，增强 T 细胞对抗原的免疫应答。在 APC 表面可作为协同刺激分子的还有很多，如 VCAM－1、ICAM－1 和 LFA－3，它们可分别与 T 细胞表面的黏附分子 VLA－4、LFA－1 和 CD2 结合，产生第二信号，诱导 T 细胞活化。

3. 细胞因子促进 T 细胞充分活化

除了上述双信号外，T 细胞的充分活化还有赖于多种细胞因子的参与。活化的 APC 和 T 细胞可分泌 IL－1、IL－2、IL－4、IL－6、IL－10、IL－12、IL－15 和 IFN－γ 等多种细胞因子。这些细胞因子在 T 细胞的激活过程中发挥重要作用。

在双信号及细胞因子的共同作用下，通过 PLC－PKC、IP3 及 Ras－MAPK 信号途径，产生激酶磷酸化的级联反应，使 T 细胞内的转录因子 NFAT、NF－κB、AF－1 等转入细胞核内，与 T 细胞效应分子编码基因调控区部位结合，增强启动子的活性，促使某些基因转录（图 11－7）。所有信号传导最终将作用于相应的转录因子，并通过转录因子调控涉及细胞增殖及分化的基因，使细胞随后进入增殖与分化阶段。

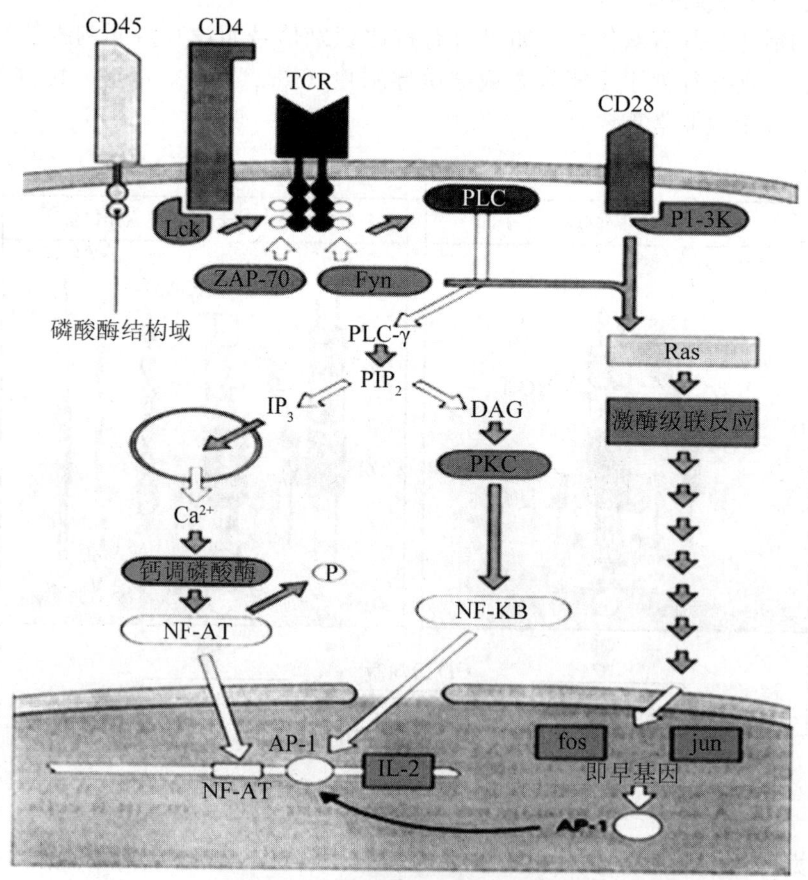

图 11－7　T 细胞活化的信号途径

在所有编码T细胞效应分子的基因中，*IL-2*基因的转录对T细胞的充分活化是必需的。因此*IL-2*基因的转录调节可作为T细胞活化期间细胞因子转录调节的重要代表。T细胞的细胞质信号传导经级联反应后，转录因子NFAT发生磷酸化而去抑制，并穿过细胞核膜进入细胞核内，结合到*IL-2*基因调控区的增强子上，启动*IL-2*基因的表达。目前临床上使用的免疫抑制剂，如环孢素和FK506，都能阻断钙调磷酸酶（calcineurin）的作用，使转录因子NFAT不能发生核转位，阻止*IL-2*等基因转录而发挥免疫抑制作用。

编码T细胞效应分子的基因包括细胞因子基因、细胞因子受体基因、黏附分子基因和MHC等。在T细胞活化初期约30分钟时，转录因子和原癌基因表达，T细胞中多种细胞因子及其受体基因在活化后4小时内转录水平明显升高，14小时左右表达与细胞分裂有关的转铁蛋白等分子。在不同细胞因子的作用下，活化的T细胞分化成为具有不同功能的效应细胞，部分细胞分化成为记忆T细胞。

（二）T细胞的增殖与分化

活化的T细胞迅速进入细胞周期，通过有丝分裂而大量增殖，并进一步分化成效应细胞。多种细胞因子参与T细胞的增殖和分化过程，其中最重要的是IL-2。IL-2受体（IL-2R）由α、β、γ链组成，静止T细胞仅表达低水平的中亲和力IL-2R（由β、γ两条链组成），激活的T细胞可表达高亲和力IL-2R（由α、β、γ三条链组成）并分泌IL-2。通过自分泌与旁分泌作用方式，IL-2与活化T细胞表面IL-2R结合，诱导T细胞增殖与分化。由于活化后的T细胞高水平表达高亲和力IL-2R，因此，IL-2可选择性促进经抗原活化的T细胞增殖。此外，IL-4、IL-6、IL-7、IL-10、IL-12、IL-15、IL-18、IL-23和IFN-γ等多种细胞因子在T细胞增殖与分化中也发挥重要作用。T细胞经大量增殖后，定向分化为效应性T细胞。其中$CD4^+$T细胞激活后分化为辅助性T细胞（helper T cell，Th），$CD8^+$T细胞分化为细胞毒性T细胞（cytotoxic T lymphocyte，CTL）。细胞因子在T细胞的分化阶段发挥重要的调节作用。

1. $CD4^+$T细胞的增殖与分化

APC摄取、加工和处理抗原（一般为外源性抗原），提呈抗原肽-MHCⅡ复合物给$CD4^+$T细胞，TCR特异性识别抗原肽-MHCⅡ复合物。$CD4^+$T细胞活化需要双信号：①抗原识别信号，TCR双识别和结合APC上的抗原肽-MHCⅡ复合物；CD4分子结合MHCⅡ类分子的非多态区，产生抗原识别信号；CD3分子传递此信号给T细胞；②协同刺激信号，$CD4^+$T细胞上表达的协同刺激分子受体，如CD2、LFA-1及CD28分子等，与APC膜上相应的协同刺激分子，如LFA-3、ICAM-1及B7分子等结合，不仅可增强$CD4^+$T细胞与APC间的黏附作用，同时可向$CD4^+$T细胞传递协同刺激信号［图11-8（1）］。在双信号的作用下，$CD4^+$T细胞发生活化、增殖，并在不同细胞因子的作用下，进行分化。初始$CD4^+$T细胞被活化后，首先分化成Th0细胞，它在局部微环境中所存在的不同种类细胞因子的调控下进行分化。IL-12、IFN-γ等细胞因子可促进Th0向Th1分化；IL-4、IL-10等细胞因子可促进Th0向Th2分化。Th0的分化方向决定机体免疫应答的类型，Th1细胞主要介导细胞免疫应答，Th2细胞主要介导体液免疫应答［图11-8（2）］。

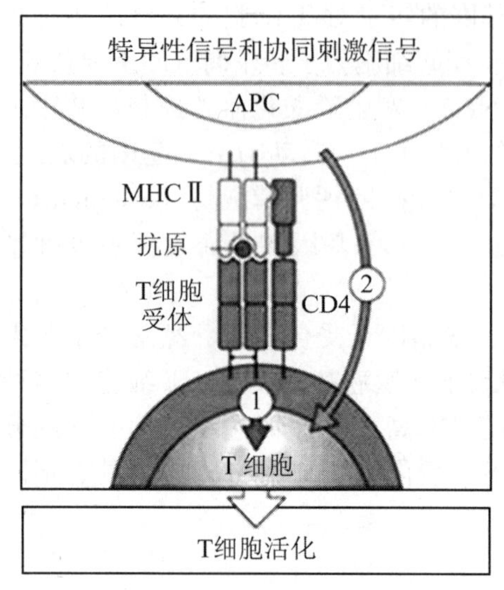

（1）CD4⁺T细胞的活化信号

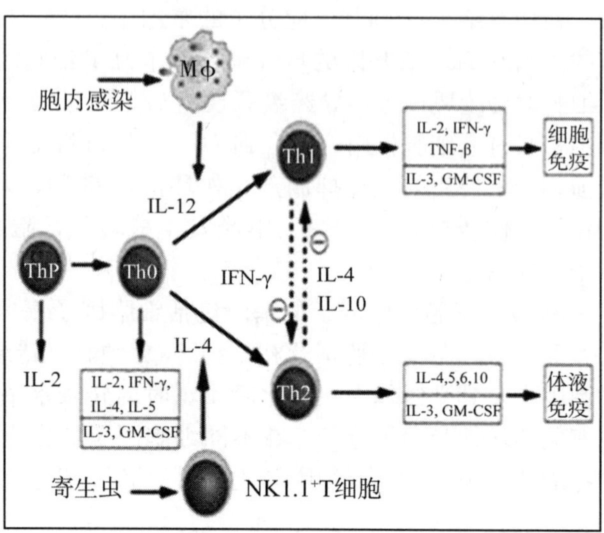

（2）细胞因子对Th1和Th2的调节作用

图 11－8　CD4⁺ T 细胞的活化与分化

此外初始 CD4⁺ T 细胞还可分化成 Th17、Th3 和 Tr1。小鼠 Th17 由初始 CD4⁺ T 细胞在 TGF－β 和 IL－6 等细胞因子的诱导下分化而来，人 Th17 则由 IL－1β 和 IL－6 共同诱导而来。Th17 主要参与固有免疫应答和某些炎症的发生。Th3 与 Tr1 均属于诱导性调节性 T 细胞（induced regulatory T cell，iTreg），一般由初始 CD4⁺ T 细胞在外周淋巴器官由抗原及某些细胞因子（如 TGF－β）诱导产生。Th3 主要分泌 TGF－β，Tr1 主要分泌 IL－10 及 TGF－β。由于 IL－10 及 TGF－β 均具有免疫抑制作用，因此 Th3 和 Tr1 具有下调免疫应答的功能。Th3 通常在口服耐受和黏膜免疫中发挥作用，Tr1 则可抑制某些自身免疫反应和 Th1 介导的淋巴细胞增殖及移植排斥反应。此外，Tr1 还可通过其分泌的 IL－10 在防治变态反应性疾病中发挥作用。

部分活化的 CD4⁺ T 细胞可分化为长寿命的记忆 T 细胞，这些细胞处于静息状态，一旦受抗原刺激则会快速活化，在再次免疫应答中起重要作用。

2. CD8⁺ T 细胞的增殖与分化

CD8⁺ T 细胞在胸腺内成熟后进入外周淋巴组织，此时的 CD8⁺ T 细胞不具备杀伤靶细胞的功能，称为 CTL 前体细胞（CTL precursor，CTLp）。CTLp 需经抗原刺激，活化、增殖、分化后才能转变为 CTL，继而发挥特异性杀伤靶细胞的功能。CTLp 的活化同样需要双信号及细胞因子的作用。其活化方式根据是否需要 Th 细胞的辅助可分为直接活化和间接活化。

（1）直接活化（Th 细胞非依赖性）：病毒感染的树突状细胞能直接激活 CTLp，无须 Th 细胞的辅助。因为这类 APC 不仅表达内源性抗原肽－MHC Ⅰ 复合物，同时还高表达协同刺激分子（如 B7 分子），从而为 CTLp 提供了激活所需的双信号，因此能直接激活 CTLp，使其自分泌 IL－2，高表达 IL－2R，引起自身增殖、分化，成为 CTL（图 11－9）。

（2）间接活化（Th 细胞依赖性）：病毒感染的靶细胞（如组织细胞）虽然能提呈内

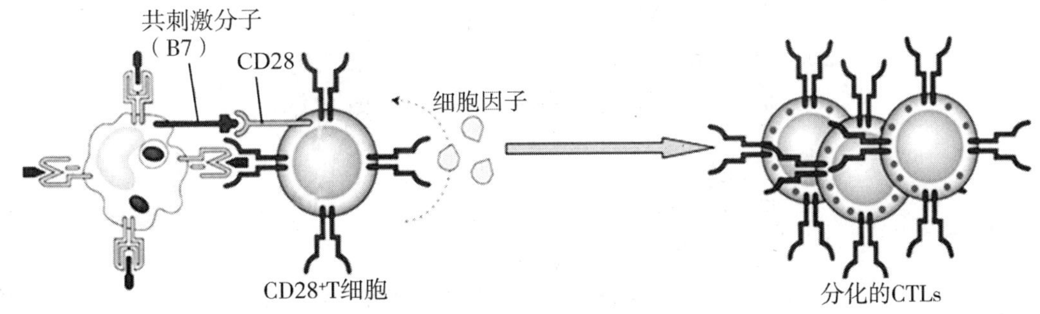

图 11-9 CD8⁺ T 细胞的直接活化

CD8⁺ 细胞识别抗原，在专职 APC 提呈的协同刺激分子的辅助下，CD8⁺ 细胞无需 Th 细胞的辅助，直接被活化、分化成 CTL。

源性抗原肽-MHCⅠ复合物给 T 细胞，为 CTLp 的活化提供第一信号，但这类 APC 一般低表达甚至不表达协同刺激分子，无法为 CTLp 的激活提供重要的第二信号，因此无法直接激活 CTLp。在这种情况下，必须有 Th 细胞的辅助才能活化 CTLp。Th 细胞的辅助体现在两个方面：①Th 细胞分泌 IL-2 辅助 CTLp 的激活。病毒感染的靶细胞或其抗原成分被专职 APC 摄取，通过外源性抗原提呈途径提呈给 $CD4^+$ T 细胞，使其活化。活化的 $CD4^+$ T 细胞分泌 IL-2，通过旁分泌的方式促使 CTLp 细胞增殖、分化为 CTL [图 11-10（1）]。②Th 细胞表达 CD40L 辅助 CTLp 的激活。活化的 Th 细胞能高表达 CD40L，与病毒感染的靶细胞膜上的 CD40 结合后，可活化病毒感染的靶细胞，使其高表达协同刺激分子，为 CTLp 细胞提供活化所需的第二信号，并使之自分泌 IL-2，进一步增殖、分化为 CTL [图 11-10（2）]。

（三）活化 T 细胞的转归

初始 T 细胞在识别特异性抗原、获得活化所需的信号后，发生活化、增殖与分化。其中一部分分化为效应性 T 细胞，发挥细胞免疫功能（见下述 T 细胞的效应）。效应性 T 细胞在发挥效应后，通过凋亡的方式被清除，以维持机体内环境的稳定。另一部分分化为记忆性 T 细胞，参与再次免疫应答。

1. 记忆性 T 细胞的形成

记忆性是适应性免疫应答的重要特征之一，表现为免疫系统针对已接触过的抗原能启动更为迅速和有效的免疫应答。原因是体内存在抗原特异性的记忆性细胞（memory cell）。记忆性 T 细胞（memory T cell，Tm）是指对特异性抗原有记忆能力、寿命较长的 T 淋巴细胞。在机体初次遭遇抗原，初始 T 细胞活化的过程中，有部分 T 细胞会分化成 Tm 细胞。当再次遭遇相同的抗原时，该 Tm 细胞可迅速活化、增殖并分化为效应 T 细胞。当初始 T 细胞分化为 Tm 细胞时，膜上的 CD45RA 转变为 CD45RO。

免疫记忆细胞可产生更快、更强、更有效的再次免疫应答，原因是：①Tm 细胞比初始 T 细胞更易被激活，相对较低浓度的抗原即可激活 Tm 细胞；②与初始 T 细胞相比，Tm 细胞的活化对协同刺激信号（如 CD28/B7）的依赖性较低；③Tm 细胞活化后可分泌

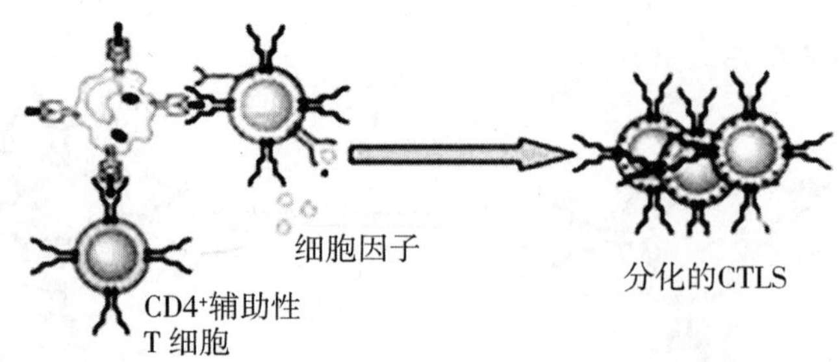

CD4⁺Th细胞分泌细胞因子，促进CD8⁺T细胞增殖、分化

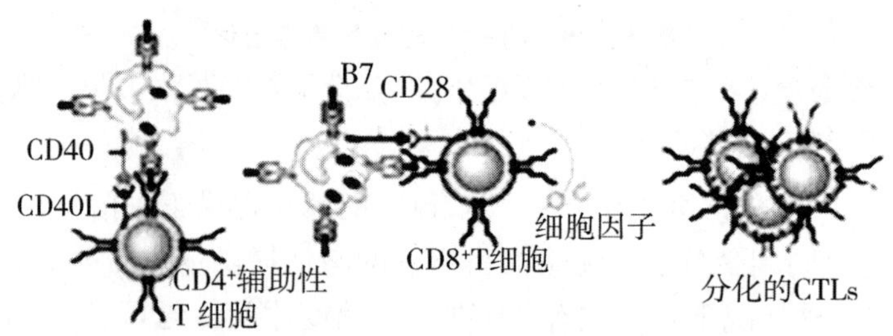

CD4⁺细胞提高协同刺激分子的表达，使其促进CD8⁺T细胞活化

图 11－10　CD8⁺ T 细胞的间接活化

更多的细胞因子，且自身对细胞因子的敏感性更高。

2. T 细胞活化后的凋亡

效应性 T 细胞不仅能引起相应的靶细胞发生凋亡，其自身也可通过凋亡的方式被清除。这有利于控制免疫反应的强度、适时终止免疫应答以及维持自身耐受。T 细胞活化后的凋亡途径主要有以下两种方式。

（1）活化诱导的细胞凋亡：持续性的抗原刺激可引起活化 T 细胞高表达 Fas 配体（Fas ligand，FasL）。FasL 与 T 细胞自身表达的 Fas 分子结合，可启动 Caspase 级联反应，引起自身的凋亡。活化诱导的细胞凋亡（activation induced cell death，AICD）是重要的负调节机制，与外周免疫耐受的建立有关。

（2）被动细胞死亡：在免疫应答的晚期，抗原和其他生存刺激信号的清除导致细胞内线粒体释放细胞色素 C，通过 Caspase 级联反应最终导致细胞凋亡，此为被动细胞死亡（passive cell death）（图 11－11）。

三、T 细胞的免疫效应

与初始 T 细胞相比，效应 T 细胞具有多种生物学特征：①能合成和分泌多种效应分子，如各种细胞因子（IL－2、INF－γ、TNF－α 等）或细胞毒素（穿孔素和颗粒酶）；②新表达多种膜分子，如 CD40L、FasL、CTLA－4 等；③已表达的膜分子发生改变，如 CD2 和 LFA－1 表达量的增加、CD45RA 转变为 CD45RO 等；④效应 T 细胞发挥效应时不需要协同刺激信号。

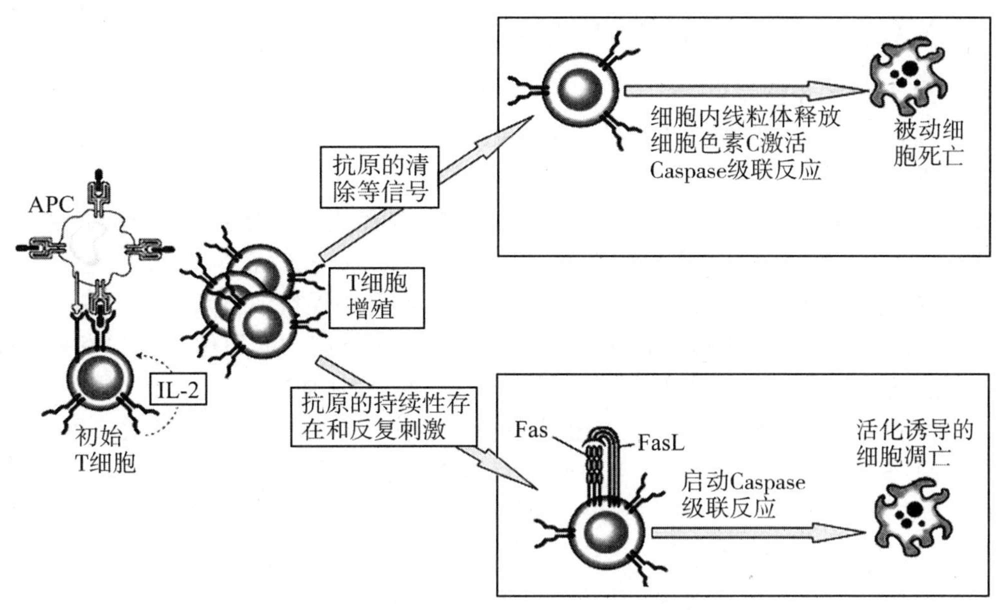

图 11－11 T 细胞活化后的死亡

两大类 T 细胞活化后，会分化为不同的效应 T 细胞：$CD4^+$ T 细胞活化后主要分化为 Th1、Th2、Th17 三类效应细胞，$CD8^+$ T 细胞主要分化为 CTL 效应细胞。效应 T 细胞在机体抗感染、抗肿瘤中发挥重要作用，也与某些免疫损伤的发生密切相关。调节性 T 细胞发挥广泛的免疫调节作用，其功能的失调参与众多疾病的发生（详见第十二章）。

不同的效应 T 细胞在多个方面都有差别，详见表 11－1。

表 11－1 不同效应 T 细胞的特点及生物学意义

	$CD4^+$ Th1	$CD4^+$ Th2	$CD4^+$ Th17	$CD8^+$ CTL
TCR 识别的配体	抗原肽－MHC Ⅱ 复合物	抗原肽－MHC Ⅱ 复合物	抗原肽－MHC Ⅱ 复合物	抗原肽－MHC Ⅰ 复合物
诱导分化的关键细胞因子	IL－12、IFN－γ	IL－4	IL－1β（人）、TGF－β（小鼠）、IL－6、IL－23	IL－2
产生的细胞因子类型及其他效应分子	IFN－γ、LTα、TNF－α、IL－2、IL－3、GM－CSF、CD40L、FasL	IL－4、IL－5、IL－10、IL－13、GM－CSF、CD40L、FasL	IL－17	IFN－γ、LTα、TNF－α、穿孔素、颗粒酶、FasL
介导免疫应答类型	细胞免疫	体液免疫	固有免疫	细胞免疫
生理性免疫应答	抗胞内病原微生物的感染	清除寄生虫	抗细菌、真菌和病毒	抗病毒感染、抗肿瘤
病理性免疫应答	实验性变态反应性脑脊髓膜炎、类风湿性关节炎、炎症性肠炎	哮喘等变态反应性疾病	早期炎症和局部病理损伤（银屑病、炎症性肠炎、多发性硬化病、类风湿性关节炎）	Ⅳ型变态反应、移植排斥反应

（一）$CD4^{+}T$ 细胞的免疫效应

1. Th1 细胞的免疫效应

Th1 细胞可导致淋巴细胞（主要是 T 细胞）和单核吞噬细胞浸润为主的渗出性慢性炎症，称为迟发型超敏反应（delayed type hypersensitivity，DTH），因此 Th1 细胞又称为迟发型超敏反应性 T 细胞（T_{DTH}，简称 T_D）。Th1 细胞主要通过合成、分泌大量细胞因子（如 IL－2、TNF－α、LT、INF－γ、GM-SCF 和 IL－3 等），以及细胞膜上表达 CD40L 等方式，激活巨噬细胞、$CD8^{+}T$ 细胞、B 细胞和中性粒细胞等发挥作用。

（1）Th1 细胞对巨噬细胞的作用：Th1 细胞在宿主抗胞内病原体感染中发挥重要作用，能通过活化巨噬细胞及释放多种细胞因子对胞内病原体加以清除。

Th1 细胞可产生多种细胞因子，通过多种途径作用于巨噬细胞。①激活巨噬细胞：一方面 Th1 细胞通过产生 IFN－γ 等巨噬细胞活化因子或通过表达的 CD40L 与巨噬细胞表面的 CD40 分子结合，向巨噬细胞提供活化信号，激活巨噬细胞（图 11－12）。另一方面，活化的巨噬细胞可通过上调表达一些免疫分子并分泌细胞因子增强 Th1 细胞的效应。例如，激活的巨噬细胞高表达 B7 和 MHCⅡ类分子，从而具有更强的抗原提呈和激活 $CD4^{+}T$ 细胞的能力。此外，激活的巨噬细胞分泌大量 IL－12，可促进 Th0 细胞向 Th1 细胞分化，进一步扩大 Th1 细胞的效应。②诱生并募集巨噬细胞：Th1 细胞能产生 GM－CSF和 IL－13，促进骨髓造血干细胞分化为单核细胞；Th1 细胞能产生 TNF－α、TNF－β 和 MCP－1 等，可促进血管内皮细胞高表达黏附分子，使单核细胞黏附于血管内皮细胞，进而穿过血管壁而进入组织，成为巨噬细胞。

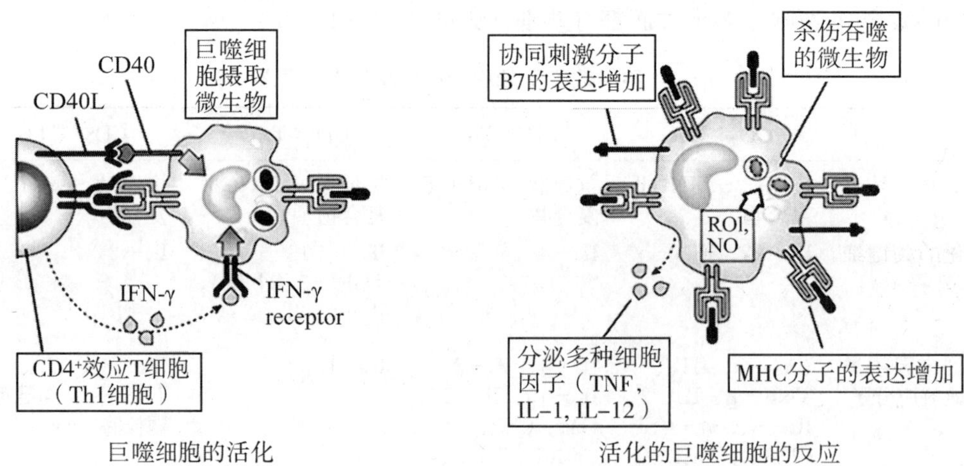

图 11－12　$CD4^{+}$ Th1 细胞激活巨噬细胞

（2）Th1 细胞对淋巴细胞的作用：Th1 细胞能产生 IL－2 等细胞因子，促进 Th1、Th2、CTL 和 NK 细胞等细胞的活化和增殖，从而放大免疫效应。另外，Th1 细胞能分泌 IFN－γ，促进 B 细胞产生具有调理作用的抗体（如 IgG），进一步增强巨噬细胞对病原体的吞噬作用（图 11－13）。

（3）Th1 细胞对中性粒细胞的作用：Th1 细胞能产生淋巴毒素和 TNF－α，活化中性粒细胞，促进其杀伤病原体（图 11－13）。

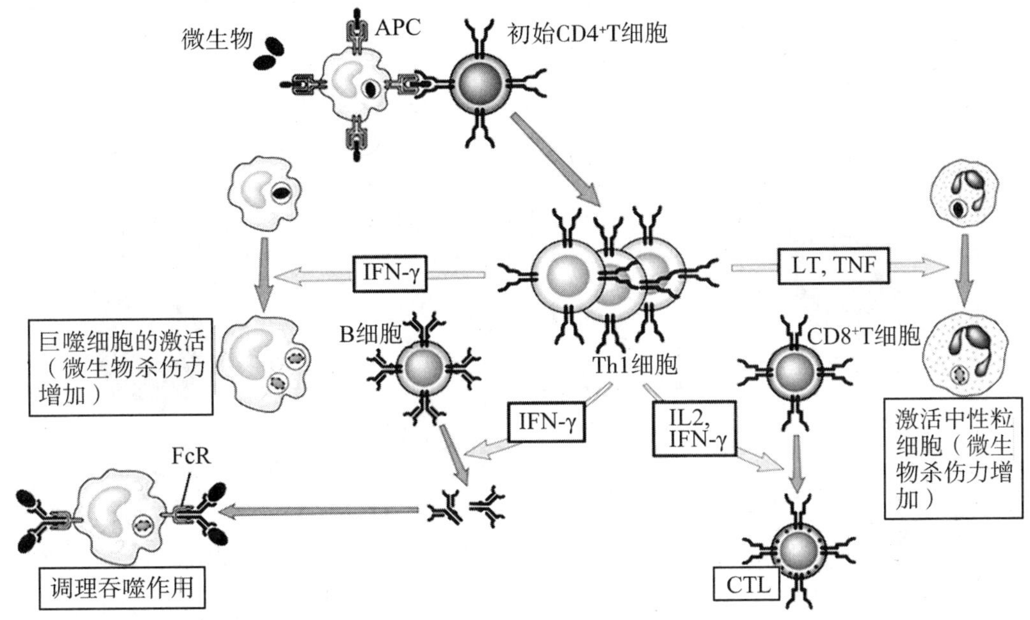

图 11－13　$CD4^+$ Th1 细胞的免疫效应

2. Th2 细胞的免疫效应

Th2 细胞能通过分泌 IL－4、IL－5、IL－10 等多种细胞因子和表达 CD40L 分子，协助 B 细胞介导的体液免疫应答的发生。Th2 细胞也能通过分泌 IL－4、IL－10 等细胞因子，激活肥大细胞、嗜碱性粒细胞和嗜酸性粒细胞，参与超敏反应的发生和抗寄生虫感染。

3. Th17 细胞的免疫效应

Th17 细胞能分泌 IL－17，刺激上皮细胞、内皮细胞、成纤维细胞和巨噬细胞等分泌多种细胞因子，发挥不同效应：①分泌 IL－8、MCP－1 等趋化因子，趋化和募集中性粒细胞和单核细胞。②分泌 G－CSF 和 GM-CSF 等集落刺激因子，活化中性粒细胞和单核细胞，并能刺激骨髓造血干细胞产生更多髓样细胞。③分泌 IL－1β、IL－6、TNF－α 和 PGE2 等细胞因子，诱导局部炎性反应。因此，Th17 细胞参与了炎性反应、感染性疾病以及自身免疫性疾病的发生。另外，IL－17 能刺激上皮细胞、角朊细胞分泌防御素等抗菌物质，以及募集和活化中性粒细胞等，表明其在固有免疫应答中发挥重要作用。

（二）CTL 的免疫效应

CTL 通过细胞毒作用和诱导靶细胞凋亡的方式能直接杀伤被病毒感染的细胞或肿瘤细胞，因此 CTL 可在抗病毒感染、抗肿瘤和诱导急性同种异型移植物排斥反应中发挥重要作用。

1. CTL 杀伤靶细胞的过程

CTL 对靶细胞的杀伤作用是抗原特异性的，即只杀伤表达特异性抗原肽－MHC Ⅰ复合物的靶细胞，对其他细胞无损伤作用（图 11－14）。在发挥杀伤作用之前，CTL 必须与靶细胞直接接触才能发挥效应作用。当靶细胞被溶解时，甚至在靶细胞出现溶解之前，

CTL 就可与之解离，并与下一个靶细胞接触并进行杀伤。因此，CTL 可连续杀伤多个带有特异性抗原的靶细胞，自身却不受损伤（图 11－15)。CTL 杀伤靶细胞的整个过程可分为以下三个时相。

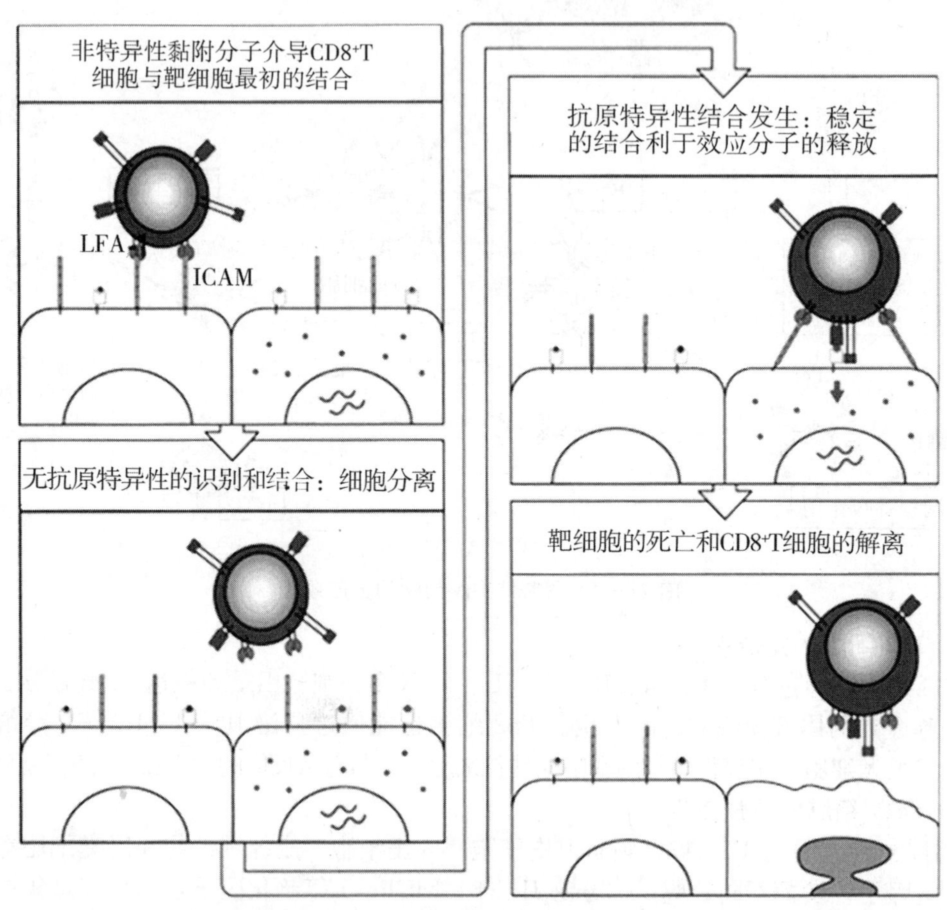

图 11－14　CTL 对靶细胞的特异性杀伤作用

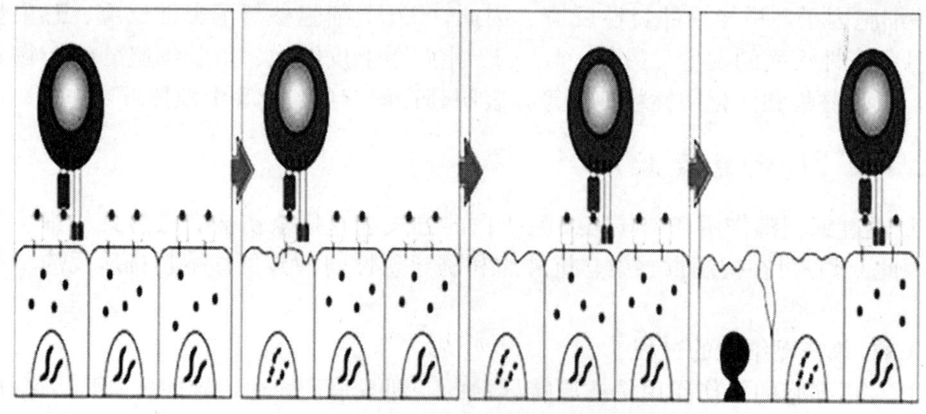

图 11－15　CTL 对靶细胞的连续杀伤

（1）接触相：即 CTL 与靶细胞的结合阶段。$CD8^+$ T 细胞在外周淋巴组织内增殖、分化为 CTL，在趋化因子的作用下离开淋巴组织向感染灶或肿瘤部位聚集。CTL 高表达黏附分子 LFA－1、CD2 等，可与表达相应受体（ICAM－1、LFA3 等）的靶细胞直接接触，介导 CTL 与靶细胞之间低亲和力、不稳定的结合。此时如果 CTL 膜上的 TCR 能特异性地识别靶细胞膜上的抗原肽－MHC Ⅰ复合物，传导的活化信号就能增强 CTL－靶细胞上黏附分子对的结合力，使 CTL 与靶细胞之间发生高亲和力、稳定的结合，形成一个紧密、狭小的接触空间，便于 CTL 将分泌的具有细胞毒作用的分子集中、高浓度地作用于此接触空间，选择性攻击靶细胞而不伤害邻近正常细胞。

（2）分泌相：即 CTL 极化阶段。TCR 与抗原肽－MHC Ⅰ复合物的特异性结合以及黏附分子对的相互作用，导致 CTL 的细胞质内亚显微结构重新排列，即细胞骨架系统、高尔基复合体及细胞质颗粒等向 CTL－靶细胞结合部位分布排列，通过颗粒胞吐作用（granule exocytosis）使细胞质内的颗粒朝向 CTL－靶细胞间的狭小接触空间释放，保证 CTL 的效应具有抗原特异性。

（3）裂解相：即致死性攻击阶段。由于效应分子的作用，靶细胞膜上出现大量小孔，效应分子、水分子及 Ca^{2+} 等通过小孔进入细胞质，导致靶细胞肿胀坏死或靶细胞出现凋亡。

2. CTL 杀伤靶细胞的机制

CTL 通过细胞裂解（cytolysis）和细胞凋亡（apoptosis）两种机制杀伤靶细胞。

（1）细胞裂解：CTL 通过颗粒胞吐作用释放出的细胞质颗粒中有一种蛋白质，称为穿孔素（perforin），与补体 C9 分子有同源性。穿孔素在颗粒内以单体形式存在，当与胞外高浓度 Ca^{2+} 接触后即发生聚合。这种聚合多发生在靶细胞细胞膜的脂质双分子层中，并形成直径为 10 nm 左右的空心管道，在靶细胞膜上构筑小孔。水分子及 Ca^{2+} 通过小孔进入细胞内，导致靶细胞肿胀坏死。

（2）细胞凋亡：CTL 诱导靶细胞凋亡主要通过两种途径。①CTL 细胞质颗粒中含有一类丝氨酸蛋白酶，称为颗粒酶（granzyme），可通过穿孔素形成的小孔进入靶细胞内，诱导靶细胞凋亡；②CTL 活化后表达大量 FasL，FasL 与靶细胞表面 Fas 分子结合，产生凋亡信号，通过一系列信号传导过程，最终激活内源性 DNA 内切酶，使核小体断裂，细胞结构破坏，导致细胞凋亡（图 11－16）。

CTL 通过诱导凋亡方式破坏靶细胞，对机体清除病毒感染细胞有重要意义。靶细胞的内源性 DNA 内切酶无种属特异性，在裂解自身 DNA 分子的同时也可裂解靶细胞内的病毒 DNA。因此，CTL 在杀死靶细胞的同时，也能阻止病毒的复制，防止病毒释放后对邻近正常细胞的再次感染。而单纯的细胞裂解反而释放出其中的病原体，导致对其他正常细胞的再次感染。因此，CTL 能有效杀伤病毒感染靶细胞，并能有效清除病毒，在抗病毒感染中发挥非常重要的作用。

第三节　B 细胞介导的体液免疫

成熟的初始 B 细胞在外周淋巴器官遭遇特异性抗原刺激后，发生活化、增殖，并分

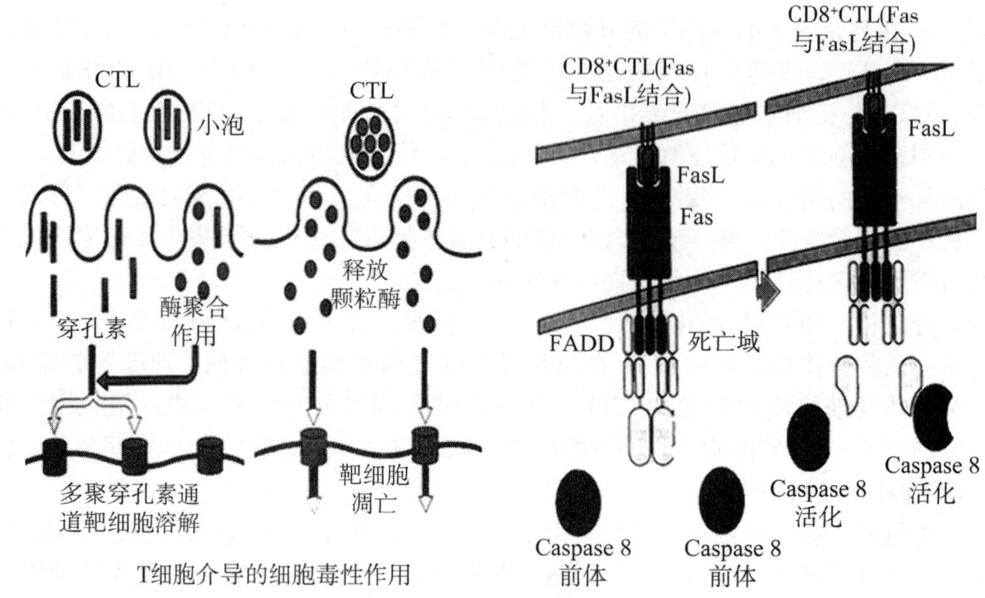

图 11－16　CTL 杀伤靶细胞的机制

化为浆细胞，通过产生和分泌抗体发挥清除抗原的作用。由于 B 细胞应答的主要效应分子抗体存在于体液中，故将此类应答称为体液免疫应答。

B 细胞识别的抗原包括 TD 和 TI 抗原。由于两者的结构、组成和性质不同，诱导免疫应答的机制也不同，因此以下分别进行叙述。

一、B 细胞对 TD 抗原的免疫应答

自然界中大多数的抗原属于 TD 抗原，其活化 B 细胞必需 Th 细胞的辅助。整个免疫应答可分为三个阶段：①B 细胞对 TD 抗原的识别；②B 细胞的活化、增殖、分化；③浆细胞合成、分泌抗体发挥免疫效应（图 11－17）。整个应答过程涉及一系列重要事件的发生：B 细胞对 TD 抗原的识别；APC 提呈 TD 抗原给 $CD4^+$ T 细胞识别；APC 与 $CD4^+$ T 细胞的相互作用；$CD4^+$ T 细胞活化、增殖并分化为 Th 细胞；Th 细胞与 B 细胞的相互作用；B 细胞的活化以及在生发中心的分化成熟等。在整个应答过程中既有体液免疫应答的发生，又有细胞免疫应答。从应答的先后顺序来说，首先 APC 辅助 $CD4^+$ T 细胞活化，使其增殖、分化为 Th 细胞。然后 Th 细胞再辅助 B 细胞活化，从而产生抗体分子。

（一）B 细胞对 TD 抗原的识别

B 细胞通过膜上 BCR－Igα/Igβ 复合物特异性识别抗原。BCR 能直接识别天然抗原分子表面特异性的 B 细胞表位，而无需 APC 对抗原进行加工、处理和提呈。BCR 识别抗原后产生抗原识别信号（第一信号），Igα/Igβ 负责将此信号传递到 B 细胞内。除了 BCR 复合体外，B 细胞膜上还表达有辅助受体复合物 CD19/CD21/CD81。该辅助受体能增加 B 细胞对抗原刺激的敏感性，降低抗原反应阈值（图 8－6）。

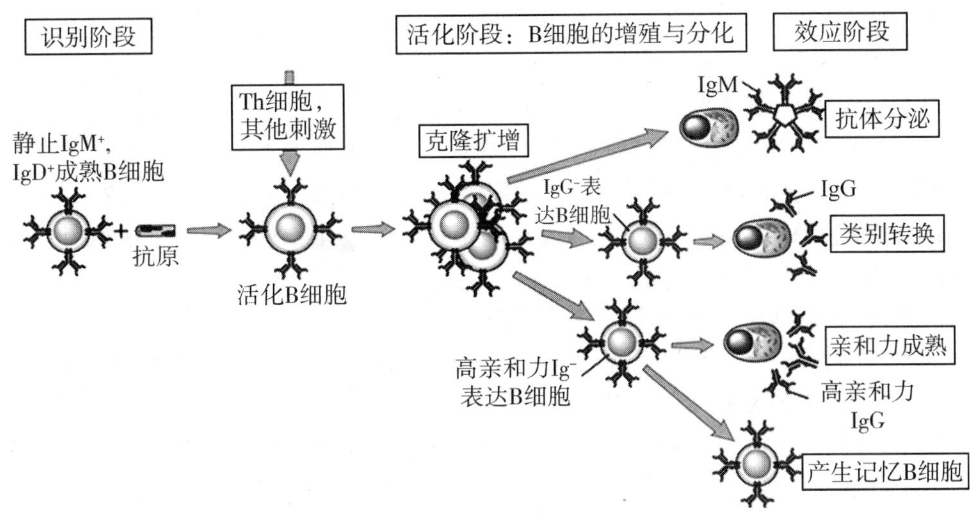

图 11－17　B 细胞对 TD 抗原应答的整个过程

BCR 识别抗原后，可产生两方面的重要作用：①使 B 细胞获得活化所需的第一信号；②B 细胞作为 APC，为 T 细胞提呈抗原信息，辅助 T 细胞的激活。B 细胞能通过 BCR 介导的内吞方式，将抗原分子摄取，并经外源性抗原提呈途径将抗原分子加工处理，以抗原肽－MHCⅡ复合物形式表达在 B 细胞膜上，提呈给相应 T 细胞进行识别。这一过程即 B 细胞作为专职 APC，为 T 细胞提呈抗原（图 11－18）。

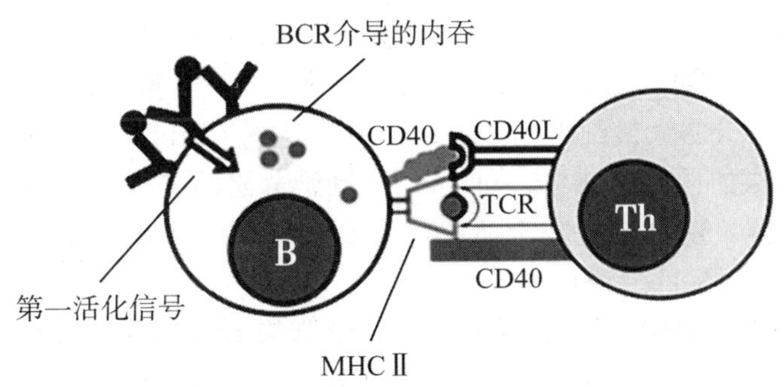

图 11－18　B 细胞对抗原的识别与提呈

（二）B 细胞的活化、增殖与分化

1. B 细胞的活化

（1）B 细胞的活化信号：与 T 细胞的活化类似，B 细胞的活化也必需双信号的刺激。第一信号来自于 BCR 对抗原的识别，在 B 细胞对抗原的识别阶段结束时就已产生。BCR 通过识别抗原分子中的 B 细胞表位，诱导 BCR 交联，产生抗原识别信号，通过 Igα/Igβ 分子向 B 细胞内传递信号，B 细胞初步活化。活化的 B 细胞表现为：①静息状态的 B 细胞从 G_0 期进入 G_1 期；②多种抗凋亡基因被诱导表达，使 B 细胞不能被诱导凋亡；

③MHCⅡ类分子以及B7分子的表达增高，使B细胞作为APC激活T细胞的能力显著增强；④多种细胞因子受体的表达增高，使B细胞具有接受T细胞分泌的细胞因子作用的能力。但B细胞完全活化并发生增殖和分化则必须依赖Th细胞的辅助。活化的Th细胞高表达CD40L，能与B细胞膜上组成性表达的CD40分子结合，产生协同刺激信号（第二信号），并通过CD40传递到B细胞内。同时，活化的Th细胞分泌多种细胞因子，调节B细胞的活化。在双信号和细胞因子的共同作用下，B细胞才能最终被活化（图11－19）。

因此，B细胞在活化过程中离不开Th细胞的辅助。Th细胞为B细胞的活化提供必需的协同刺激信号以及细胞因子。

（2）Th细胞的活化及其对B细胞的辅助作用：

1）Th细胞的活化：$CD4^+$ T细胞必须首先被活化，分化成Th细胞，才能辅助B细胞的活化。$CD4^+$ T细胞可通过两种方式被激活。

①树突状细胞、巨噬细胞作为APC辅助$CD4^+$ T细胞的活化：抗原被APC细胞摄取、加工处理成抗原肽，并与MHCⅡ分子形成抗原肽－MHCⅡ复合物，表达于APC膜上。T细胞膜上的TCR识别该复合物，CMR识别APC表面的CM，获得双信号而被活化（图11－6）。

②B细胞作为APC辅助$CD4^+$ T细胞的活化：抗原首先被B细胞的BCR识别，并在BCR的介导下被内吞，经加工处理后与MHCⅡ类分子组成复合物表达在B细胞膜上。B细胞识别抗原同时获得抗原识别信号，经Igα/Igβ传入B细胞内，B细胞初步活化，使B7分子等协同刺激分子和细胞因子受体的表达增高。此时B细胞作为APC，其膜上的抗原肽－MHCⅡ复合物可被$CD4^+$ T细胞的TCR识别，为后者提供活化的第一信号，同时B细胞膜上协同刺激分子（如B7分子）与$CD4^+$ T细胞膜上的协同刺激分子受体（如CD28分子）相互作用，为后者提供活化的第二信号。在双信号的作用下$CD4^+$ T细胞活化（图11－19）。

2）活化的Th细胞对B细胞活化的辅助：活化的Th细胞可诱导性地表达CD40L等多种膜分子，合成并分泌大量细胞因子。通过其表达的CD40L与B细胞上的CD40分子结合，向B细胞提供协同刺激信号。同时，Th细胞分泌的多种细胞因子作用于B细胞上相应的细胞因子受体，使B细胞完全活化，并发生增殖、分化（分化为浆细胞，合成和分泌各类抗体分子）（图11－19）。

3）Th细胞与B细胞相互作用的特点：Th细胞与B细胞间的相互作用有一个重要的特点，即只有特异性识别同一抗原分子的Th细胞与B细胞间才能发生相互作用。Th细胞与B细胞之间的相互作用是通过B细胞的抗原提呈作用来实现的。B细胞作为APC，其BCR直接识别抗原分子中的B细胞表位，通过受体介导的内吞，将抗原摄取到细胞内，进行抗原处理与提呈，将抗原肽－MHCⅡ复合物提呈给Th细胞识别。Th细胞识别的是同一抗原分子中的T细胞表位（图11－20）。

因此，首先抗原分子表面的B细胞表位被B细胞膜上的BCR特异性识别，产生抗原识别信号，经Igα/Igβ传入B细胞，此时B细胞获得第一信号。B细胞初步活化，B7等协同刺激分子、细胞因子受体的表达增高。B细胞在识别抗原，获得第一信号的同时，也在作为APC对抗原进行提呈。通过BCR介导的内吞方式，B细胞摄取抗原，并进行抗原提呈，最终形成抗原肽－MHCⅡ复合物表达在B细胞膜上，提呈给静息的Th细胞识别，为Th细胞的活化提供第一信号。同时，初步活化B细胞上表达的协同刺激分子与静息Th

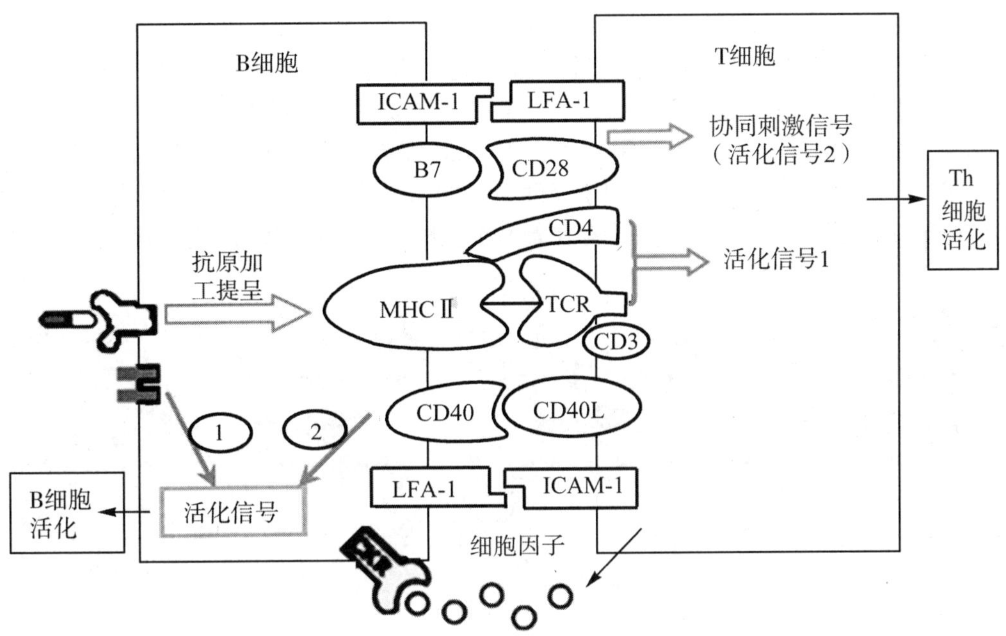

图 11－19　B 细胞活化的双信号

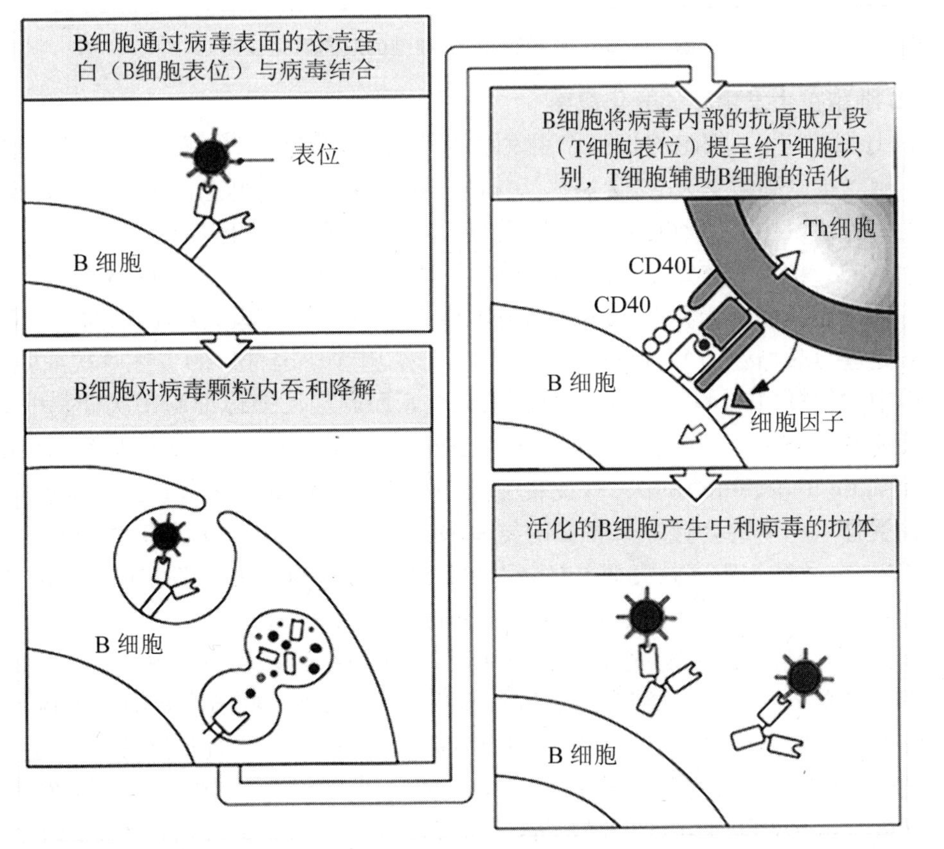

图 11－20　B 细胞与 Th 细胞识别同一抗原的不同表位

细胞膜上的协同刺激分子受体相互作用，为 Th 细胞活化提供第二信号。在两个信号的作用下，并在细胞因子的调控下，Th 细胞发生活化，表达 CD40L 分子，合成并分泌大量细胞因子。活化的 Th 细胞通过 CD40L 与 B 细胞上组成性表达的 CD40 分子结合，产生 B 细胞活化所需的第二信号，通过 CD40 分子传入 B 细胞，使 B 细胞也获得活化所必需的双信号。同时 Th 细胞还分泌多种细胞因子辅助 B 细胞的活化，使 B 细胞最终也被激活。因此，在 B 细胞与 Th 细胞的相互作用过程中存在着 B 细胞与 Th 细胞的双向活化作用（图 11－21）。

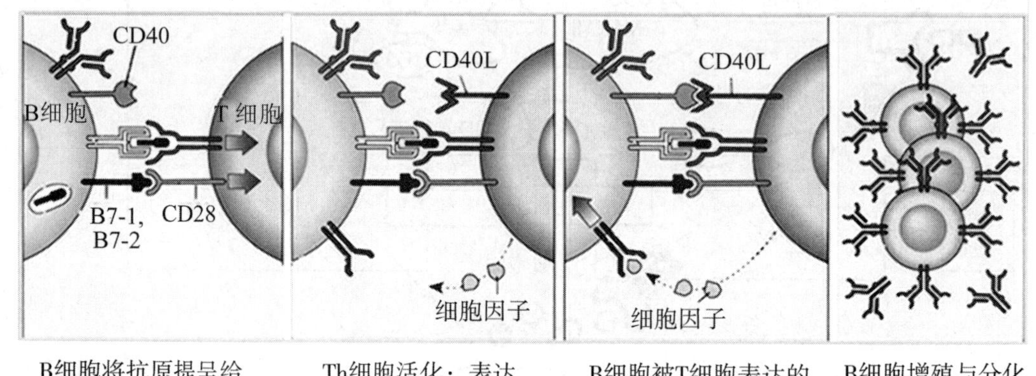

图 11－21　B 细胞与 Th 细胞的双向活化作用

2. B 细胞在生发中心的分化成熟

最初 B 细胞与 Th 细胞的相互作用发生在外周淋巴器官 T 细胞区与淋巴滤泡的交界处。B 细胞受抗原刺激 4 天～7 天后，活化的 B 细胞进入初级淋巴滤泡，分裂增殖，形成生发中心。在生发中心 B 细胞继续分化发育，发生 IgV 基因的体细胞高频突变、抗原受体亲和力成熟、抗原受体修正、Ig 类别转换并最终形成浆细胞或记忆性 B 细胞。

（1）体细胞高频突变和 Ig 亲和力成熟：生发中心的 B 细胞大约每 6 小时～12 小时分裂一次，这些分裂增殖的 B 细胞称为生发中心母细胞（centroblast）。在每次细胞分裂中，IgV 基因中大约每1 000 bp 中就有 1 对发生突变，而其他已知体细胞每次分裂中 DNA 分子的突变率约为 10^{-10}，故 IgV 基因所发生的这种体细胞突变又称 IgV 基因的体细胞高频突变（somatic hypermutation）。按此突变频率推算，B 细胞每次分裂所产生的每个子代细胞抗原受体（BCR）会有一个突变的氨基酸。由于这些突变的氨基酸往往分布于 IgV 区的 CDR 上，故体细胞高频突变最终会引起 B 细胞的 BCR 与特异性抗原结合的亲和力的改变。因此，体细胞高频突变是形成抗体多样性的机制之一。

由 IgV 基因体细胞高频突变所引起的 BCR 与抗原结合亲和力的改变是随机的，即部分子代 B 细胞的 BCR 与抗原结合的亲和力增强了，而另外一些子代 B 细胞的 BCR 与抗原结合的亲和力可能不变或降低。其中，只有带高亲和力 BCR 的 B 细胞才能被选择并存活下来，进一步合成并分泌高亲和力抗体，这一过程称为抗体亲和力成熟（affinity maturation）。生发中心的 FDC 参与了这一选择过程。经过这一过程，体内产生的抗体分子随着免疫应答的进程发展，其与抗原分子的亲和力会不断增高。

(2) 抗原受体修正：体细胞高频突变之后，体内识别自身抗原的 B 细胞编码 IgV 区的 *V*（*D*）*J* 基因发生二次重排，使 BCR 被修正为只针对“非己”抗原的受体。此过程称为抗原受体修正（receptor revision），该机制有助于进一步清除自身反应性 B 细胞，并使 BCR 具有更广泛的多样性。

(3) 免疫球蛋白类别转换：经体细胞突变及亲和力成熟选择而存活下来的 B 细胞可进一步发生 Ig 类别转换。每个 B 细胞在免疫应答中首先分泌 IgM，但随后可产生 IgG、IgA 或 IgE。这是由 B 细胞发生 Ig 类别转换所形成的。Ig 类别转换时，最初的 IgM 可变区不发生改变，即与抗原结合的特异性不变，但恒定区发生基因重组或重链 mRNA 的不同拼接，从而形成新的抗体类型。这个变化即为 Ig 类别转换（class switch）。类别转换的遗传学基础是同一 V 区基因与不同 C 区基因发生重排。在 C 区基因的 5′端内含子中含有一段称为转换区（switching region，S 区）的序列，不同转换区之间可发生重组，导致 Ig 的类别转换。

Ig 的类别转换可在抗原的诱导及其他刺激信号的作用下发生，Th 细胞分泌的多种细胞因子能直接调节 Ig 转换的类别。如在小鼠，Th2 细胞分泌的 IL－4 可诱导 Ig 类别转换成 IgG1 和 IgE（图 11－22）。

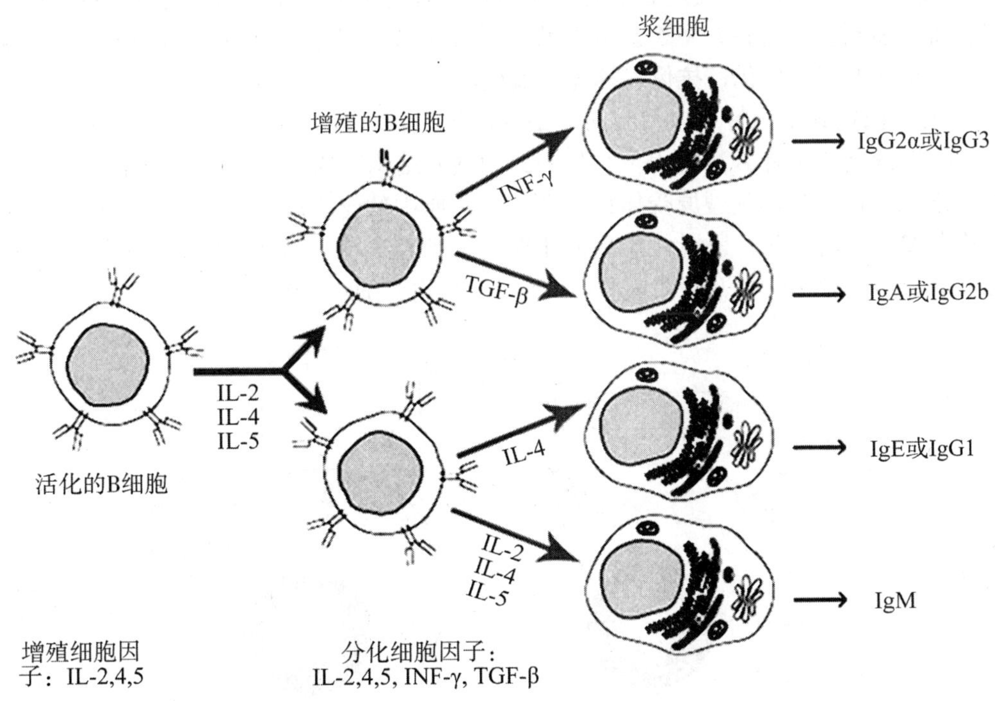

图 11－22 细胞因子对 Ig 类别转换的调节

(4) 活化 B 细胞的转归：在生发中心存活下来的 B 细胞，大部分分化成浆细胞。浆细胞又称为抗体形成细胞（antibody forming cell，AFC），是 B 细胞分化的终末细胞。浆细胞的细胞质中除了少量线粒体，几乎全部是粗面内质网，能合成和分泌特异性抗体，同时表面的 BCR 和 MHCⅡ类分子表达减少。与初始 B 细胞相比，浆细胞的主要特点是能大量分泌抗体，但不再具有和抗原反应的能力，也失去了与 Th 细胞相互作用的能力。生发中心产生的浆细胞大部分迁入骨髓，并能在较长时间内持续产生抗体。

另一部分 B 细胞重新趋于静息状态，成为记忆性 B 细胞（memory B cell，Bm）。Bm 细胞具有长寿命、低增殖、表达 mIg、但不产生抗体的特点。它们离开外周淋巴器官，参与淋巴细胞再循环。当再次与相同抗原遭遇时，可迅速活化、增殖和分化，产生大量高亲和力的抗原特异性抗体。Bm 细胞表达 CD27，与初始 B 细胞相比，其表达较高水平的 CD44。但目前尚未发现记忆性 B 细胞特异性的表面标志，其长期存活的机制也不清楚。

（三）B 细胞应答的效应

B 细胞应答的效应主要是产生重要的效应分子，即抗体，来发挥其免疫效应的。针对抗原产生的特异性抗体（如 IgG、IgM、IgA 等），可通过多种方式，与固有免疫相互协同、相互促进，共同发挥免疫效应（详见第三章）。

二、B 细胞对 TI 抗原的免疫应答

B 细胞对 TI 抗原的免疫应答过程无需 Th 细胞的辅助。整个应答过程中只有体液免疫应答而无细胞免疫应答。整个应答过程中的重要事件有：B 细胞对 TI 抗原的识别；B 细胞的活化、增殖与分化；抗体发挥免疫效应。

TI 抗原根据其结构特点以及激活 B 细胞的机制，可分为 TI－1 和 TI－2 两类。TI－1 抗原的结构特点是含有 B 细胞表位和丝裂原的共同结构。B 细胞上的 BCR 识别TI－1抗原中的 B 细胞表位部分；丝裂原受体识别 TI－1 抗原中的丝裂原部分。TI－2 抗原的结构特点是具有多个重复出现、呈线性排列的相同的 B 细胞表位。这些相同的、重复的 B 细胞表位与 BCR 结合，能导致 BCR 发生交联，从而直接活化 B 细胞（图 11－23）。

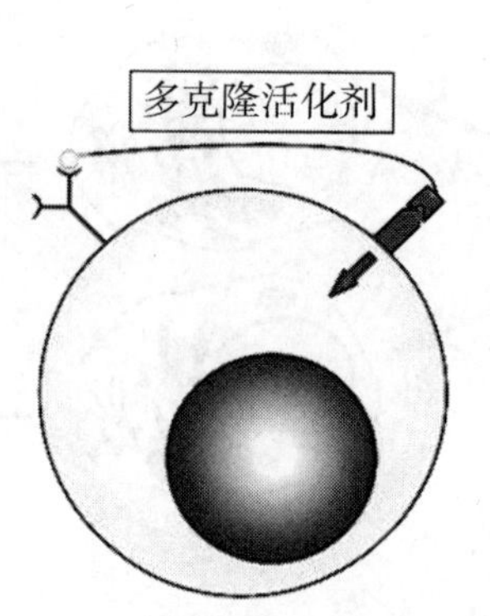

Ⅰ型TI抗原是多克隆活化剂

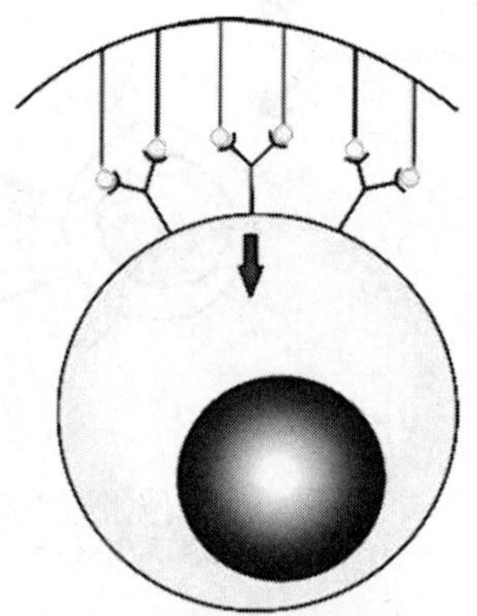

Ⅱ型TI抗原是有多个重复序列的抗原决定基使受体交联

图 11－23　TI－1 抗原和 TI－2 抗原对 B 细胞的活化

（一）B 细胞对 TI－1 抗原的免疫应答

TI－1 抗原不仅能与 BCR 结合，还能通过其丝裂原成分与 B 细胞上的丝裂原受体结

合，因此常被称为 B 细胞丝裂原，如 LPS。成熟或不成熟的 B 细胞均可被 TI－1 抗原激活，诱导产生低亲和力的 IgM。

高浓度 TI－1 抗原经丝裂原受体与 B 细胞结合，可激活多个 B 细胞克隆，产生非特异性抗体反应。TI－1 抗原低浓度时，其 B 细胞表位部分可与 B 细胞表面的 BCR 结合，而丝裂原部分可与 B 细胞膜上的相应丝裂原受体结合，在这两部分结构的共同作用下，抗原特异性 B 细胞被激活，分化为浆细胞，产生特异性抗体（图 11－24）。由于无需 Th 细胞预先致敏与克隆性扩增，因此机体对 TI－1 抗原刺激所产生的应答发生较早，这在对某些胞外病原体感染的免疫应答中发挥重要作用。但 TI－1 抗原单独不能诱导 Ig 类别转换、抗体亲和力成熟以及记忆性 B 细胞的形成。

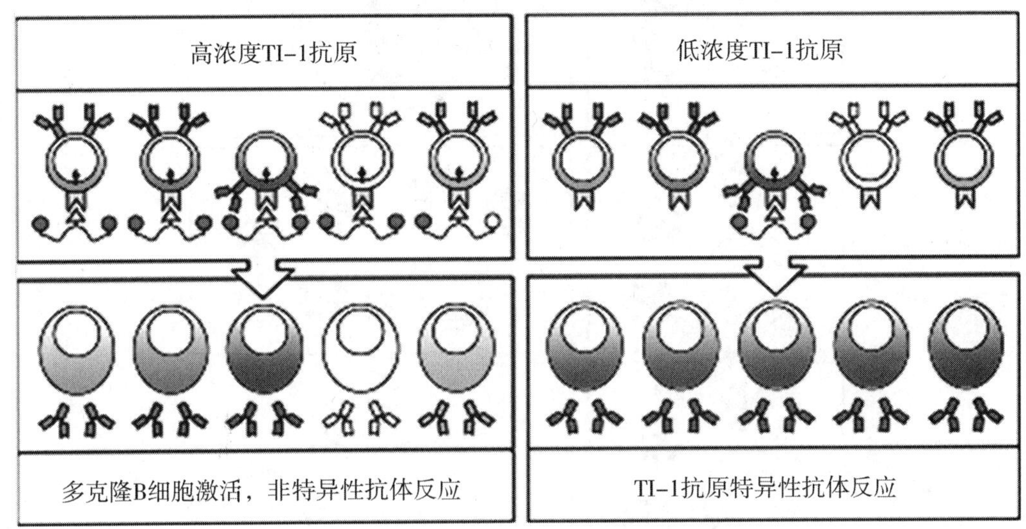

图 11－24　TI－1 抗原诱导 B 细胞的活化

（二）B 细胞对 TI－2 抗原的免疫应答

TI－2 抗原的结构特点是具有多个相同的、重复出现的、呈线性排列的 B 细胞表位，如细菌胞壁与荚膜多糖。TI－2 仅能激活成熟 B 细胞，对 TI－2 抗原应答的主要是 B1 细胞。由于人体内 B1 细胞至 5 岁左右才能发育成熟，因此婴幼儿易感染含 TI－2 抗原的病原体。

TI－2 抗原通过高度重复的 B 细胞表位导致 B 细胞膜上 BCR 广泛交联而激活 B 细胞，但是 BCR 的过度交联会使成熟 B 细胞产生耐受。因此，抗原表位的密度在 TI－2 抗原激活 B 细胞中可能起重要作用：密度太低，BCR 交联的程度不足以激活 B 细胞；密度太高，则导致 B 细胞无能。

B 细胞对 TI－2 抗原的应答具有重要的生理意义。大多数胞外菌有胞壁多糖，能抵抗吞噬细胞的吞噬杀伤作用。但 B 细胞针对此类 TI－2 抗原所产生的抗体可发挥调理作用，促进吞噬细胞对病原体的吞噬。

TI－2 抗原可直接激活 B 细胞［图 11－25（1）］，T 细胞分泌的细胞因子可显著增强 B 细胞对 TI－2 抗原的免疫应答，并促使 B 细胞发生抗体类别转换，产生 IgM 及 IgG［图 11－25（2）］。T 细胞在 TI－2 抗原应答中的作用尚不清楚。研究表明，虽然无胸腺小鼠能发生对 TI－2 抗原的免疫应答，但敲除编码 TCRβ 和 δ 链的基因以清除所有 T 细胞，会导致小鼠对 TI－2 抗原失去应答能力。若给上述基因敲除小鼠输入少量 T 细胞，就能恢复小鼠对 TI－2 抗原的应答能力。因此，T 细胞在 B 细胞对 TI－2 抗原的应答中起一定作用，但其具体作用及作用机制尚不清楚，其可能的作用方式为 γδT 细胞或 $CD4^-$ $CD8^-$ αβT 细胞通过抗原受体识别并结合非经典 MHC Ⅰ 类分子或 CD1 分子等提呈的多糖而被激活，从而对 TI－2 抗原应答的 B 细胞提供辅助作用。

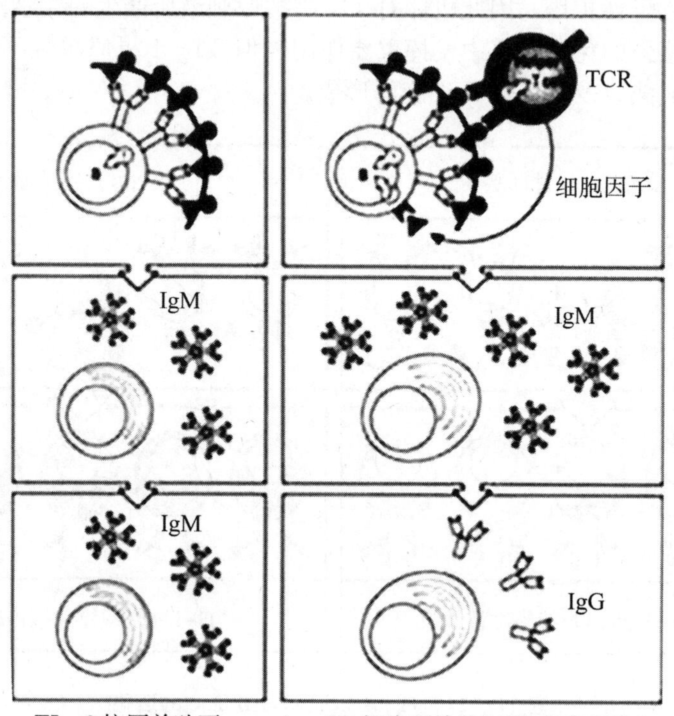

图 11－25 B 细胞对 TI－2 抗原的应答及 Th 细胞的辅助作用

三、体液免疫应答的一般规律

抗原进入机体后，诱导相应 B 细胞活化并产生特异性抗体，发挥体液免疫效应。特定抗原初次刺激机体产生的免疫应答称初次应答（primary response）。初次应答中所形成的记忆淋巴细胞再次遭遇相同抗原刺激后可迅速、高效、持久地应答，称为再次应答（secondary response）。

（一）初次应答

在初次应答中，抗原进入机体后，经 1 周～2 周的潜伏期才生成抗体。初次应答的特点是潜伏期长、抗体浓度低、效价低、体内维持时间短、抗体的类型主要为 IgM，稍后出现 IgG 或 IgA，抗体亲和力低。根据机体产生抗体的过程，初次应答可分为以下 4 个阶段。

1. 潜伏期

潜伏期（lag phase）指抗原刺激机体后至血清中能检测到特异性抗体前的阶段。此时期可持续数天至数周，时间的长短取决于抗原的性质、抗原进入机体的途径、是否使用佐剂及佐剂的类型、宿主的状态等。

2. 对数期

对数期（log phase）的抗体生成量呈指数增长，抗原剂量及抗原性质是决定抗体生成量增长速度的重要因素。

3. 平台期

平台期（plateau phase）血清中的抗体浓度基本维持在一个稳定的较高水平。到达平台期所需的时间和平台的高度及维持时间，随抗原的不同而异。有的抗原的平台期只有数天，有的可长至数周。

4. 下降期

在下降期（decline phase），抗体由于降解或与抗原结合而被清除，血清中抗体浓度慢慢下降，此期可持续数天或数周。

（二）再次应答

相同抗原再次进入机体，由于初次应答后记忆性 B 细胞的产生，机体可迅速产生高效、特异的再次应答。与初次应答相比，再次应答时抗体的产生过程有以下特征：①潜伏期短（2 天～3 天），大约为初次应答潜伏期的一半；②抗体浓度增加快，快速到达平台期，平台高（可比初次应答高 10 倍以上）；③抗体浓度维持时间长；④诱发再次应答所需抗原剂量小；⑤主要产生高亲和力的 IgG，而初次应答中主要产生低亲和力的 IgM（图 11－26）。

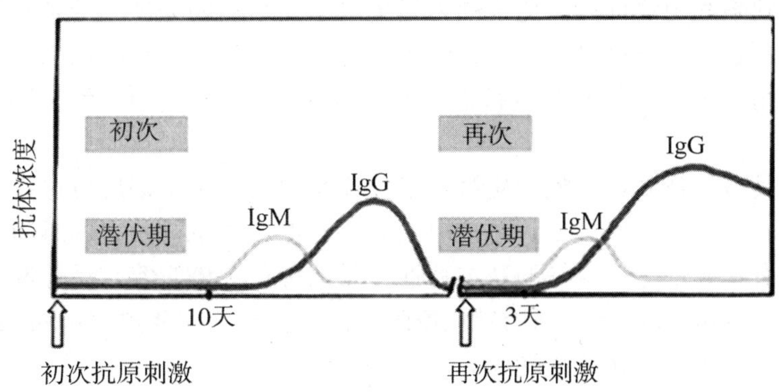

图 11－26　初次应答和再次应答的特点

再次应答的强弱主要取决于两次抗原刺激的间隔时间长短。间隔时间短则应答弱，因为初次应答后存留的抗体可与再次刺激的抗原结合，形成免疫复合物而被迅速清除；间隔时间太长则应答也弱，因为记忆细胞的寿命有限。再次应答的效应可持续存在数月或数年，因此很多情况下机体一旦被病原微生物感染后，可在相当长的时间内具有对该病原微生物的免疫力。

（胡丽娟）

第十二章　免疫耐受和免疫调节

生理情况下，免疫系统能识别“自己”和“非己”，对外来抗原表现为正免疫应答以清除抗原，而对自身抗原表现为负免疫应答以维持自身稳定，不至发生自身免疫性疾病。机体免疫系统在接触特定抗原后所形成的特异性免疫无应答或低应答状态，称为免疫耐受（immunological tolerance）。

免疫应答的过程有赖于体内多系统、多细胞和多分子之间的相互协同，共同调节其发生、发展和转归，并控制其质和量，这就是免疫调节。

本章将分别介绍免疫耐受和免疫调节。

第一节　免疫耐受

免疫耐受是一种特殊类型的免疫应答，与非特异性免疫无应答不同。非特异性免疫无应答包括免疫缺陷和免疫抑制。免疫缺陷指免疫系统结构的完整性受到破坏，而无法发挥其正常功能的状态。免疫抑制是由于机体受到化学、物理或疾病等因素影响，其免疫功能不能正常起作用。免疫缺陷和免疫抑制无抗原特异性，对各种抗原均表现为无应答或低应答。

免疫耐受是一种特异性免疫无应答，是免疫系统的一种主动反应过程。免疫耐受的产生需抗原诱导，有一定的潜伏期，对抗原具有特异性，并维持一定的时间（具有记忆性），即免疫耐受具有特异性免疫应答的基本特性，是一种负免疫应答。诱导淋巴细胞活化的抗原称为免疫原（immunogen），而诱导免疫耐受的抗原称为耐受原（tolerogen）。有许多因素可影响某抗原成为免疫原或耐受原。

一、免疫耐受的形成及表现

免疫耐受是抗原刺激机体免疫系统产生的结果。免疫耐受的形成可发生于个体发育早期，也可在机体发育成熟后诱导形成。根据形成的特点，可将其分为先天免疫耐受和后天免疫耐受。先天免疫耐受可天然形成，也可人工诱导；而后天免疫耐受则多为病毒感染或人工诱导形成。

（一）先天免疫耐受

在机体免疫系统发育成熟前（如胚胎期）接触某种抗原，出生后对此抗原产生的特异性无应答状态，称为先天免疫耐受。1945 年，Owen 在二卵双生小牛体内观察到血型嵌合现象（图 12－1），两头小牛的血液中含有对方小牛的不同血型的血细胞，却不发生排斥。1951 年，Medawar 进一步发现这些二卵双生小牛彼此间也可进行相互的皮肤移植，而不发生移植排斥反应。Burnet 等认为，二卵双生小牛对异型血细胞产生耐受，是由于胚胎期的免疫功能尚未成熟，异型血细胞通过融合的胎盘血管进入胚胎牛体内，引起识别异型血细胞的免疫细胞克隆被抑制或被清除，因而小牛出生后对胚胎期接触过的异型血细胞抗原不会发生免疫应答。

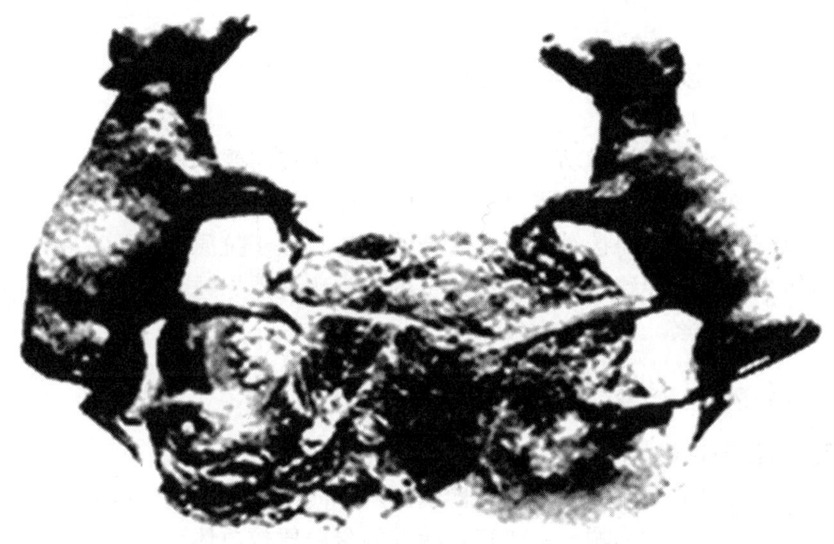

图 12－1　二卵双生小牛的先天免疫耐受

1953 年，Medawar 等通过人工诱导免疫耐受实验证实了这一假说。Medawar 等将 CBA 系（$H-2^k$）小鼠的脾细胞注入 A 系（$H-2^a$）小鼠的胚胎或新生小鼠体内，该 A 系小鼠出生后可接受 CBA 系小鼠的皮肤移植物（图 12－2）。Medawar 等成功复制的免疫耐受动物模型不仅证实了 Owen 的观察和 Burnet 的假说，而且揭示：对“非己”抗原的免疫耐受可经人工诱导产生。同时，其所建立的人工诱导免疫耐受方法无疑有助于免疫耐受的理论研究和实际应用。

（二）后天免疫耐受

出生后或免疫系统发育成熟后，通过改变抗原性状、剂量或免疫途径等诱导产生的免疫耐受，称为后天免疫耐受，如人工注射某种抗原后诱导的免疫耐受。后天免疫耐受的形成和维持需要一定的条件。

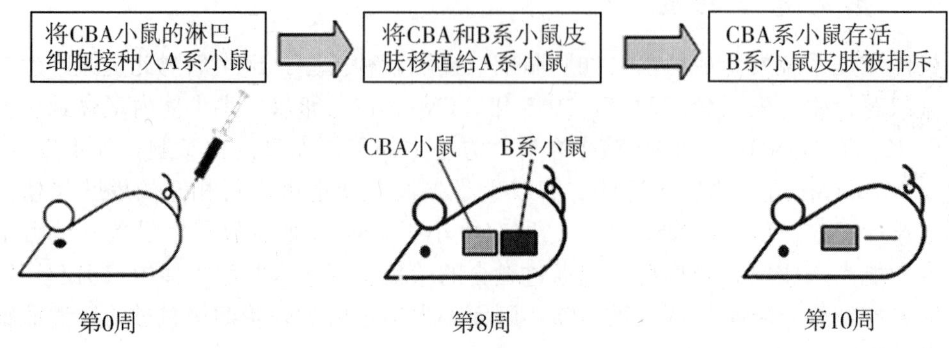

图 12－2　人工诱导小鼠免疫耐受

二、免疫耐受形成和维持的因素

免疫耐受的人工实验诱导成功，不仅有助于揭示免疫耐受的机制，也为自身免疫性疾病、肿瘤、器官移植等领域的探索提供了重要的理论依据。大量研究证实，免疫耐受的诱导需要机体的免疫系统与抗原接触，免疫耐受的维持有赖于抗原的持续存在。抗原物质进入机体后，可作为免疫原导致正免疫应答，也可成为耐受原导致免疫耐受，其发生取决于抗原和机体两方面的因素。

（一）抗原方面的因素

1. 抗原的结构和性质

抗原免疫原性的强弱受抗原的结构和性质影响。同样，抗原进入机体是否能引起免疫耐受也受抗原的结构和性质影响。一般聚合状态的蛋白质较单体免疫原性强，颗粒性抗原的免疫原性强于可溶性抗原。反之，非聚合形式的可溶性抗原易于诱导免疫耐受。天然可溶性蛋白质中存在有单体分子及聚合体分子。用 BSA 免疫小鼠，可产生针对 BSA 的抗体。若将 BSA 先经高速离心，去除其中的聚合体分子后再免疫小鼠，则不产生针对 BSA 的抗体，而诱导机体对 BSA 产生免疫耐受。其原因可能是蛋白单体不易被巨噬细胞吞噬处理，即使被内化也不能有效地激活 APC 表达协同刺激分子 B7，不能被 APC 提呈，因而不能激活淋巴细胞。在此基础上，已有研究者对超敏反应性疾病和自身免疫性疾病的患者，分别用变应原（如豚草花粉、猫的皮屑等）和自身抗原（如髓磷脂碱性蛋白，MBP）的非聚合可溶性形式，进行诱导免疫耐受的临床实验研究，取得了一定的效果。

2. 抗原剂量

诱导免疫耐受的抗原剂量随抗原的种类、性质以及接种动物的种属、品系、年龄和参与应答的免疫活性细胞的不同而异。一般来说，适当的抗原剂量免疫机体易诱导正免疫应答，抗原剂量过高或过低易致免疫耐受；抗原剂量过高，可诱导 T、B 细胞同时耐受，称为高带耐受（high zone tolerance）；抗原剂量过低，主要诱导 T 细胞耐受，又称低带耐受（low zone tolerance）（图 12－3）。

T 细胞耐受所需抗原的最小剂量为 10 μg，是 B 细胞耐受所需抗原剂量的

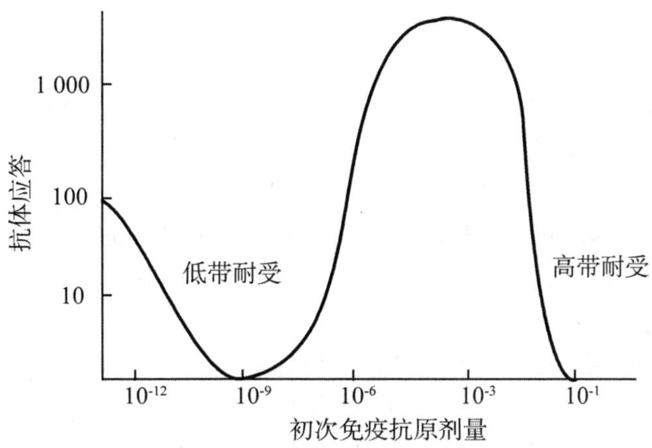

图 12－3　抗原剂量与免疫耐受

1/1 000～1/100，且发生快（24 小时内达高峰）、持续时间长（数月）。而 B 细胞形成耐受所需抗原的最低剂量为 1 mg～10 mg，B 细胞形成耐受不但抗原需要量大，且发生缓慢（1 周～2 周），持续时间短（数周）（图 12－4）。

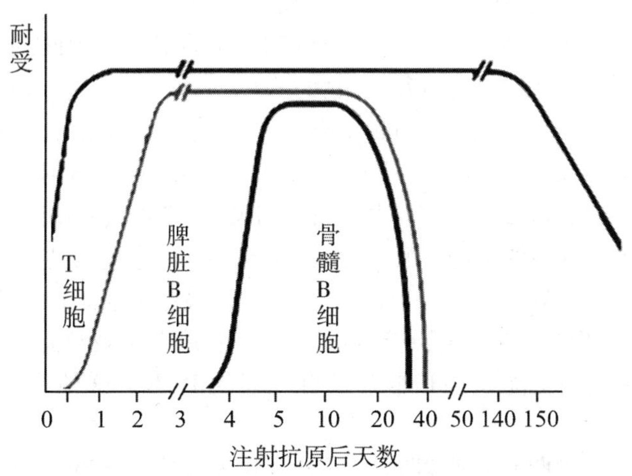

图 12－4　T 细胞耐受和 B 细胞耐受的抗原剂量差异

3. 抗原的免疫途径

抗原的免疫途径也可影响免疫耐受的诱导。一般来说，抗原经口服和静脉注射最易诱导免疫耐受，腹膜腔注射次之，皮下及肌内注射最难。在静脉注射中以肠系膜静脉和门静脉注射最易于诱导免疫耐受。经黏膜表面给予抗原，如口服抗原，可刺激机体产生分泌型 IgA，引起局部黏膜免疫，但易导致全身的免疫耐受，这种现象称为耐受分离。

4. 其他因素

抗原辅以佐剂易诱导免疫应答，而单独抗原刺激易致免疫耐受。抗原的持续存在是免疫耐受维持的重要条件。

（二）机体因素

1. 免疫系统的成熟程度

在免疫系统发育不成熟的胚胎期或某些动物的新生期（如鼠类），接受抗原刺激易诱导免疫耐受，而在免疫系统发育成熟的成年个体则不易诱导。

2. 动物种属与品系的遗传差异

免疫耐受诱导和维持的难易程度随动物的种属、品系的不同而异。大、小鼠在各个时期均易诱导免疫耐受，而兔、有蹄类动物及灵长类动物仅在胚胎期较易诱导免疫耐受。

3. 机体生理状态

已证明联合使用抗原与免疫抑制措施较易诱导免疫耐受，因为免疫抑制措施可人为破坏已成熟的免疫系统，造成类似新生期的免疫不成熟状态。常用的免疫抑制方法有全身淋巴组织照射，使用抗淋巴细胞血清、Th 细胞抗体等生物制剂以及环磷酰胺、环孢素、糖皮质激素等免疫抑制剂。

三、免疫耐受的机制

长期以来，人们对免疫耐受形成的机制提出了各种学说和理论。近年来，随着基础免疫学的迅速发展，人工诱导免疫耐受实验的成功，特别是转基因技术的应用，对免疫耐受，尤其是对自身耐受机制的研究取得了重大进展。目前认为，免疫耐受主要有以下几种机制：①细胞凋亡，即克隆清除（clonal deletion）；②细胞不应答，即克隆无能（clonal anergy）；③免疫忽视（immunological ignorance），T、B 淋巴细胞克隆的 TCR、BCR 对组织特异性自身抗原的亲和力低，或自身抗原处于隐蔽状态或浓度过低，而不对其产生免疫应答的现象；④活化诱导的细胞死亡，活化的淋巴细胞通过表达的 FasL 与自身或邻近淋巴细胞的 Fas 结合，介导淋巴细胞的凋亡；⑤调节性 T 细胞；⑥受体编辑（receptor editing），B 细胞在骨髓中与自身抗原接触后，除发生凋亡而被清除外，还可能发生 Ig 轻链的二次重排以产生新的不能识别和结合自身抗原的 BCR，这种受体基因再重排被称为受体编辑。

免疫耐受根据形成时期和发生部位，可分为中枢耐受（central tolerance）和外周耐受（peripheral tolerance）。两类耐受的形成机制有所不同。

（一）中枢耐受

不成熟 T、B 细胞分别在胸腺和骨髓微环境发育过程中接触自身抗原所形成的免疫耐受，称为中枢耐受。中枢耐受的形成主要与克隆清除有关，T、B 细胞在不同的中枢免疫器官形成中枢耐受。

1. T 细胞中枢耐受

T 细胞在胸腺发育过程中，经历阳性选择后，分化为 CD4 或 CD8 单阳性细胞。在胸腺皮质和髓质交界处，树突状细胞和巨噬细胞等 APC 表达高水平的 MHC Ⅰ类分子和 MHC Ⅱ类分子，它们与自身抗原结合形成复合物。未成熟的单阳性细胞如果能够与 APC 表面的自身抗原－MHC 复合物高亲和力结合，即可引发阴性选择致克隆清除。若胸腺微环境异常致阴性选择障碍，则可导致自身免疫性疾病。

2. B细胞中枢耐受

不成熟B细胞在骨髓发育成熟过程中，也要经历阴性选择，能够与自身抗原呈高亲和力结合的B细胞被克隆清除。此外，不成熟B细胞接触自身抗原后，还可通过克隆无能、免疫忽视和受体编辑等方式被清除。

（二）外周耐受

成熟T、B细胞在外周接触抗原所形成的耐受，称为外周耐受。经历中枢耐受机制未完全清除的自身反应性T、B细胞克隆，可能通过外周耐受的机制被清除或丧失功能。

1. T细胞外周耐受

在健康成年个体体内存在具有潜在自身反应性的T细胞，机体可通过多种机制来维持对这类自身反应性T细胞的自身免疫耐受状态。

（1）克隆清除：在转基因小鼠模型中发现，外周成熟T细胞接触自身抗原后，能通过活化诱导的细胞死亡（activation induced cell death，AICD）机制导致自身反应性细胞凋亡而被清除。成熟的自身反应性T细胞在外周接触自身抗原而被激活，反复接受自身抗原刺激，可诱导活化的T细胞表达Fas和FasL，通过Fas介导的细胞凋亡而被清除。

（2）克隆无能：T细胞活化需要接受APC提供的双信号。若T细胞识别抗原后缺乏协同刺激信号，则出现T细胞克隆无能。无能T细胞最重要的特征是丧失分泌IL－2的能力，以此阻止T细胞进一步增殖分化为效应性T细胞。目前认为，一些针对胸腺内不表达的自身抗原的自身反应性T细胞克隆存在于正常机体，但由于带有这些自身抗原的细胞在正常情况下不表达协同刺激分子，因而不能激活相应的自身反应性T细胞克隆。

（3）免疫忽视：潜在的自身反应性T细胞的TCR对组织特异性自身抗原的亲和力低，或者某些自身抗原存在于免疫隔离部位或浓度过低，而不对其产生免疫应答。由于体内存在一些生理屏障，可将自身反应性T细胞与某些自身抗原组织隔离，从而形成免疫隔离部位，在生理情况下不引起免疫应答。由于自身抗原水平过低、携带自身抗原的组织细胞低表达或不表达MHC分子、Th细胞分泌细胞因子不足等原因，亦可使自身反应性T细胞对自身抗原“不识别”。

（4）调节性T细胞的作用：调节性T细胞可通过直接接触或分泌IL－10、TGF－β等细胞因子发挥对自身反应性T细胞的抑制作用（详见本章第二节）。

2. B细胞的外周耐受

成熟的自身反应性B细胞在下列条件下，可发生凋亡或功能受到抑制。

（1）未进入淋巴滤泡而凋亡：只有进入淋巴滤泡的B细胞才能继续分化成抗体生成细胞和记忆B细胞，而无能B细胞，在抗原存在下是不能进入淋巴滤泡的，只能在胸腺依赖区外周处停留1天～3天，然后死亡。

（2）缺少刺激信号而凋亡：无能B细胞在缺少细胞因子（如IL－4）或者$CD4^+$T细胞提供的CD40L协同刺激信号时，则发生凋亡。

（3）AICD致B细胞凋亡：活化的$CD4^+$T细胞可通过AICD作用启动B细胞的凋亡信号。

（4）成熟B细胞处于“无能”状态：成熟B细胞与大量可溶性自身抗原接触后，可导致 mIgM 表达的下调，成为“无能”B 细胞。无能 B 细胞在 MHCⅡ类分子表达、抗原提呈、对 IL-4 和 CD40 抗体应答等方面均显著低下。

四、免疫耐受与临床医学

随着对免疫耐受机制研究的不断深入，建立或打破免疫耐受，已成为某些疾病防治的新方向和新策略。对于超敏反应性疾病、自身免疫性疾病及移植排斥反应，诱导机体对相应致敏原、自身抗原或移植组织器官的耐受，有可能从根本上解决免疫应答对组织器官的损害。而对某些感染性疾病及肿瘤，可通过打破耐受，激发机体产生针对靶抗原的免疫应答，从而有利于病原体和肿瘤细胞的清除。

（一）建立免疫耐受

1. 诱导口服耐受

口服耐受是指通过口服抗原制剂，诱导针对该抗原或相关抗原的全身性低免疫反应状态。其机制为诱导具有免疫抑制功能的调节性 T 细胞产生，诱导克隆清除或克隆无能。在多种自身免疫性疾病实验性动物模型中，已通过口服耐受成功地使自身免疫性疾病得到缓解。然而，在临床研究中，口服自身抗原的疗效远不如动物实验，并不能使类风湿性关节炎或多发性硬化病等病情有效缓解。要将口服耐受用到自身免疫性疾病的临床治疗中，尚有相当长的一段路要走，还有赖于对口服耐受机制的深入研究。

2. 阻断免疫应答诱导免疫耐受

T 细胞的活化有赖于双信号和细胞因子的作用。T 细胞活化的第一信号主要来自 TCR 与抗原的特异性结合，第二信号来自协同刺激分子与 T 细胞表面相应受体之间的作用，如 B7 和 CD28 之间的作用。因此，用抗体或阻断分子来阻断 T 细胞的活化信号有可能诱导免疫耐受，如用拮抗肽可竞争抑制抗原肽与 TCR 及 BCR 结合；用抗 CD3/CD4/CD8 的抗体可阻断第一信号；用 CTLA4-Ig（由 CTL-A4 的胞外区与 IgG1 重链恒定区组成的可溶性融合蛋白）可阻断 B7 和 CD28 的结合；用 ICAM-1 单抗或 LFA-1 单抗可阻断它们之间的作用。另外，细胞因子也是参与 T 细胞活化的重要分子，针对高亲和力 IL-2 受体的单抗，细胞因子 TNF、IL-2、IL-1 等的单抗，在自身免疫性疾病和移植排斥反应研究中均发现有一定的疗效。

3. 移植骨髓及胸腺，建立或恢复免疫耐受

在移植物长期存活的受者体内，发现存在供者骨髓来源的细胞，它们在受者体内迁移并长期存活，形成所谓微嵌合状态（microchimerism）。一般认为，嵌合状态的形成与同种异型器官移植存活有密切关系。因而在同种异型器官移植前，移植同种异型骨髓及胚胎胸腺，可诱导出嵌合状态，使受者产生对供者器官的免疫耐受，延长移植物的存活时间。通过给患者移植骨髓及胚胎胸腺，可部分建立正常免疫系统的网络调节功能，减轻或缓解自身免疫性疾病。

4. 诱导调节性 T 细胞

用基因转染的方法（如将 Foxp3 基因转入抗原特异的 $CD4^+$ Th1 细胞）或 T 细胞与 IL-10 等细胞因子共培养的方法，可诱导具有抑制作用的调节性 T 细胞的产生，有助于免疫耐受的形成。

5. 耐受性 DC

DC 既可以活化初始 T 细胞，又可以诱导免疫耐受。DC 表面的 MHCⅡ类分子和协同刺激分子表达缺陷将减弱 DC 的抗原提呈功能，而使其具有耐受原性。其机制是选择性激活 Th2 细胞亚群、诱导调节性 T 细胞的产生、诱导 T 细胞无能，以及诱导活化 T 细胞凋亡等。用 GM－CSF＋TGF－β1 可诱导耐受性 DC 的形成。

6. 基因改造

用基因治疗的方法，使细胞表达大量的 CTLA4－Ig、调节性细胞因子（如 IL－10、IL－4 和 TGF－β 等）或 FasL，可诱导免疫耐受。

（二）打破免疫耐受

1. 主动免疫激发和增强免疫应答

由于肿瘤细胞表达肿瘤抗原密度低，MHC 分子表达下调或协同刺激分子缺失，使肿瘤细胞可逃避机体的免疫攻击。因此，可用基因修饰的“瘤苗”免疫，激发和增强机体的抗肿瘤免疫。将编码细胞因子或协同刺激分子的基因导入肿瘤细胞内，再将这些细胞接种于它们原来的宿主体内，确实可诱导显著的抗肿瘤免疫应答。已转导的细胞因子和辅助分子包括 IL－2、IL－4、IL－6、GM－CSF、IFN－γ、TNF、B7、ICAM 等。另外，对肿瘤抗原及其基因的不断认识，使得利用肿瘤抗原进行免疫成为可能。一方面可先将编码肿瘤抗原的基因在体外转染宿主肿瘤细胞或 APC 细胞，再将它们回输入患者体内；也可将抗原基因重组入痘苗病毒的基因中，用病毒来进行免疫接种。另一方面，还可人工合成肿瘤抗原肽，将肿瘤抗原肽单独或佐以细胞因子、或免疫佐剂进行免疫；也可用肿瘤抗原肽刺激 APC（如 DC 细胞）后，将负载抗原肽的 DC 回输入机体。

2. 细胞因子的合理使用

IFN－γ 能使巨噬细胞及其他 APC 的 MHCⅡ类分子表达上调，增强此类细胞的抗原处理和提呈能力，在多种造血系统肿瘤和实体肿瘤的治疗中获得一定的成功。GM－CSF 在肿瘤治疗中主要作为骨髓功能恢复剂来使用，又由于它可刺激 $CD4^+$ 和 $CD8^+$ T 细胞功能，对树突状细胞的增殖和分化有很强的诱导作用，因此可增强机体的抗肿瘤免疫应答。

第二节 免疫调节

免疫调节是机体本身对免疫应答过程所做出的生理性反馈，包括正反馈（促进作用）和负反馈（抑制作用）。正常的免疫应答可有效行使其免疫防御、免疫自稳和免疫监视等功能，而异常的免疫应答则可造成机体的损伤。故机体必须对免疫应答进行精细的调控，使其在类型、强度、持续时间等方面保持在适宜水平。免疫调节贯穿于免疫应答过程，其机制十分复杂，涉及分子、细胞、系统间及遗传等多种因素间的相互作用。其中任何一个因素或环节出现异常，均可导致局部或全身免疫应答异常，引起自身免疫、超敏反应、感染和肿瘤等。

一、分子水平的免疫调节

（一）抗原的调节作用

抗原刺激是适应性免疫应答发生的始动因素，随着抗原物质在体内被分解、中和及清除，其浓度逐渐下降，相应免疫应答的强度也就随之逐渐下降。在一定范围之内，抗原越多，免疫应答的强度越大，但抗原过多或过少反而容易引起免疫耐受的发生。另外，结构相似的抗原具有相互干扰特异性免疫应答的作用，此为抗原竞争，其本质是两种结构相似的抗原竞争共同的抗原提呈细胞，抗原提呈细胞提呈前一种抗原后，对后一种抗原的提呈能力下降，从而导致机体对后者产生免疫应答的能力下降（图 12－5）。

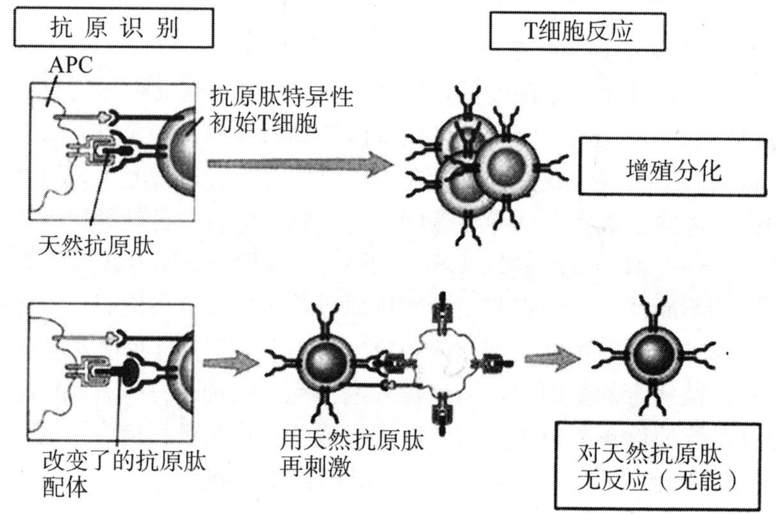

图 12－5　结构相似的不同抗原之间的竞争性调节

（二）抗体的调节作用

抗体对免疫应答具有负反馈抑制作用。抗体是免疫应答的产物，抗体产生后又可抑制其后的抗体生成。其机制为：①抗体数量的增加，加速了机体对抗原的清除作用，致使体内抗原的浓度降低；②大量产生的特异性抗体与 BCR 竞争抗原表位，导致抗原封闭，阻断 BCR 对抗原表位的识别和结合（图 12－6）；③针对 BCR 独特型表位的 IgG 独特型抗体，其 Fc 段能与 B 细胞表面的抑制性 Fc 受体（FcγRⅡ－B）结合，导致 BCR 和 FcγRⅡ－B交联，通过后者引发抑制信号（图 12－7）。

（三）抗原－抗体复合物对免疫应答的调节

抗原－抗体复合物中的抗体通过其 Fc 段与 APC（如巨噬细胞）表面的 Fc 受体结合，通过调理作用促进 APC 对抗原的摄取、加工处理和提呈，增强免疫应答。

抗原与 IgG 类抗体分子形成的抗原－抗体复合物可对进一步的抗体生成发挥抑制作用。该抗原－抗体复合物中的抗原部分可与 B 细胞的 BCR 结合，而抗体部分的 Fc 段则与

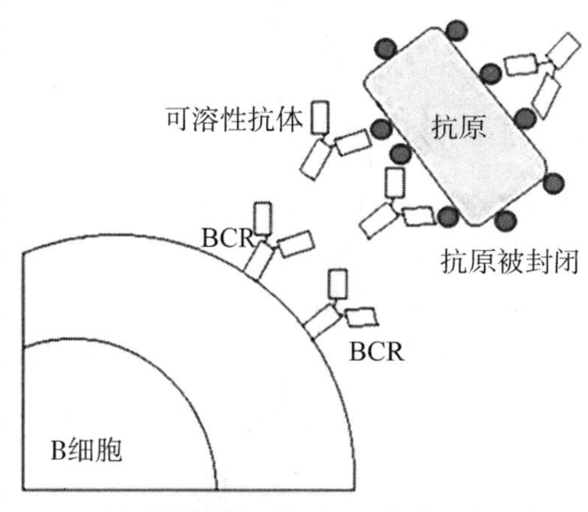

图 12－6　抗体封闭抗原的作用

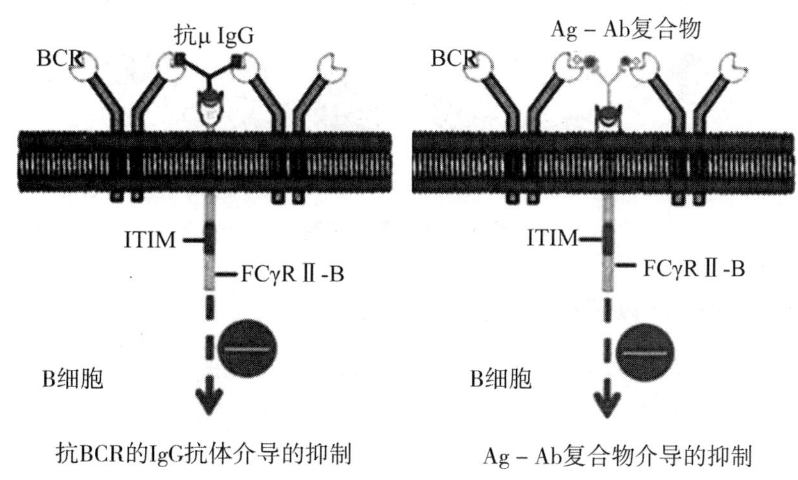

图 12－7　抗 BCR 抗体与抗原－抗体复合物的免疫调节作用

B 细胞的 FcγRⅡ－B 结合，引起 BCR 与 FcγRⅡ－B 的交联，产生抑制信号，抑制抗体生成（图 12－7）。

抗原与 IgM 形成的复合物则可对抗体的产生起促进作用。抗原－IgM 复合物不会引起 B 细胞抑制信号的传入，相反，其激活补体后产生补体片段 C3d。C3d 可与抗原分子结合，同时，C3d 也能与 B 细胞活化辅助受体复合物中的 CD21 分子结合，并通过复合物中的其他分子如 CD19 等产生活化信号，促进 B 细胞的活化。

免疫应答早期产生的抗体主要是 IgM，其形成的抗原－抗体复合物可促进免疫应答的进一步发展。而免疫应答晚期产生的抗体则以 IgG 为主，形成的复合物可抑制抗体的生成。

二、细胞水平的免疫调节

（一）Th1 细胞与 Th2 细胞间的相互作用

Th1 细胞和 Th2 细胞互为抑制细胞，形成对机体细胞免疫和体液免疫应答的反馈性免疫调节网络。Th1 细胞与 Th2 细胞平衡是维持机体自稳状态的重要机制，任一亚群比例过高或活性过强，均可导致特定类型的免疫应答，其效应呈优势，此为免疫偏离（immune deviation），并可能因此而导致免疫失衡和某些疾病的发生（图 12－8）。

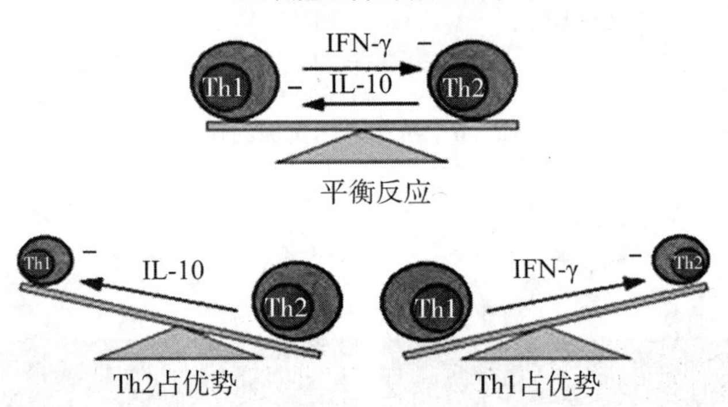

图 12－8 免疫偏离

（二）调节性 T 细胞

调节性 T 细胞主要分为两类：天然调节 T 细胞（natural regulatory T cell，nTreg）和诱导性调节 T 细胞（induced regulatory T cell，iTreg）（表 12－1）。它们在负反馈调节中发挥重要作用。

表 12－1 天然调节 T 细胞和获得性调节 T 细胞的比较

特点	天然调节 T 细胞	获得性调节 T 细胞
诱导部位	胸腺	外周
抗原特异性	自身抗原	组织特异性抗原和外来抗原
功能	抑制自身反应性 T 细胞	抑制自身损伤性炎性反应、阻遏病理性应答
发挥效应作用的机制	细胞直接接触，一般不通过细胞因子	主要通过细胞因子
举例	$CD4^+CD25^+Foxp3^+$ T、NKT、γδT	Th1、Th2、Th3、Tr1、$CD8^+$ T

1. 天然调节 T 细胞

$CD4^+CD25^+$ nTreg 是在正常胸腺产生的，成熟且具有独特作用的 T 细胞功能亚群。将去除 $CD4^+CD25^+$ 胸腺细胞的成熟胸腺细胞输入 T 细胞缺陷的同系小鼠，将产生各种自身免疫性疾病，提示 $CD4^+CD25^+$ nTreg 能控制胸腺持续产生自身反应性 T 细胞。与其他在胸腺选择的 T 细胞相比，$CD4^+CD25^+$ nTreg 在胸腺内的发育需要接受能够诱导表达或持续表达的 *Foxp3* 基因的中介信号参与，故认为 *Foxp3* 是控制 $CD4^+CD25^+$ nTreg 发育及发挥其功能的主要基因。

调节免疫应答是 $CD4^+CD25^+$ nTreg 的基本特征和功能。然而，其抑制机制目前尚不十分清楚，其可能的机制有：①通过细胞－细胞的直接接触，诱导效应性 T 细胞凋亡而发挥其抑制效应；②通过下调 CD80 和 CD86 分子在 DC 上的表达，从而使 DC 成为无效率的 APC；③分泌 IL－10 和 TGF－β，抑制 T 细胞的活化、增殖与分化，也可抑制 APC，特别是 DC 的分化及其分泌 IL－12 的能力，从而抑制 DC 促进 T 细胞活化和 Th1 细胞分化的能力；④通过下调效应性 T 细胞 IL－2Rα 链的表达，抑制其增殖。

2. 诱导性调节 T 细胞

iTreg 一般在外周淋巴器官由抗原诱导产生，可以从天然调节 T 细胞分化而来，也可以来自其他初始 T 细胞，包括 Th3、Tr1 等。Th3 细胞能分泌 TGF－β，抑制 Th1 细胞介导的免疫应答和炎性反应；Tr1 细胞能分泌 IL－10，通过抑制巨噬细胞的功能间接抑制 Th1 细胞分泌 IL－2 和IFN－γ。

（三）细胞凋亡的调节作用

Fas 和 FasL 介导的细胞凋亡在免疫调节中发挥重要作用。Fas 广泛表达于包括淋巴细胞在内的多种细胞表面。而 FasL 主要表达于活化的 T 细胞和 NK 细胞表面。活化的淋巴细胞通过表达的 FasL 与自身或邻近淋巴细胞的 Fas 结合，介导淋巴细胞的凋亡，此为活化诱导的细胞死亡（activation induced cell death，AICD）。AICD 使特异性增殖的淋巴细胞数量下降，从而适时终止免疫应答（图 12－9）。

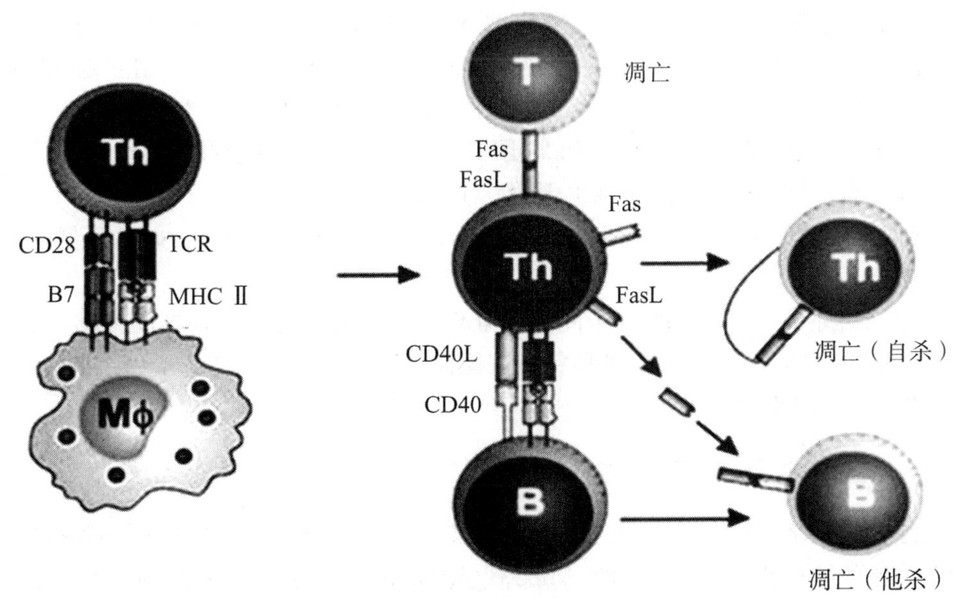

图 12－9　活化诱导的细胞死亡（AICD）

（四）细胞表面激活性受体或抑制性受体的免疫调节作用

许多免疫细胞表达激活性受体或抑制性受体。激活性受体细胞质区含免疫受体酪氨酸活化基序（ITAM），结构为YxxL/V（Y为酪氨酸，L为亮氨酸，V为缬氨酸，x为任意氨基酸）。抑制性受体细胞质区含免疫受体酪氨酸抑制基序（ITIM），结构为I/VxYxxL（I为异亮氨酸）。这些受体与其相应的配体结合后，分别启动活化信号和抑制信号。免疫细胞表面主要的激活性受体或抑制性受体见表12－2。

表12－2 免疫细胞的激活性受体和抑制性受体

免疫细胞	激活性受体	抑制性受体
B细胞	BCR－Igα/Igβ	FcγRⅡ－B，CD22，CD72
T细胞	TCR－CD3，CD28	CTLA－4，PD－1，KIR
NK细胞	NCR，CD16	KIR，CD94/NKG2A
肥大细胞	FcεRⅠ	FcγRⅡ－B，gp49B1

三、独特型网络与免疫调节

（一）抗独特型抗体与独特型网络

独特型（idiotype，Id）存在于IgV区，也可存在于各类T细胞及B细胞抗原受体的V区。当一群抗原特异的、结构均一的抗体分子（Ab1）数量足够大时，其带有的独特型表位可被体内其他B细胞的BCR识别，诱发抗抗体（Ab2）的产生。因Ab2针对的是Ab1上的独特型表位，故Ab2又称抗独特型（anti-idiotype，AId）抗体。抗独特型抗体有两种，针对独特型表位的互补决定区（CDR区）的抗体称为β型抗独特型抗体（Ab2β），针对独特型表位骨架区（FR）的抗体称为α型抗独特型抗体（Ab2α）。Ab2α和Ab2β均能负反馈抑制Ab1的分泌。Ab2β因其抗原结合部位与抗原表位相似，并能与抗原竞争性地结合Ab1，故又称为抗原内影像（internal image）（图12－10）。Ab2上同样有自身的独特型表位，故可诱导Ab3产生，Ab3又可诱导产生Ab4，如此反复，从而形成独特型网络。

独特型网络并不是游离抗体分子间的相互作用，其主干是T、B淋巴细胞。T、B细胞通过其表面的TCR、BCR来识别独特型表位而发生克隆扩增，通过产生的效应细胞和抗体分子发挥负反馈调节作用。

（二）应用独特型网络进行免疫干预

应用独特型网络进行免疫干预主要包括两方面：一是应用抗原内影像（Ab2β）能模拟特异性抗原的结构特点，用特异性Ab2β代替难以获得或对人体有害的抗原，刺激机体产生抗体。二是体内诱导Ab2产生，以减弱或阻断体内原有Ab1或相应的细胞克隆对抗原的特异性应答，抑制自身反应性抗体或自身反应性T细胞的产生，可用于防治自身免疫性疾病。例如，在自身免疫性疾病防治中，将自身反应性T细胞灭活后进行体内注射，

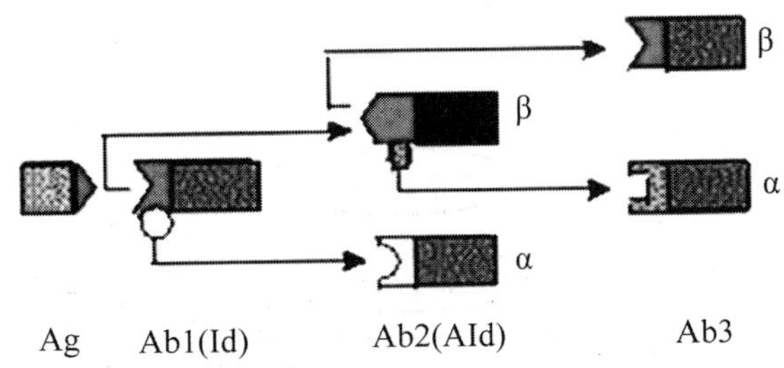

图 12－10　独特型网络的形成及抗原内影像 Ab2β

诱导抗独特型 T 细胞产生，从而清除自身反应性 T 细胞。

四、系统间及遗传对免疫应答的调节

（一）神经内分泌免疫网络的调节

机体是一个有机的整体，免疫应答除受到免疫系统内各种因素的调节外，还受到其他系统的影响和调节，其中最重要的是神经系统和内分泌系统。免疫系统通过细胞因子等作用于神经系统和内分泌系统，促进神经递质和激素的合成与释放。神经系统和内分泌系统也可通过神经递质和激素来影响免疫系统的功能。

1. 神经内分泌系统对免疫系统的调节

神经内分泌系统主要通过神经纤维、神经递质和激素调节免疫系统的功能。神经纤维可支配免疫器官并调节其功能，而免疫细胞上有多种神经递质和激素分子的受体，神经递质和激素分子作用于免疫细胞上相应的受体而发挥调节免疫应答的作用。如在各种应激刺激下，机体通过下丘脑－垂体－肾上腺轴，释放肾上腺皮质激素，对淋巴细胞、巨噬细胞、中性粒细胞和肥大细胞等几乎所有的免疫细胞都有抑制作用，而生长激素、雌激素、甲状腺激素、胰岛素等则可增强免疫应答。同时神经内分泌系统亦可产生细胞因子，如下丘脑和垂体可产生前炎性细胞因子（proinflammatory cytokines）、IL－1β、TNF－α、IL－6 及白血病抑制因子（LIF）等；肾上腺可产生 IL－6 等，而且在感染等应激状态时这些细胞因子的水平明显增高。

2. 免疫系统对神经内分泌系统的调节

免疫细胞产生的细胞因子（如 IL－1、IL－2、IL－6、TNF－α、IFN－γ 等）可作用于神经内分泌系统，从而影响和调节神经内分泌系统的功能。如 IL－1 可作用于垂体，通过 ACTH 促进肾上腺皮质激素水平升高。目前发现，免疫细胞亦可合成 ACTH、内啡肽、生长激素、泌乳素、绒毛膜促性腺激素等神经递质及内分泌激素（图 12－11）。

（二）遗传因素对免疫应答的调节

遗传因素对免疫应答的调节作用主要体现在 MHC 分子对抗原提呈的差异上。早期研究揭示，个体间免疫应答能力的差异由免疫应答基因（Ir 基因）决定，现在已知所谓 Ir 基因即是 MHC 的特定等位基因（或单元型）。由于 MHC 等位基因产物与抗原肽的结合具有一定的特异性（详见第七章），具有不同 MHC 等位基因的个体对特定抗原的提呈能

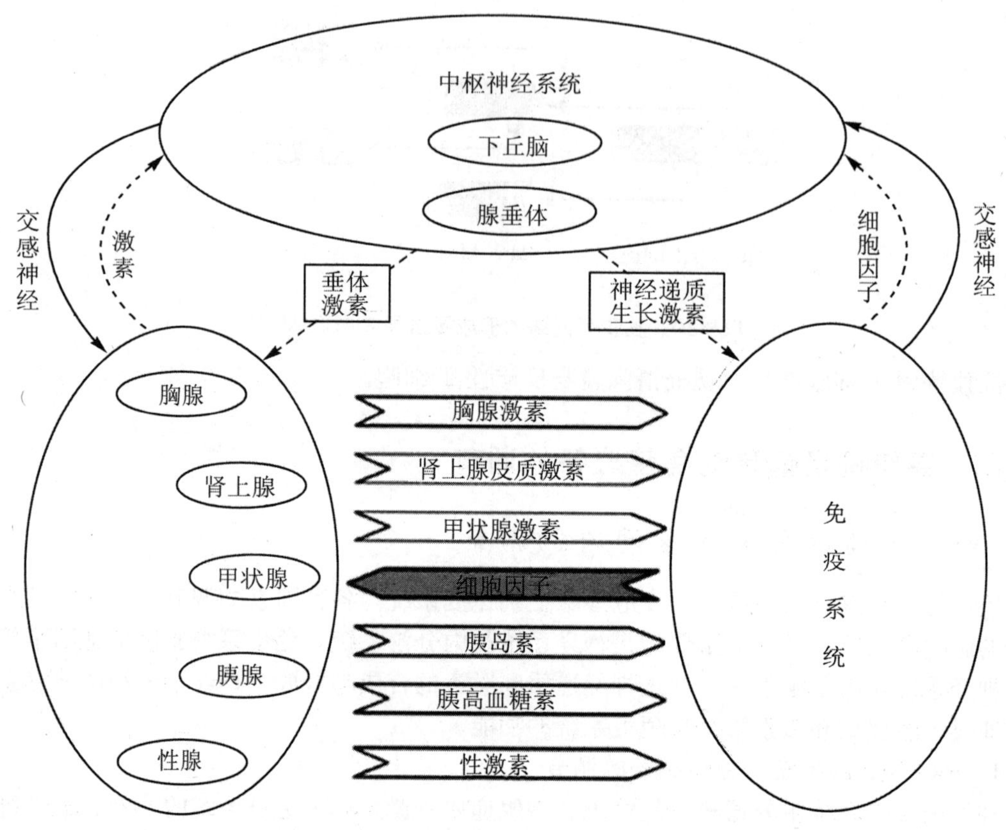

图 12－11　免疫系统与神经内分泌系统间的调节

力也就表现出差异，从而导致免疫应答的不同。

（胡为民　毕建虹）

第十三章　超敏反应

超敏反应（hypersensitivity）是指机体对某些抗原初次应答后，再次接受相同抗原刺激时，发生的一种以机体生理功能紊乱或组织损伤为主的特异性免疫应答，本质上属于异常或病理性免疫应答，具有特异性和记忆性。引起超敏反应的抗原称为致敏原，既可以是完全抗原，如异种血清、各种微生物及其代谢产物等，也可以是半抗原，如青霉素等药物以及多糖类物质。

1963 年，Coombs 和 Gell 根据超敏反应发生的速度、发病机制和临床特征将其分为Ⅰ、Ⅱ、Ⅲ和Ⅳ型。Ⅰ型超敏反应即速发型超敏反应；Ⅱ型超敏反应即细胞毒型或细胞溶解型超敏反应；Ⅲ型超敏反应即免疫复合物型或血管炎型超敏反应；Ⅳ型超敏反应即迟发型超敏反应。Ⅰ、Ⅱ、Ⅲ型超敏反应均由抗体介导，而Ⅳ型超敏反应则由效应 T 细胞介导。

第一节　Ⅰ型超敏反应

Ⅰ型超敏反应即速发型超敏反应（immediate hypersensitivity），又称变态反应（allergy），是临床上最常见的一类超敏反应，可发生于局部，亦可发生于全身。其主要特征是：反应发生快，消退亦快；一般以生理功能紊乱为主，较少发生严重的组织细胞损伤；由特异性抗体 IgE 介导产生，无补体参与；有明显遗传背景和个体差异。对变应原易产生 IgE 抗体的个体，称为特应性素质（atopy）个体或过敏体质个体。根据Ⅰ型超敏反应发生的速度，又可分为速发相和迟发相，前者表现为生理功能异常，后者以局部炎性反应为特征，也伴有某些功能异常。

一、参与Ⅰ型超敏反应的主要成分

（一）变应原

变应原（allergen）是指一类能选择性地激活 Th2 细胞和 B 细胞，诱导产生特异性 IgE 抗体，引起Ⅰ型超敏反应的抗原性物质。天然变应原多为分子质量较小的可溶性蛋白质抗原。某些药物或化学物质为半抗原，进入机体后，可能与组织蛋白结合而获得免疫原性，成为变应原。

引起Ⅰ型超敏反应的变应原种类繁多，主要有植物花粉、尘螨、真菌或其孢子、昆虫、动物皮屑、羽毛以及牛奶、鸡蛋、鱼虾、蟹贝等，还包括青霉素、磺胺、普鲁卡因等药物。最近发现有些变应原为酶类物质，如尘螨中的半胱氨酸蛋白酶、蜂毒中的磷脂酶A2等（图13-1）。

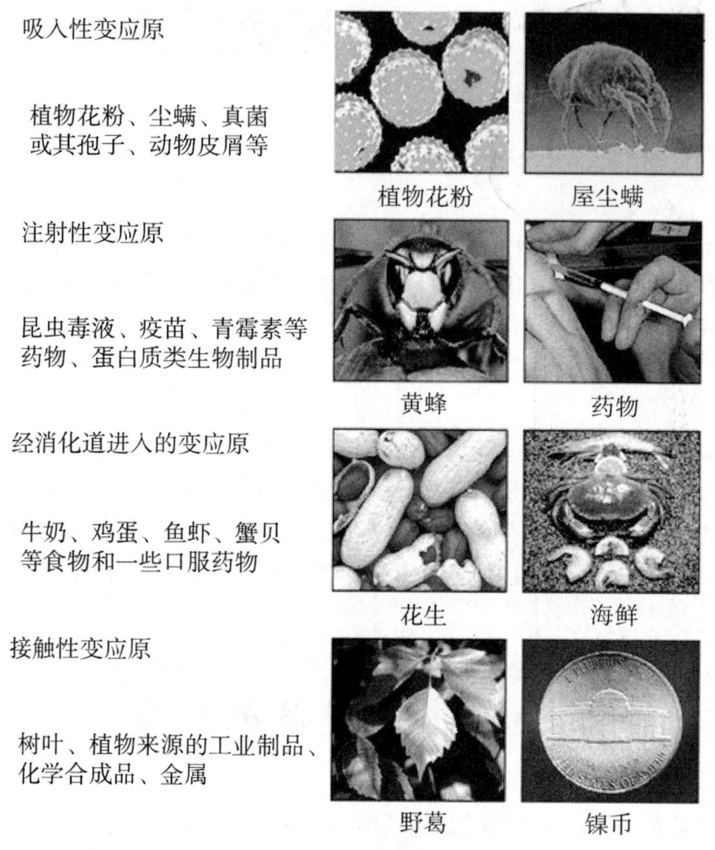

图13-1 常见变应原

（二）IgE

针对某种变应原的IgE类特异性抗体是引起Ⅰ型超敏反应的主要因素，又称为变应素(allergin)。IgE是正常人血清中含量最低、半衰期最短的免疫球蛋白，在Ⅰ型超敏反应患者体内含量异常增高。IgE主要由鼻咽、扁桃体、气管和胃肠黏膜下固有层淋巴组织中的B细胞产生。这些部位也是变应原易于侵入机体和最容易发生变态反应的场所。

IL-4在诱导B细胞产生特异性IgE抗体过程中具有重要作用，其诱导变应原特异性B细胞增殖、分化为产生特异性IgE抗体的浆细胞。IgE为亲细胞抗体，可通过其Fc段与肥大细胞和嗜碱性粒细胞表面IgE Fc受体结合，使机体处于致敏状态（图13-2）。

（三）效应细胞

参与Ⅰ型超敏反应的效应细胞主要是肥大细胞和嗜碱性粒细胞。肥大细胞主要分布在皮肤、呼吸道和消化道等黏膜下层结缔组织中的小血管周围。嗜碱性粒细胞主要存在于外

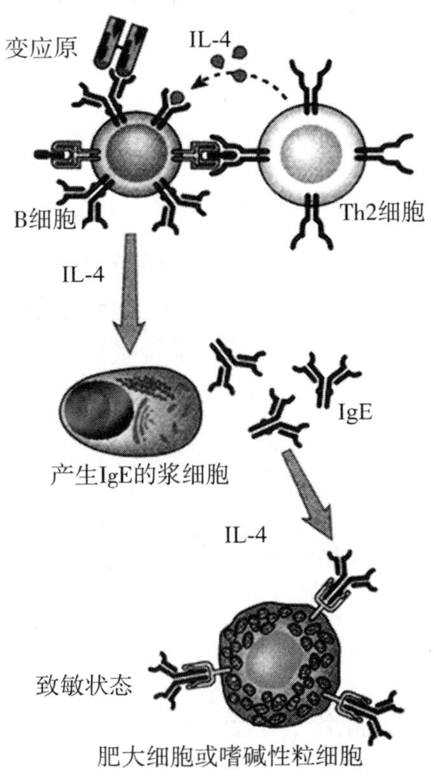

图 13－2　IgE 诱导机体处于致敏状态

IgE 通过与肥大细胞和嗜碱性粒细胞表面 IgE Fc 受体结合，使机体处于致敏状态。IgE 的产生受 IL－4 的调节。

周血中，数量较少，可被募集到超敏反应发生的部位发挥作用。这两类细胞表面均表达高亲和力的 IgE Fc 受体，可与 IgE 结合。细胞质内有大量颗粒，内含多种生物活性介质，包括组胺、激肽原酶、前列腺素、血小板激活因子、白三烯等。当特异性变应原与结合于细胞表面的 IgE 结合时，可导致靶细胞脱颗粒，释放颗粒内的组胺等活性介质，引起血管扩张等效应，导致Ⅰ型超敏反应的发生。

IgE Fc 受体（FcεR）可分为 FcεRⅠ和 FcεRⅡ两类。FcεRⅠ为高亲和力受体，主要分布于血液中的嗜碱性粒细胞和结缔组织中的肥大细胞上。当变应原与嗜碱性粒细胞、肥大细胞上的 IgE－FcεRⅠ复合物结合后，通过桥联使细胞活化，磷酸肌醇水解，细胞质内 Ca^{2+} 浓度升高等生化活动，最终导致细胞脱颗粒，释放生物活性介质，介导Ⅰ型超敏反应。FcεRⅡ（即 CD23）为 IgE 低亲和力受体，分布比较广泛。当其 C 端暴露于细胞外时，可被裂解形成可溶性 CD23（sCD23），即 IgE 结合因子。它属于一种 B 细胞生长因子，能促进 B 细胞分化和 IgE 的产生，在Ⅰ型超敏反应中起重要作用。

Ⅰ型超敏反应炎性部位浸润大量嗜酸性粒细胞，嗜碱性粒细胞可直接吞噬肥大细胞所释放的颗粒，并能释放组胺酶、芳香硫酸酯酶、磷酸酯酶 D，分别灭活组胺、白三烯和血小板活化因子。另一方面，该细胞也能释放大量致炎因子（如白三烯、血小板活化因子等），合成多种上皮毒性物质（如碱性蛋白、阳离子蛋白、神经毒素等），从而参与Ⅰ型超敏反应的迟发相反应。因此，嗜酸性粒细胞在Ⅰ型超敏反应中的作用具有双重性。

二、Ⅰ型超敏反应的发生过程及机制

Ⅰ型超敏反应的发生发展过程可概括为致敏、发敏和效应三个阶段。

（一）致敏阶段

当变应原初次进入机体后，可选择诱导变应原特异性 B 细胞产生高亲和力的 IgE 类抗体。这些抗体可以其 Fc 段结合到有 FcεRⅠ的肥大细胞或嗜碱性粒细胞表面，使机体处于对该变应原的致敏状态（图 13－2），一般可维持半年以上，如不再接触相应的变应原，则机体的致敏状态逐渐消失。

（二）发敏阶段

当相应的变应原再次进入机体时，与致敏靶细胞上的 IgE 特异性结合，通过桥联机制激活靶细胞，引起细胞脱颗粒，释放各种生物活性介质。此过程的发生机制大致如下：首先是二价或多价变应原与细胞上两个以上 IgE 分子结合，表面的 FcεRⅠ交联，导致细胞膜上受体活动并发生构型改变，继而启动激活信号。细胞被激活，产生生化代谢变化，即膜相关的酶类被激活而导致磷脂甲基化和其后的磷脂氧化过程，Ca^{2+} 通道开放使大量 Ca^{2+} 进入细胞内。磷脂代谢过程迅速合成一些参与超敏反应的生物活性物质如白三烯、前列腺素和血小板活化因子，同时激活磷脂酶 C 水解磷脂酸肌醇，使细胞内储存的 Ca^{2+} 释放并激活细胞膜上 GTP 转变为 cGMP，抑制 cAMP 生成。上述过程中细胞内合成的能量在细胞质内 Ca^{2+} 的参与下，向细胞质中微管聚集，微丝收缩，使预先储存的分泌颗粒移向细胞膜并与之结合，导致靶细胞主动脱颗粒（图 13－3）。脱颗粒后因颗粒耗竭而使机体暂时处于脱敏状态，经 1 天～2 天后细胞再次形成新的颗粒，使机体重新处于致敏状态。

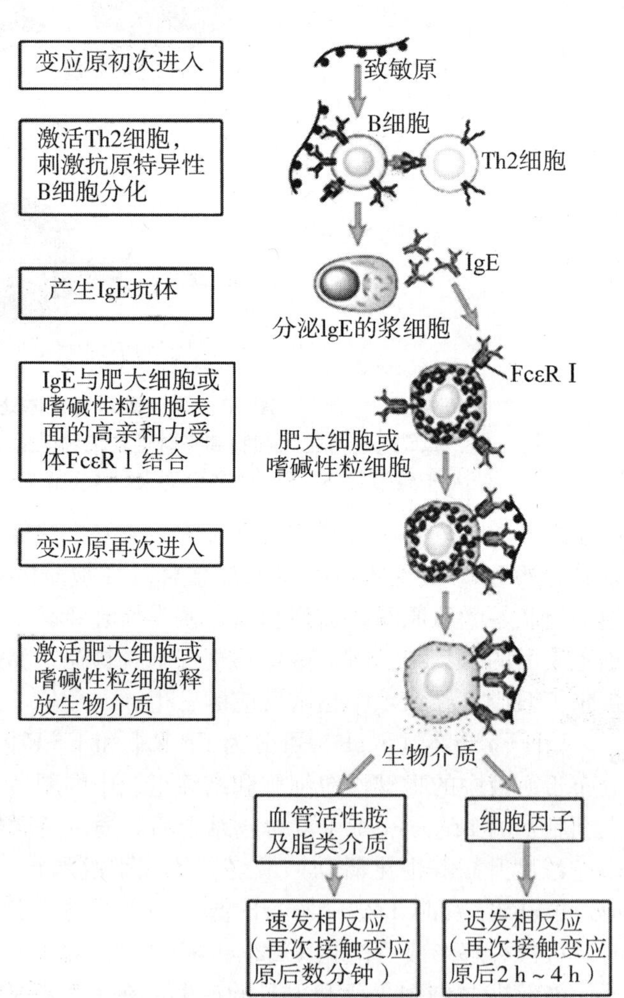

图 13－3 Ⅰ型超敏反应发生的过程

（三）效应阶段

肥大细胞和嗜碱性粒细胞活化后释放的活性介质有两类，即预先存在于颗粒内的介质和新合成的介质。前者有组胺（histamine）、激肽原酶（kininogenase）、嗜酸性粒细胞趋化因子（eosinophil chemotactic factor of anaphylaxis，ECF-A）等，后者有前列腺素 D2（prostaglandin D2，PGD2）、白三烯（leukotriene，LT）、血小板活化因子（platelet activating factor，PAF）和部分细胞因子（如 IL－3、IL－4、IL－5、IL－6、IL－13 及 TNF 等）。这些生物活性介质作用于效应组织引起平滑肌收缩、腺体分泌增加、小血管扩张、毛细血管通透性增高、炎性细胞趋化，并促进局部炎性反应等，从而导致相应的临床症状（图 13－4）。

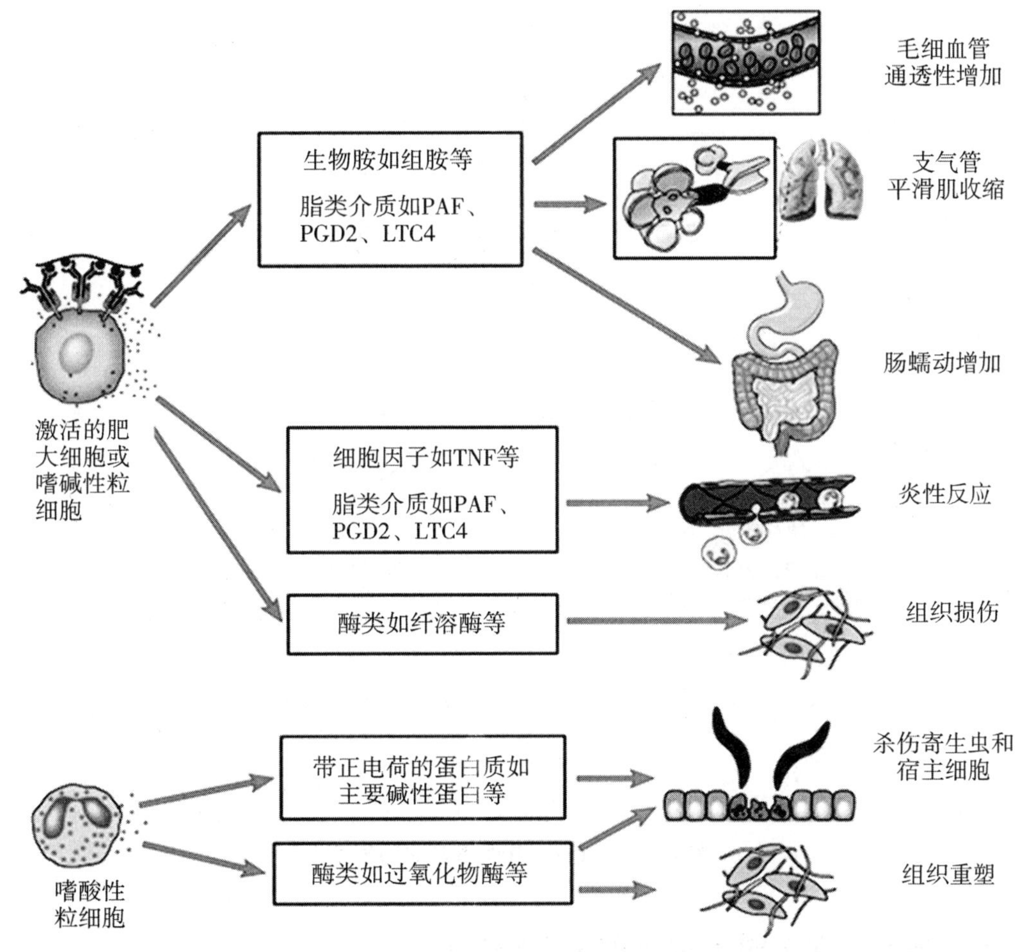

图 13－4 Ⅰ型超敏反应的效应

根据效应作用发生的快慢和持续时间的长短，可将Ⅰ型超敏反应分为速发相反应（immediate reaction）和迟发相反应（late phase reaction）。速发相反应为典型的速发型超敏反应，通常在接触相同变应原后数秒或数分钟内发生，可持续数小时，主要由预先存在于颗粒内的介质引起，迟发相反应指在典型的速发型超敏反应后，还有一个更长的反应过程，它在变应原刺激后 2 小时～4 小时（各不相同）发生，可持续数天或更长时间，主要由新合成的介质引起，其特征是以嗜酸性粒细胞为主的炎性细胞浸润。嗜酸性粒细胞趋化因子吸引嗜酸性粒细胞至炎性部位，并释放大量炎性因子及多种酶类，发生持续性炎性反应，导致组织损伤（图 13－3）。此外，中性粒细胞、单核吞噬细胞也通过分泌生物活性物质及酶类参与迟发相反应。

现将Ⅰ型超敏反应的发生过程及机制总结如图 13－5。

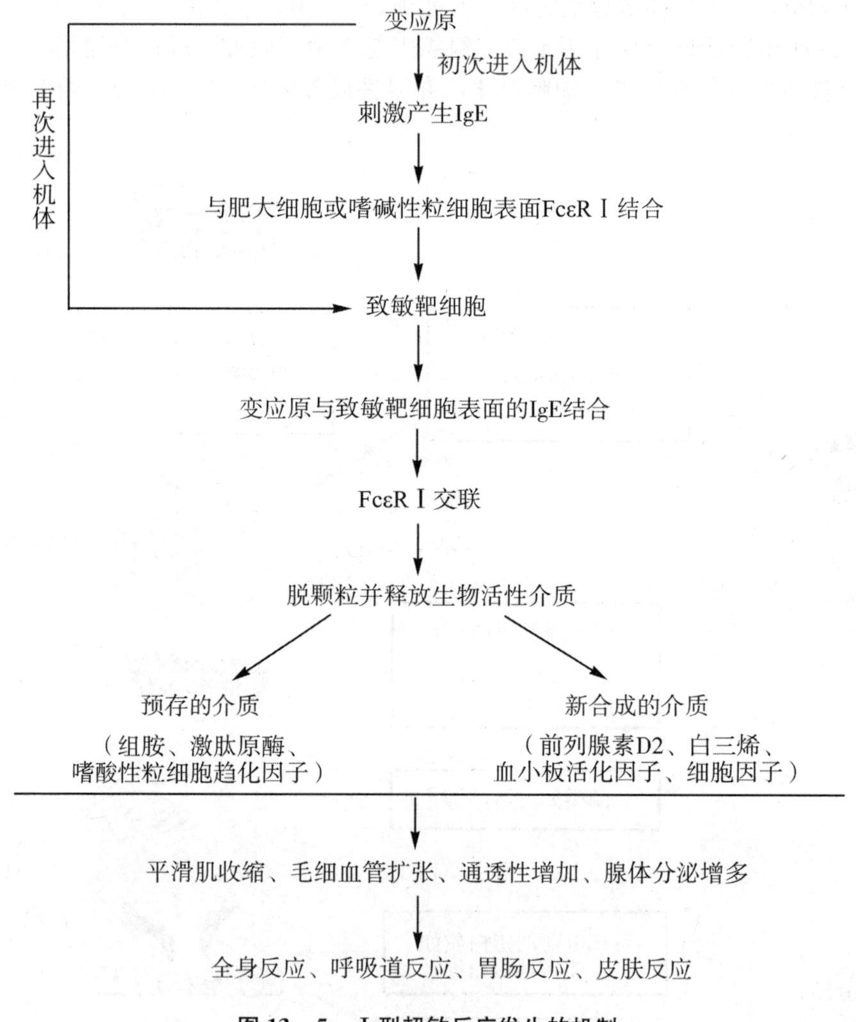

图 13－5　Ⅰ型超敏反应发生的机制

三、临床上常见的Ⅰ型超敏反应性疾病

（一）全身过敏性休克

1. 药物过敏性休克

药物过敏性休克以青霉素引发的过敏性休克最为常见，此外，头孢菌素、链霉素、普鲁卡因等也可引起过敏性休克。青霉素本身无免疫原性，但其降解产物青霉噻唑醛酸或青

霉烯酸与体内组织蛋白共价结合形成青霉噻唑蛋白或青霉烯酸蛋白后，可刺激机体产生特异性 IgE 抗体，使肥大细胞和嗜碱性粒细胞致敏。当再次接触青霉素降解产物结合的蛋白时，即可结合靶细胞表面特异性 IgE 而触发变态反应，重者可发生过敏性休克甚至死亡。青霉素制剂在弱碱性溶液中易形成青霉烯酸，因此使用青霉素时应临时配制，放置后不可使用。临床发现少数人在初次注射青霉素时也可发生过敏性休克，这可能与其曾经使用过被青霉素污染的注射器等医疗器械或吸入空气中青霉素孢子而使机体处于致敏状态有关。

2. 血清过敏性休克

血清过敏性休克指临床应用动物免疫血清，如破伤风抗毒素、白喉抗毒素进行治疗或紧急预防时，有些患者可因曾经注射过相同的血清制剂已处于致敏状态，而发生过敏性休克，重者可在短时间内死亡。

（二）呼吸道变态反应

呼吸道变态反应常因吸入花粉、尘螨、真菌和毛屑等变应原或呼吸道病原微生物感染引起。变态反应性鼻炎和哮喘是临床常见的呼吸道变态反应。变态反应性哮喘有早期相和晚期相反应两种类型。前者发生快，消退快；后者发生慢，持续时间长，同时局部出现以嗜酸性和中性粒细胞浸润为主的炎性反应。

（三）消化道变态反应

消化道变态反应指少数人进食虾、蟹、蛋、奶等食物后可发生过敏性胃肠炎，出现恶心、呕吐、腹痛和腹泻等症状，严重者也可发生过敏性休克。研究表明，患者胃肠黏膜表面分泌型 IgA 含量明显减少且蛋白水解酶缺乏可能与变态反应的发生有关。

（四）皮肤变态反应

皮肤变态反应主要包括荨麻疹、湿疹和血管性水肿。这些皮肤变态反应可由药物、食物、肠道寄生虫或物理因素（如冷热刺激）等引起。

四、Ⅰ型超敏反应的防治原则

（一）确定变应原

查明变应原，避免与之接触是预防Ⅰ型超敏反应发生最有效的方法。临床检测变应原最常用的方法是皮肤试验。具体操作是将通常容易引起超敏反应的药物、生物制品或其他可疑变应原稀释后，取 0.1 ml 在受试者前臂内侧做皮内注射，15 分钟～20 分钟观察结果。若局部皮肤出现红晕、风团直径大于 1 cm 为皮肤试验阳性（图 13－6）。

（二）脱敏治疗

1. 异种免疫血清脱敏疗法

抗毒素皮肤试验阳性但又必须使用者，可采用小剂量、短间隔（20 分钟～30 分钟）、多次注射抗毒素的方法进行脱敏治疗。其机制可能是小剂量变应原进入体内与有限数量致敏靶细胞作用后，释放的生物活性介质较少，不足以引起明显的临床症状，同时介质作用

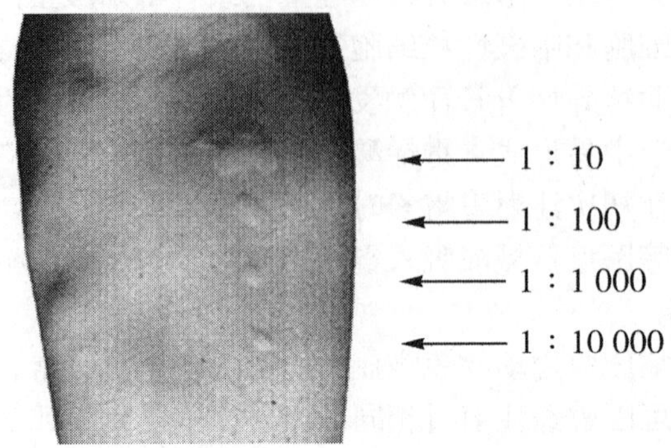

图 13－6　皮肤试验检测变应原

时间短，无累计效应。因此，短时间内小剂量多次注射变应原（抗血清）可使体内致敏靶细胞分期、分批脱敏，以至最终全部解除致敏状态。此时注射大量的抗血清就不会发生超敏反应。但此种脱敏是暂时的，经一定时间后机体又可重新致敏。

2. 特异性变应原脱敏疗法

对某些变应原（如花粉、尘螨等）虽查明但难以避免接触的患者可采用小剂量、间隔较长时间、反复多次皮下注射相应变应原的方法进行脱敏治疗。其机制可能与改变抗原进入途径、诱导机体产生大量特异性 IgG 类抗体而使 IgE 抗体应答降低有关。该种 IgG 类抗体可通过与相应变应原结合，影响或阻断变应原与致敏靶细胞的相互作用，因此又称为封闭抗体。

（三）药物防治

1. 抑制生物活性介质的合成和释放

阿司匹林乙酰水杨酸为环氧合酶抑制剂，可抑制前列腺素等介质生成；色甘酸钠可稳定细胞膜，阻止致敏靶细胞脱颗粒，释放生物活性介质；还有一些药物可通过提高细胞内 cAMP 浓度，抑制生物活性介质的释放。其中肾上腺素、异丙肾上腺素和前列腺素 E 可通过激活腺苷酸环化酶促进 cAMP 合成，使细胞内 cAMP 浓度升高；而甲基嘌呤和氨茶碱则可通过抑制磷酸二酯酶阻止 cAMP 分解，使胞内 cAMP 浓度升高。这两类药物殊途同归，均可抑制靶细胞脱颗粒，释放生物活性介质。

2. 拮抗生物活性介质

苯海拉明、氯苯那敏、异丙嗪等抗组胺药物，可通过与组胺竞争结合效应器官细胞膜上的组胺受体而发挥抗组胺作用；阿司匹林为缓激肽拮抗剂；多根皮苷酊磷酸盐则对白三烯具有拮抗作用。

3. 改善效应器官的反应性

肾上腺素不仅可解除支气管平滑肌痉挛，还可使外周毛细血管收缩、血压升高，因此在抢救过敏性休克时具有重要作用。葡萄糖酸钙、氯化钙、维生素 C 等除可解除痉挛外，还能降低毛细血管通透性并减轻皮肤与黏膜的炎性反应。

第二节　Ⅱ型超敏反应

Ⅱ型超敏反应是由抗体（IgG 或 IgM）与靶细胞表面相应抗原结合后，在补体、吞噬细胞和 NK 细胞的参与作用下，引起的以细胞溶解或组织损伤为主的病理性免疫反应，又称为细胞溶解型（cytolytic type）或细胞毒型（cytotoxic type）超敏反应。

一、Ⅱ型超敏反应的发生机制

（一）靶细胞及其表面抗原

正常组织细胞、改变的自身组织细胞和被抗原表位结合修饰的自身组织细胞，均可成为Ⅱ型超敏反应中被攻击杀伤的靶细胞。靶细胞表面的抗原主要包括：正常存在于血细胞表面的同种异型抗原，如 ABO 血型抗原、Rh 抗原和 HLA 抗原；外源性抗原与正常组织细胞之间具有的共同抗原，如链球菌胞壁多糖抗原与心脏瓣膜、关节组织之间的共同抗原；感染和理化因素所致改变的自身抗原；结合在自身组织细胞表面的药物抗原表位或抗原－抗体复合物。

（二）抗体、补体和效应细胞的作用

抗原诱发机体产生抗体后，抗体结合于细胞膜上的抗原通过下列途径或机制导致靶细胞损伤或功能障碍：①固定并激活补体裂解靶细胞；②借助于免疫调理（IgG Fc 段与吞噬细胞 Fc 受体结合）和免疫黏附（C3b 与吞噬细胞 C3b 受体结合）作用，促进吞噬细胞对靶细胞的破坏；③抗体 IgG 的 Fab 段与靶细胞抗原结合后，其另一端 Fc 段与巨噬细胞、中性粒细胞或 NK 细胞上 Fc 受体结合，通过 ADCC 发挥细胞外非吞噬性杀伤作用；④刺激或阻断靶细胞受体功能（图 13－7）。

二、常见的Ⅱ型超敏反应性疾病

（一）输血反应

输血反应是指血型和 HLA 型不合所引起的血细胞破坏，有溶血性和非溶血性输血反应两类。如 ABO 血型不合的输血可导致红细胞大量破坏，即溶血性输血反应。非溶血性输血反应是由反复输入异型 HLA 的血液所致，受者体内诱发抗白细胞的抗体或抗血小板的抗体，导致白细胞和血小板破坏。

（二）新生儿溶血症

新生儿溶血症可因母子间 Rh 血型不符而引起。血型为 Rh^- 的母亲由于输血、流产或分娩等原因接受红细胞表面 Rh 抗原刺激后，可产生抗－Rh。此类抗体为 IgG 类抗体，可通过胎盘。当体内产生抗－Rh 的母亲妊娠或再次妊娠，且胎儿血型为 Rh^+ 时，母体内的

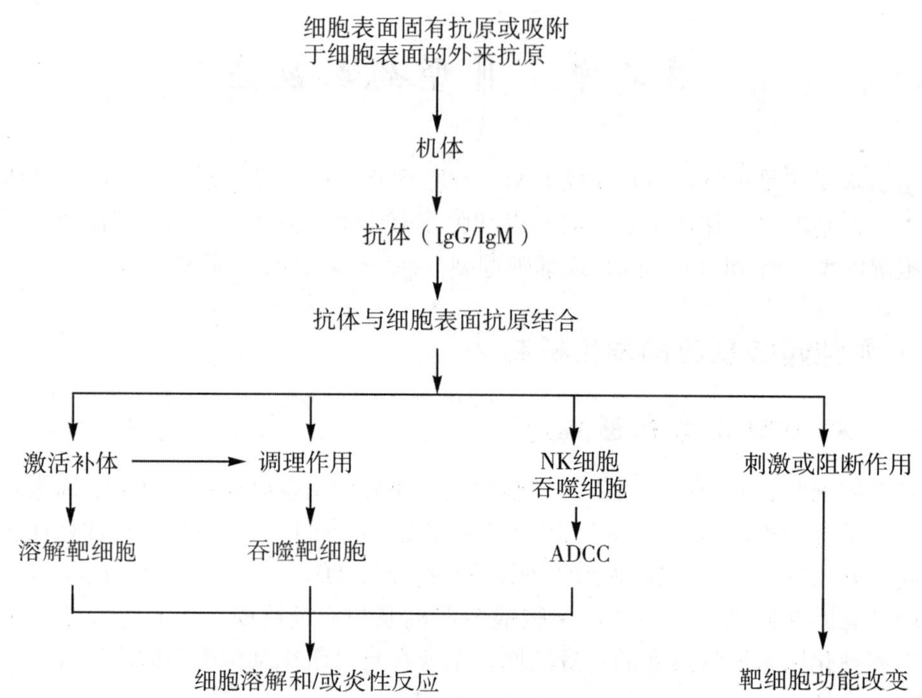

图 13－7　Ⅱ型超敏反应发生的机制

抗－Rh 便通过胎盘进入胎儿体内，与其红细胞结合使之溶解破坏，引起流产或发生新生儿溶血症（图 13－8）。产后 72 小时内给母体注射抗－Rh，及时清除进入母体内的 Rh^{+} 红细胞，可有效预防再次妊娠时发生新生儿溶血症。对患儿则需换输 Rh^{-} 血。母子间 ABO 血型不符引起的新生儿溶血症也不少见，多发生于母亲为 O 型，胎儿为 A、B 型，但症状轻微，目前尚无有效的预防办法。

（三）自身免疫性溶血性贫血

服用甲基多巴类药物或某些病毒如流感病毒、EB 病毒感染后，能使红细胞膜表面成分发生改变，从而刺激机体产生红细胞自身抗体。这种抗体与自身改变的红细胞特异性结合，可引起自身免疫性贫血。

（四）药物过敏性血细胞减少症

青霉素、磺胺、安替比林、奎尼丁和非那西汀等药物的抗原表位能与血细胞膜蛋白或血浆蛋白结合获得免疫原性，从而刺激机体产生药物抗原表位特异性抗体。这种抗体与药物结合的红细胞、粒细胞或血小板作用，或与药物结合形成抗原－抗体复合物后，再与具有 Fc 受体的红细胞、粒细胞或血小板结合，可引起药物性溶血性贫血、粒细胞减少症和血小板减少性紫癜。

（五）甲状腺功能亢进与重症肌无力

甲状腺功能亢进又称 Graves 病，是一种特殊的Ⅱ型超敏反应，即抗体刺激型超敏反

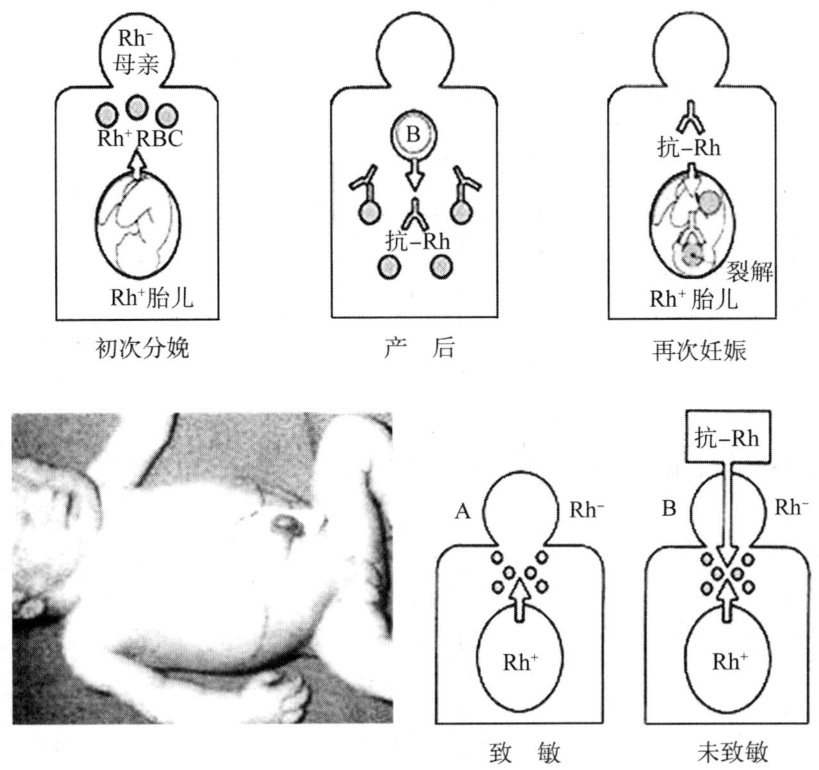

图 13－8　新生儿溶血症

应。该病患者体内可产生针对甲状腺刺激素（thyroid stimulating hormone，TSH）受体的自身抗体。该种抗体与甲状腺细胞表面 TSH 受体结合，可刺激甲状腺细胞合成分泌甲状腺激素，引起甲状腺功能亢进，而不是使甲状腺细胞破坏。因此，此类超敏反应归属为特殊的Ⅱ型超敏反应。而重症肌无力则是由自身受体的抗体介导的功能抑制性疾病。该病在患者体内生成了针对神经肌肉接头处乙酰胆碱受体的自身抗体。此种抗体能与乙酰胆碱受体结合，从而导致乙酰胆碱受体数量减少、功能降低，引起以骨骼肌无力为特征的自身免疫性疾病。

第三节　Ⅲ型超敏反应

Ⅲ型超敏反应又称为免疫复合物型或血管炎型超敏反应，是由中等大小可溶性免疫复合物在一定条件下沉积于局部或全身毛细血管基膜后，通过激活补体和血小板，在嗜碱性粒细胞、中性粒细胞参与下，引起的以充血水肿、局部坏死和中性粒细胞浸润为主要特征的炎性反应和组织损伤（图 13－9）。

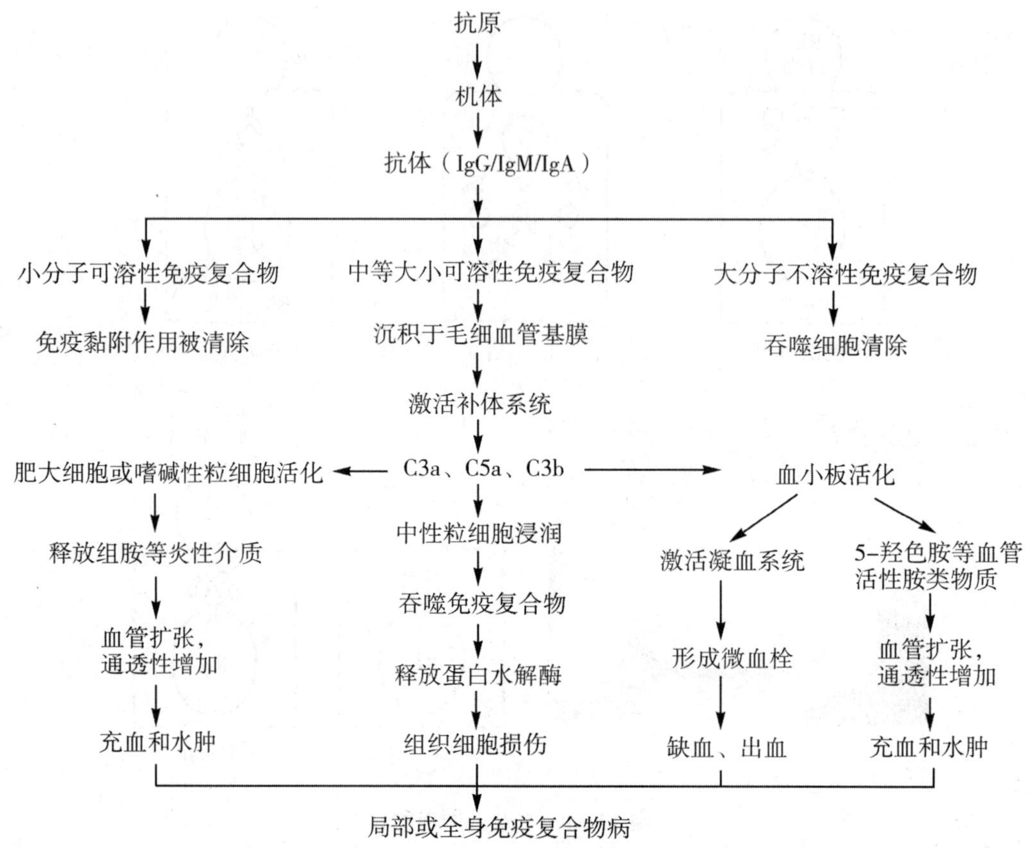

图 13－9　Ⅲ型超敏反应发生的机制

一、Ⅲ型超敏反应的发生机制

（一）中等大小可溶性免疫复合物的形成

可溶性抗原与相应 IgG 或 IgM 类抗体结合可形成抗原－抗体复合物。在正常状态下，免疫复合物的形成有利于机体对抗原性异物的清除。在某些情况下，免疫复合物不能被有效清除，沉积于毛细血管基膜，引起炎性反应和组织损伤。通常大分子免疫复合物可被体内单核吞噬细胞及时吞噬清除；小分子免疫复合物在循环中难以沉积，可通过免疫黏附作用被清除，因此二者均无致病作用。只有当中等大小可溶性免疫复合物形成并长期存在于循环中时，才有可能沉积于毛细血管基膜，引起Ⅲ型超敏反应。

（二）中等大小免疫复合物的沉积

1. 血管活性胺类物质的作用

免疫复合物可直接与血小板表面 FcγR 结合，使之活化释放组胺等炎性介质；激活补体产生的过敏毒素（C3a、C5a）和 C3b，使肥大细胞、嗜碱性粒细胞和血小板活化，释放组胺等炎性介质。高浓度血管活性胺类物质可使血管内皮细胞间隙增大，这不仅可增加血管通透性，而且有助于免疫复合物对血管内皮细胞间隙的沉积和嵌入。

2. 局部解剖和血流动力学因素的作用

循环免疫复合物容易沉积于血压较高的毛细血管迂回处。肾小球基膜和关节滑膜等处的毛细血管迂回曲折，血流缓慢，易产生涡流。同时，该处毛细血管内血压较高，约为其他部位毛细血管内血压的 4 倍，因此可促进中等大小可溶性免疫复合物沉积并嵌入到毛细血管内皮细胞的间隙之中。

（三）免疫复合物沉积后引起组织损伤的机制

1. 激活补体

免疫复合物可通过经典途径激活补体系统产生过敏毒素和具有趋化效应的活性片段，使嗜碱性粒细胞和肥大细胞脱颗粒，释放组胺等炎性介质引起局部水肿，同时吸引中性粒细胞聚集在免疫复合物沉积的部位，引起组织损伤。膜攻击复合物在局部组织细胞表面形成后，可通过细胞溶解作用使损伤进一步加重。

2. 趋化中性粒细胞

中性粒细胞浸润是Ⅲ型超敏反应病理组织学的主要特征之一。局部聚集的中性粒细胞在吞噬免疫复合物过程中，可通过释放蛋白水解酶、胶原酶、弹性纤维酶和碱性蛋白等，使血管基膜和周围组织细胞发生损伤。

3. 活化血小板

免疫复合物和 C3b 可使血小板活化，产生 5－羟色胺等血管活性胺类物质，导致血管扩张，通透性增强，加剧局部组织充血和水肿。同时可使血小板聚集并通过激活凝血机制形成微血栓，造成局部组织缺血进而出血，从而加重局部组织细胞的损伤。

二、临床常见的Ⅲ型超敏反应性疾病

Ⅲ型超敏反应性疾病又称为免疫复合物病（immune complex disease，ICD），分为局部和全身两类。前者发生于抗原进入部位，后者为免疫复合物随血液循环沉积在多个部位所致。

（一）局部免疫复合物病

1. Arthus 反应

1903 年，Arthus 发现用马血清经皮下反复免疫家兔数周后，当再次注射马血清时，可在局部出现红肿、出血和坏死等剧烈反应，此种现象称为 Arthus 反应（图 13－10）。

2. 类 Arthus 反应

胰岛素依赖型糖尿病患者局部反复注射胰岛素后，可刺激机体产生相应 IgG 类抗体，若此时再次注射胰岛素，即可在注射局部出现红肿、出血和坏死等与 Arthus 反应类似的局部炎性反应。

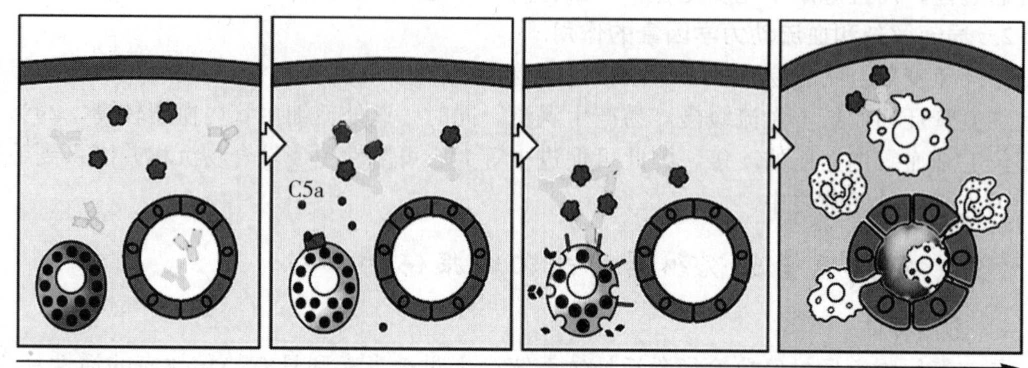

1 h～2 h

局部注射抗原给带IgG抗体的个体	局部免疫复合物形成并激活补体；C5a与肥大细胞结合使其对免疫复合物反应	肥大细胞活化脱颗粒	局部炎症，液体和蛋白质渗出增多，吞噬，血管堵塞

图 13－10　免疫复合物沉积引起的局部炎性反应——Arthus 反应

（二）全身性免疫复合物病

1. 血清病

血清病通常在初次大量注射抗毒素（马血清）后 1 周～2 周发生。其主要临床症状是发热、皮疹、淋巴结肿大、关节肿痛和一过性蛋白尿等。这是由患者抗毒素抗体已经产生而抗毒素尚未完全排除，二者结合形成中等大小可溶性循环免疫复合物所致。血清病具有自限性，停止注射抗毒素后症状可自行消退。有时应用大剂量青霉素、磺胺药等也可引起类似血清病样的反应。

2. 链球菌感染后肾小球肾炎

A 族溶血性链球菌感染后 2 周～3 周时，体内产生链球菌抗体，它们与链球菌可溶性抗原结合形成循环免疫复合物，沉积在肾小球基膜上，引起免疫复合物型肾炎。由免疫复合物引起的肾炎也可在其他病原微生物，如葡萄球菌、肺炎链球菌、乙型肝炎病毒及疟原虫感染后发生。

3. 类风湿性关节炎

类风湿性关节炎的发病机制尚未查明，可能是病毒或支原体的持续感染或其代谢产物使体内 IgG 分子发生变性，从而刺激机体产生抗变性 IgG 的自身抗体。这种自身抗体以 IgM 为主，也可以是 IgG 或 IgA 类抗体，临床称之为类风湿因子（rheumatoid factor，RF）。当它们与自身变性 IgG 结合形成的免疫复合物沉积于关节滑膜时，即可引起炎性损害。

第四节　Ⅳ型超敏反应

Ⅳ型超敏反应是由效应 T 细胞与相应抗原作用后，引起的以单个核细胞浸润和组织细胞损伤为主要特征的炎性反应。此型超敏反应发生较慢，当机体再次接受相同抗原刺激后，通常需经24小时～72小时方可出现炎性反应，因此又称迟发型超敏反应（delayed type hypersensitivity，DTH）。此型超敏反应的发生与抗体和补体无关，而与效应性T细胞和吞噬细胞及其产生的细胞因子或细胞毒性介质有关（图13－11）。

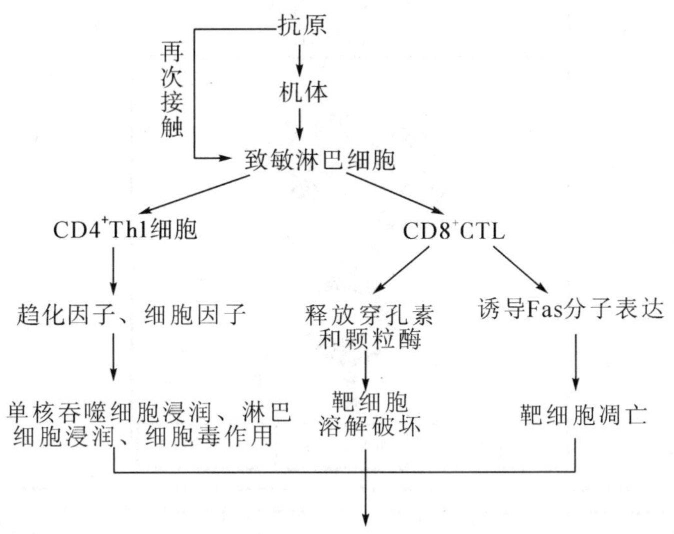

图13－11　Ⅳ型超敏反应发生的机制

一、Ⅳ型超敏反应的发生机制

（一）效应T细胞和记忆T细胞的形成

引起Ⅳ型超敏反应的抗原主要有胞内寄生菌（如结核分枝杆菌、麻风分枝杆菌）、某些病毒、寄生虫和化学物质。这些抗原性物质经抗原提呈细胞加工处理后，能以抗原肽－MHCⅠ或抗原肽－MHCⅡ复合物的形式表达于抗原提呈细胞表面，使具有相应抗原受体的$CD4^+/CD8^+$ T细胞活化。这些活化T细胞在IL－2和IFN－γ等因子作用下，有些增殖分化为效应T细胞，即$CD4^+$ Th1细胞和$CD8^+$CTL，有些成为静止的记忆细胞。

（二）效应T细胞引起的炎性反应和细胞毒作用

当抗原特异性记忆T细胞再次与相应抗原接触时，可迅速增殖、分化为效应T细胞。体内抗原特异性效应T细胞与APC或靶细胞表面相应抗原作用后，可引发炎性反应，即迟发型超敏反应。

1. Th1细胞介导的炎性反应和组织损伤

Th1细胞再次与APC细胞表面相应抗原作用后，可释放趋化因子、IFN－γ、TNF－β、IL－2、IL－3和GM－CSF等细胞因子。其中趋化因子可招募单核吞噬细胞聚集在抗原存在部位，在IFN－γ作用下，单核吞噬细胞活化，通过释放溶酶体酶等炎性介质引起组织损伤。TNF－β和活化巨噬细胞产生的TNF－α，可直接对靶细胞及其周围组织细胞产生细胞毒作用，引起组织损伤，同时可使局部血管内皮细胞表面黏附分子表达增加，从而促进血液中单核细胞和白细胞进入抗原存在部位，扩大炎性反应，最终产生以单核细胞及淋巴细胞浸润为主的免疫损伤效应（图 13－12）。

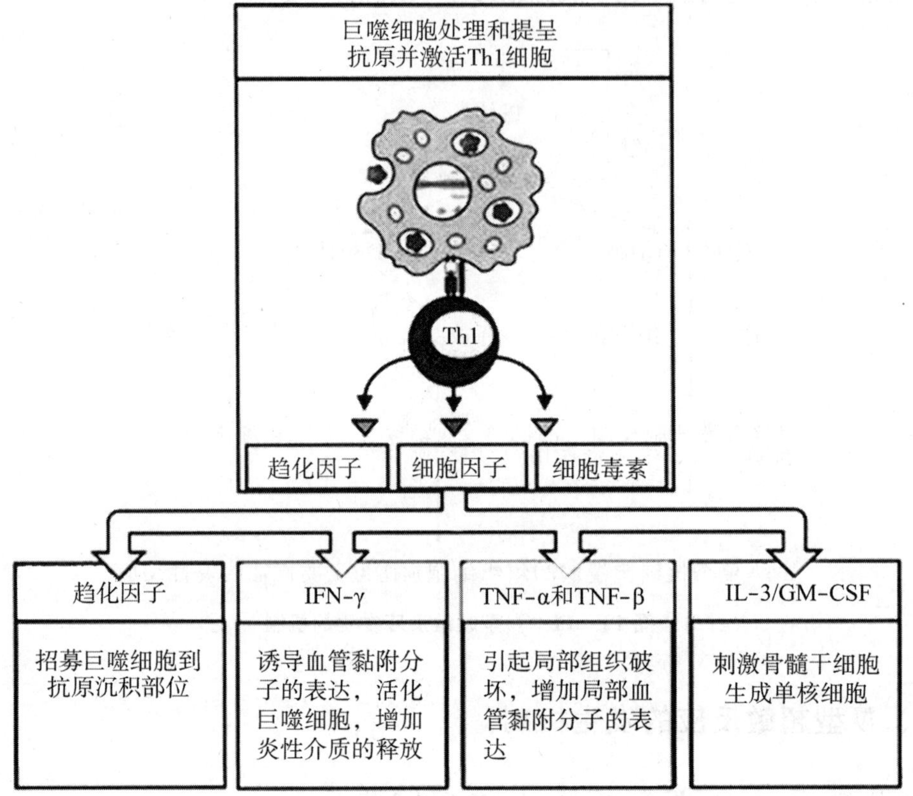

图 13－12　CD4^{+} Th1 细胞分泌趋化因子和细胞因子介导的炎性反应和组织损伤

2. CTL 介导的细胞毒作用

CTL 与靶细胞表面相应抗原结合后，通过脱颗粒、释放穿孔素和颗粒酶等介质，可直接导致靶细胞溶解破坏；或诱导靶细胞表达凋亡分子（Fas），后者与 CTL 表面的 FasL 结合，导致靶细胞凋亡。

抗原被清除后，DTH 能自行消退。若抗原持续存在，可致单核吞噬细胞呈慢性活化状态，局部组织出现纤维化和肉芽肿。

二、临床常见的Ⅳ型超敏反应性疾病

（一）感染性迟发型超敏反应

胞内寄生菌、病毒、某些真菌和寄生虫感染可使机体产生细胞免疫应答，在清除或阻止病原体的同时，也发生Ⅳ型超敏反应而引起组织的炎性损伤。由于该超敏反应是在感染过程中发生的，故称感染性迟发型超敏反应。结核患者肺空洞形成、干酪样坏死和麻风病患者皮肤肉芽肿形成，以及结核菌素皮试引起的局部组织损伤均与迟发型超敏反应有关。

（二）接触性皮炎

接触性皮炎是皮肤接受抗原刺激后，当再次接触相同抗原时发生的以皮肤损伤为主要特征的Ⅳ型超敏反应。引起接触性皮炎的抗原有油漆、染料、农药、化妆品、药物（如磺胺、青霉素）和某些化学物质（如二硝基氯苯、二硝基氟苯）等。这些小分子抗原表位能与表皮细胞内角蛋白结合形成完全抗原，从而刺激机体产生小分子抗原表位特异性的效应T细胞。当机体再次接触相应抗原即可诱发迟发型超敏反应，患者局部皮肤出现红肿、皮疹、水疱，严重者可出现剥脱性皮炎（图13－13）。

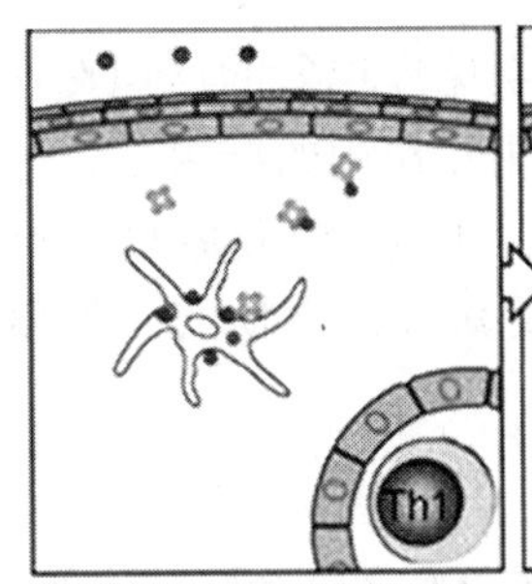

致敏原穿透皮肤与自身蛋白结合，被该处的朗格汉斯细胞捕获

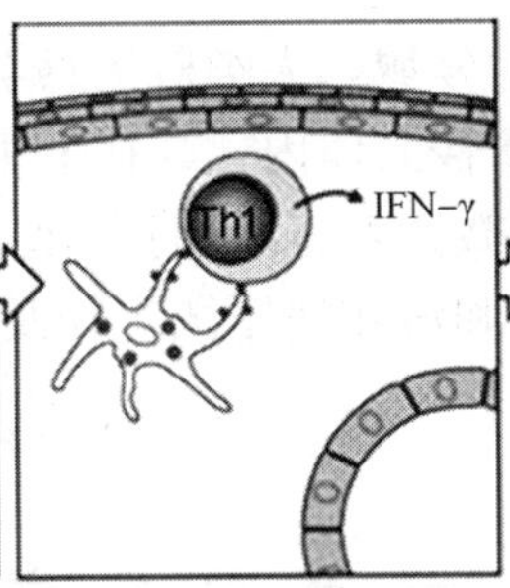

朗格汉斯细胞将自身抗原肽和致敏原半抗原复合物提呈给Th1细胞，使其分泌IFN-γ和其他细胞因子

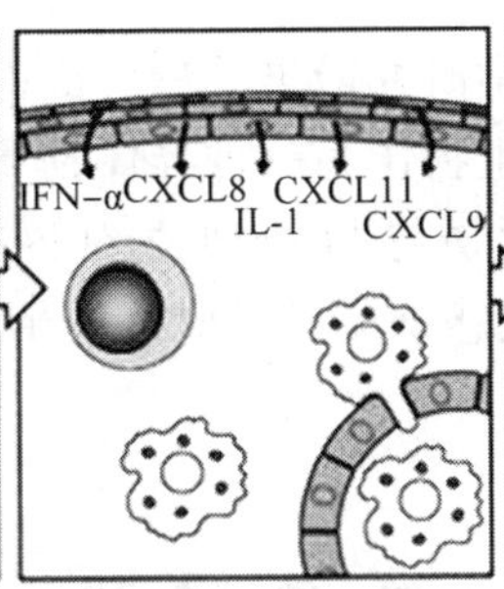

活化的角质形成细胞分泌细胞因子（IL-1、TNF-α）和趋化因子（CXCL8、CXCL11、CXCL9）

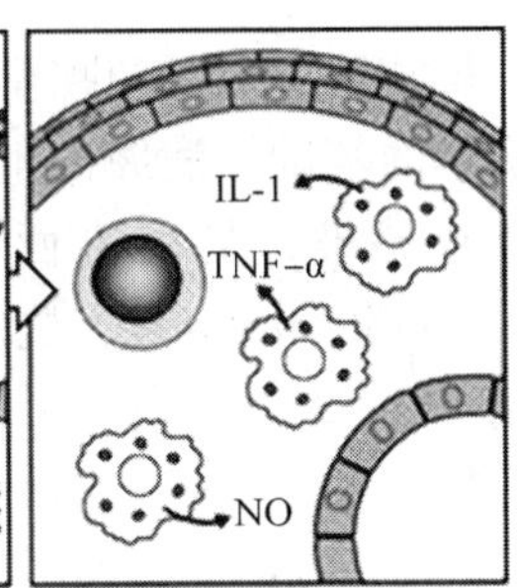

角质形成细胞的产物和Th1细胞活化巨噬细胞，使其分泌炎性介质

图13－13　接触性致敏因子触发Ⅳ型超敏反应

以上主要是根据发生机制将超敏反应分为四种类型，但临床实际情况是复杂的，有些超敏反应性疾病可由多种免疫损伤机制引起。如系统性红斑狼疮的发生与Ⅱ、Ⅲ、Ⅳ型超敏反应均相关；同一种抗原也可在不同条件下引起不同类型的超敏反应，如青霉素不仅可诱发Ⅰ型超敏反应，发生过敏性休克，还可通过不同机制诱发Ⅱ、Ⅲ、Ⅳ型超敏反应。

（王乃红　罗志娟）

第十四章　抗感染免疫

抗感染免疫是免疫学研究最早、最广泛的领域，人类对抗感染免疫现象的认识奠定了免疫学的基础。病原微生物作为一种异体物质侵入体内，与宿主相互作用的结果是：一方面导致感染，另一方面诱导机体建立对该微生物感染的免疫，即抗感染免疫（anti-infection immunity）。抗感染免疫是机体抵御和清除病原微生物及其有害产物的一种生理功能。

第一节　感染过程和抗感染免疫的机制

引起疾病的病原体分为五类：细菌、病毒、真菌、原虫和蠕虫。每种病原体都有不同的特性，其传播的模式、复制机制、引起疾病的方式都不一样。感染性病原体能在细胞内外生长。细胞内病原体必须侵入宿主细胞以复制其自身，因此对于细胞内微生物，必须阻止其进入细胞；对已经进入细胞的，需予以清除。细胞内病原体可被分为能够在细胞内自由复制的，如病毒和某些细菌（包括衣原体、立克次体以及李斯特菌属）和细胞内囊泡上复制的，如分枝杆菌。病毒被中和抗体结合后阻止其进入细胞，中和抗体的产生有赖于Th2 细胞。一旦病毒进入细胞内，就会被病毒特异的 CTL 所识别，处理和杀死感染细胞。另外，囊泡上生长的病原体主要感染巨噬细胞，机体通过病原体特异的 Th1 细胞的辅助，激活感染的巨噬细胞来清除病原体。许多微生物在细胞外复制，这类微生物通常容易被巨噬细胞杀死。因此，它们发展出一种抵抗吞噬的能力，如具有荚膜的革兰阳性球菌可通过其荚膜多糖抵抗吞噬。所以在第一次感染宿主时，它不会立即被组织巨噬细胞清除。但是，如果感染的机体具有补体或特异性抗体的调理作用，这些病原微生物将很容易被巨噬细胞杀死。

不同的病原体引起不同的疾病，以不同的过程引起组织损伤。许多细胞外的病原体通过释放特殊的有毒产物或毒素引起疾病，这些毒素能够诱导中和抗体的产生。细胞内感染的病原体通过破坏宿主细胞而引起疾病。CTL 能杀死病毒感染的靶细胞，既阻止了病毒的扩散，又清除了受感染的细胞。在有些疾病中，对感染性病原体的免疫反应本身就是病理学的主要原因。这些感染性病原体引起的病理学损害与其生长的部位相关，如肺炎链球菌在肺部引起肺炎，而在血液中，它则会引起致命的全身性疾病。

机体的固有免疫和适应性免疫构成了抗感染免疫的重要机制。在抗感染免疫过程中，首先是固有免疫机制发挥效应，进而是适应性免疫起作用。固有免疫是适应性免疫的基础，适应性免疫可显著增强固有免疫功能。

第二节　抗细菌感染免疫

细菌感染的物质基础主要是细菌的表面结构、毒素和毒性产物。由于不同病原菌在结构、生理方面存在差异，进入机体后引起免疫应答的方式不尽相同。病原菌一旦进入机体，首先遭遇到机体各种固有免疫因素的攻击，其中以细胞吞噬和炎性反应为主，随后产生适应性免疫，两者协同，共同消灭细菌。固有免疫的某些效应过程，如巨噬细胞的吞噬，即是适应性免疫应答的开始。致病菌被吞噬细胞吞噬后，其结果随细菌种类、毒力和人体免疫力的不同而异。化脓性球菌被吞噬后，一般在 5 分钟～10 分钟死亡，30 分钟～60 分钟被破坏，此为完全吞噬；胞内寄生菌在免疫力缺乏或低下的机体中，虽被吞噬却未被杀死，为不完全吞噬。

一、抗胞外菌感染

人类的多数致病菌属胞外菌，主要有葡萄球菌、链球菌、脑膜炎奈瑟菌、淋病奈瑟菌、志贺菌、霍乱弧菌、白喉棒杆菌、破伤风梭菌等。细菌抗原存在于细菌的荚膜、外膜、细胞壁、鞭毛、菌毛以及毒素中，机体对这些抗原均可产生相应抗体。虽然固有免疫对胞外菌有一定的防卫能力，但对毒力较强的胞外菌感染则需适应性免疫的配合才能发挥有效的作用。对胞外菌起作用的适应性免疫机制主要是体液免疫（图 14－1）。与抗菌免疫密切相关的抗体类型主要是 IgM、IgG 和 sIgA。它们可分为抗菌抗体（调理素）和抗外毒素抗体（抗毒素）。抗体的抗菌作用主要表现在以下几个方面。

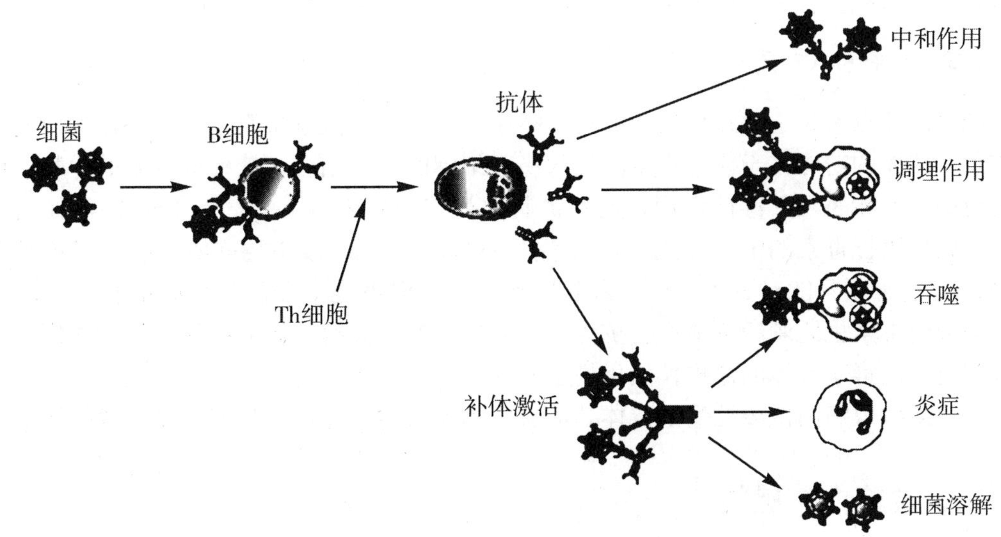

图 14－1　体液免疫对胞外细菌感染的作用

（一）抑制细菌黏附

细菌对黏膜上皮细胞的黏附作用可被正常菌群阻挡，也可受局部因素如糖蛋白和酸碱度的抑制。黏膜表面的 sIgA 对一些病原菌的黏附和入侵起着更重要的作用。特异性 sIgA 能阻止链球菌、致病性大肠埃希菌、霍乱弧菌、淋病奈瑟菌、百日咳鲍特菌对口腔、消化道、泌尿生殖道和呼吸道黏膜上皮细胞的黏附。因而 sIgA 缺乏的个体易反复发生呼吸道、消化道及泌尿生殖道的细菌感染。

目前发现有些细菌可产生相应的拮抗 sIgA 的物质。如淋病奈瑟菌和脑膜炎奈瑟菌均能产生可分解或灭活 sIgA 的蛋白酶，这可能是生殖道分泌液中虽有高水平的 sIgA，但仍不能阻止淋病奈瑟菌感染发生的原因。

（二）溶菌杀菌作用

IgM、IgG 类抗菌抗体与细菌表面的抗原特异性结合后可激活补体经典途径，引起某些革兰阴性菌的损伤或溶解。奈瑟菌对之最敏感。在体外观察到，抗体和补体协同的溶菌作用往往不彻底，若同时加入适量的溶菌酶则可使细菌完全溶解。革兰阳性菌对抗体、补体协同的溶菌作用不敏感，与其细胞壁的结构特点有关。

多种革兰阴性菌的内毒素能通过旁路途径激活补体，产生溶菌、促进吞噬、介导炎症等多种生物学作用，有利于细菌的清除。有些细菌的 LPS 还能直接结合 C1q，由经典途径激活补体引起溶菌。革兰阳性菌细胞壁中的肽聚糖可促进旁路途径 C3 转化酶的形成，从而激活补体。

（三）调理作用

抗体的调理作用对清除某些具有荚膜或其他抗吞噬结构的细菌（如肺炎链球菌的荚膜多糖、A 族链球菌的 M 蛋白和葡萄球菌 A 蛋白等）具有特殊的意义。

（四）中和作用

针对以外毒素为主要致病物质的细菌感染，机体主要依赖抗毒素中和外毒素而发挥保护作用。抗体的功能在于使外毒素不能与易感细胞的受体结合，或使外毒素的生物活性部位被封闭，不能表现其毒性作用，这种机制称为空间位阻（steric hindrance），如白喉抗毒素和破伤风抗毒素的中和作用。抗毒素大多为循环中的 IgG 类抗体，也包括黏膜表面的 sIgA。抗毒素只能对游离的外毒素起中和作用，但不能中和已与易感细胞结合的外毒素。细菌内毒素也能刺激机体产生抗体，主要是 IgM。此类抗体对机体的保护作用不及抗毒素明显，内毒素抗体的保护作用仍处于研究阶段。

针对某些致病菌侵袭性酶的抗体，能够中和这些酶的作用，从而限制细菌的播散。

二、抗胞内菌感染

在适应性免疫建立以前，固有免疫对胞内菌影响不大，原因有二：一是胞内菌寄生在细胞内，体液中的免疫分子发挥不了作用；二是吞噬细胞虽能对之进行吞噬，但胞内菌能抵抗吞噬细胞的消化杀灭作用。因而这些病原菌或是以较少数量在巨噬细胞中长期持续存在，或是进一步繁殖破坏巨噬细胞。由于抗体难以对胞内菌产生作用，因此只有特异性细胞免疫才能诱导产生活化的巨噬细胞，达到清除胞内菌的目的。医学上重要的胞内菌有结核分枝杆菌、麻风分枝杆菌、布鲁菌、李斯特杆菌、伤寒沙门菌、百日咳鲍特菌、军团菌等。发挥细胞免疫作用的效应 T 细胞主要有 $CD8^+$ CTL 和 $CD4^+$ Th1 细胞（图 14－2）。CTL 的杀伤对象是胞内菌感染的靶细胞。而 Th1 细胞能通过活化巨噬细胞及释放多种细胞因子对胞内菌加以清除，在抗胞内菌免疫中具有重要作用。细胞免疫低下者好发生胞内菌感染，如艾滋病患者 $CD4^+$ T 细胞受损，细胞免疫功能低下，特别易伴发分枝杆菌感染。

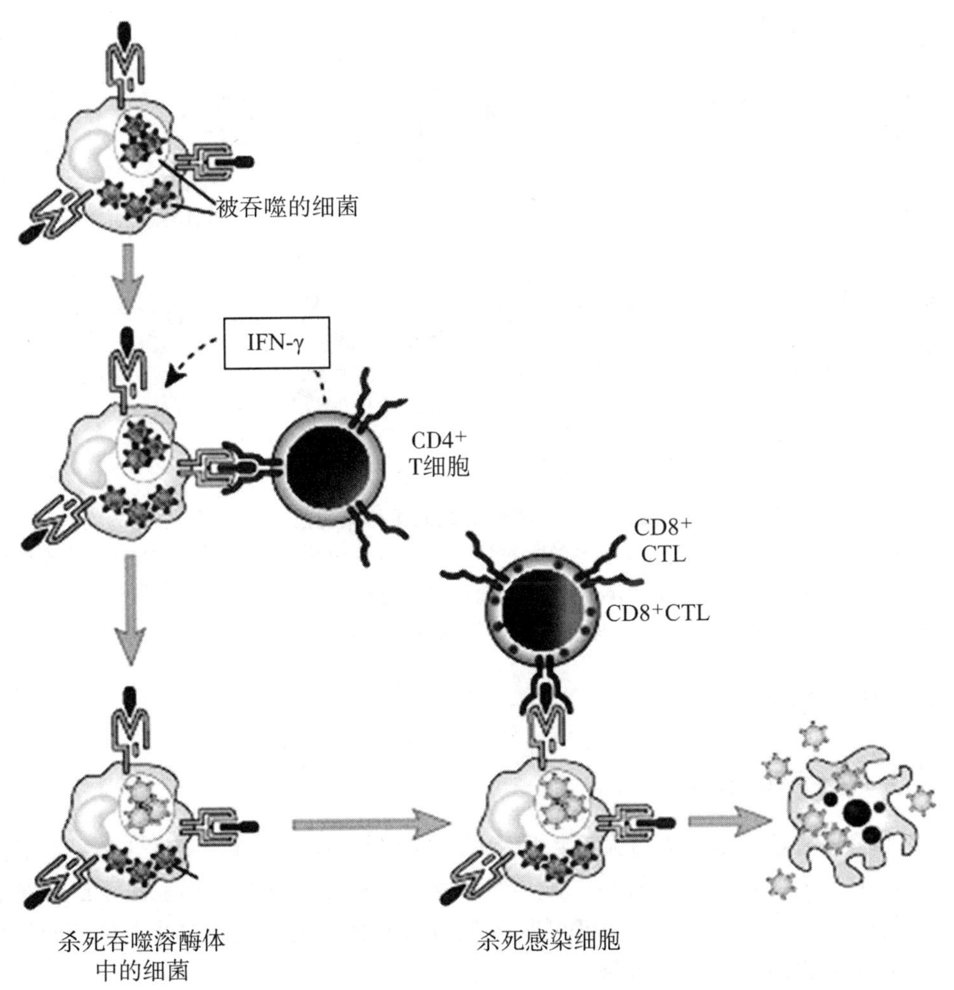

图 14－2　$CD4^+$ 和 $CD8^+$ T 细胞在对抗胞内细菌感染中的共同作用

近年研究发现，受结核分枝杆菌、麻风分枝杆菌感染时，机体内 TCRγδ T 细胞的比例迅速上升。对结核分枝杆菌反应活跃的 TCRγδ T 细胞株能产生 IFN－γ 等细胞因子，它们可激活巨噬细胞消灭结核分枝杆菌，其作用可以填补 NK 细胞和吞噬细胞的早期作用与较迟发生的 TCRαβ T 细胞的适应性免疫应答作用之间的空隙。

第三节　抗病毒感染免疫

病毒是专性细胞内寄生的微生物，它们在细胞内利用宿主的核酸和蛋白质合成系统进行复制。病毒利用正常细胞表面的分子作为受体进入细胞，通常能感染一个较宽范围的细胞群。病毒在细胞内复制的特点决定了体液免疫在病毒感染中的作用有限。机体抗病毒感染免疫往往以固有免疫和细胞免疫为主（图 14－3）。

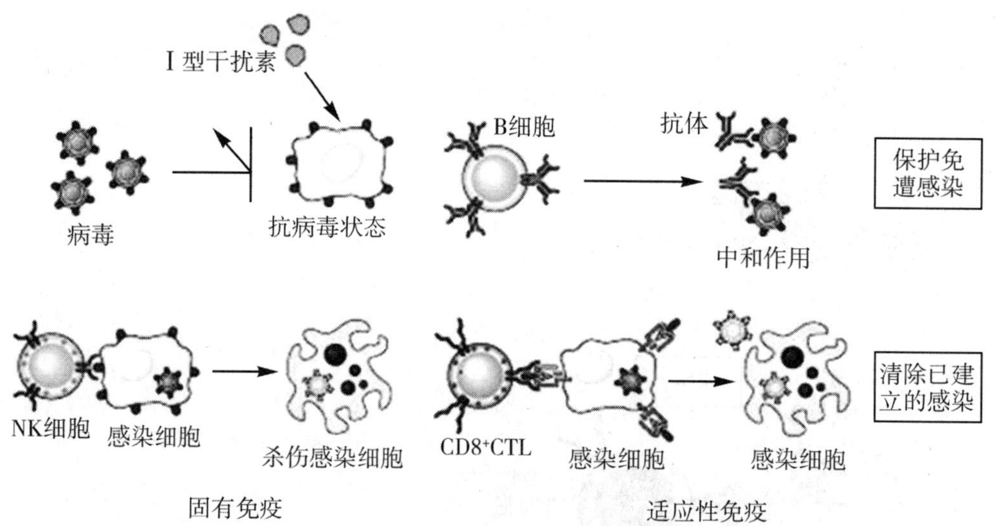

图 14－3　机体的抗病毒感染免疫

机体的固有免疫和适应性免疫系统在抗病毒感染过程中共同发挥作用。固有免疫系统以Ⅰ型干扰素为主防止感染，而 NK 细胞可以消灭已受感染的细胞；适应性免疫系统是以中和抗体和 CTL 来实现对病毒感染的阻止和对感染细胞的清除。

一、固有免疫

（一）巨噬细胞

单核吞噬细胞是清除和灭活大多数病毒的重要细胞因素，同时又是许多可形成持续性感染病毒的主要靶细胞和储藏细胞。病毒和巨噬细胞相互作用的结局取决于巨噬细胞的分化状态。如巨噬细胞处于静止状态则可能成为病毒复制的靶细胞，如处于免疫应答状态则可能成为清除病毒的免疫效应细胞。

巨噬细胞限制病毒感染的效应取决于其制止病毒在细胞内复制的能力。对吞入病毒的抑制和杀灭作用称为内向性抵抗力（intrinsic resistance）。巨噬细胞还可分泌某种可溶性物质或介质，使邻近感染细胞中的病毒受到抑制，称为外向性抵抗力（extrinsic resistance）。外向性抵抗力对病毒无特异性，也无动物品系的特异性。内向性抵抗力反映了巨噬细胞对病毒的允许性（permissiveness）。病毒被巨噬细胞吞入后仍能在其中存活或复制称为“允许性感染”（permissive infection），而病毒被吞入后被抑制或杀灭则为“非允许性感染”（nonpermissive infection）。

（二）NK 细胞

NK 细胞对病毒的杀伤是非特异性的。病毒感染细胞后，细胞膜发生了变化，成为 NK 细胞的靶细胞，NK 细胞杀伤很少表达或不表达 MHC Ⅰ类抗原的受感染细胞，其具体识别机制尚未阐明。NK 细胞的活性峰值较 CTL 早 2 天～3 天并且迅速降低，这可能是因为 NK 细胞代表了在特异性 CTL 应答出现前的一种快速、非特异性及自限性的抗病毒免疫应答。在病毒感染早期，IFN 和 NK 细胞共同组成机体抗病毒感染的重要防线。

（三）干扰素

干扰素（IFN）是机体受病毒或其他干扰素诱生剂刺激而产生的。病毒是干扰素最有效的诱生剂，dsRNA 和人工合成的聚肌苷酸胞苷酸（poly Ⅰ：C）以及细菌的内毒素、原虫等也能诱生 IFN。

IFN 只能抑制病毒作用而不能杀灭病毒。IFN 抗病毒作用具有相对的种属特异性，一般在同种细胞中的活性最高。IFN 抗病毒作用的发挥不是直接杀伤病毒，而是作用于细胞的 IFN 受体，经信号传导，启动细胞内合成一系列抗病毒蛋白，主要包括蛋白激酶、2′-5′腺苷酸合成酶和 2－磷酸酯酶等，这些酶通过降解 mRNA，阻断病毒蛋白的合成以及病毒的组装释放，从而起到抗病毒的作用。IFN－α、IFN－β 还可以活化巨噬细胞和 NK 细胞等。此外，IFN－α、IFN－β 还可诱导多种细胞 MHC Ⅰ类抗原的表达，有利于 CTL 发挥作用。IFN－γ 可诱导多种细胞 MHC Ⅱ类抗原的表达，使之参与抗原提呈和适应性免疫应答的识别。IFN－γ 还可促进巨噬细胞表达 Fc 受体，协同诱导 TNF，促进巨噬细胞发挥抗病毒作用。

（四）补体

补体可以不依赖抗体直接灭活病毒。如某些逆转录病毒的蛋白可以作为补体成分 C1q 的受体而激活补体的经典途径，最终溶解病毒。然而，补体成分及其受体也可成为病毒的受体，如 EB 病毒可与 B 细胞膜上的 CR2 结合，从而感染 B 细胞。

二、适应性免疫

（一）体液免疫

特异性抗体的免疫防御作用在病毒感染早期的作用十分明显，抗体主要对细胞外的病毒发挥中和作用，包括未进入宿主细胞的病毒，和从溶解的感染细胞中释放出来的病毒。另外抗体也可以在补体参与下发挥杀伤病毒感染细胞的作用。

1. 中和抗体

针对病毒表面与吸附有关的蛋白抗原产生的抗体在抗病毒免疫中起保护作用，此类抗体即中和抗体。中和抗体对杀灭细胞外的游离病毒起主要作用。中和抗体的作用机制尚未完全阐明，主要与以下几点有关：①中和抗体与病毒结合后，通过立体构型改变而抑制病毒吸附和穿入；②抗体和抗原凝集形成大分子复合物，促进巨噬细胞的吞噬和降解；③一些包膜病毒可在补体和抗体的作用下裂解。

中和抗体的类型主要是 IgM、IgG 和 sIgA。病毒疫苗经口服方式免疫后常能有效刺激特异性 sIgA 产生，可防止黏膜感染的发生并促进病毒的排除。血液中抗体类型主要为 IgM 和 IgG。中和抗体能阻止病毒在细胞外扩散，抑制病毒血症及病毒从原发病灶散布至靶器官，故在预防病毒感染和病毒感染的康复上均有重要作用。

值得注意的是，中和抗体对细胞外的病毒可以发挥有效作用，但很难进入细胞内，而病毒是在细胞内复制，因此，病毒抗血清有一定预防作用，但少有治疗作用。

2. 抗体与补体共同作用

补体可以增强抗体对病毒的中和作用。其机制可能是：①补体覆盖在已经与抗体结合的病毒表面，使其难以和相应的细胞受体结合；②补体使结合有抗体的病毒聚集，减少感染型的病毒颗粒；③通过与病毒－抗体复合物上形成的 C3b 结合，使病毒易于被表达 C3b 受体的吞噬细胞结合、摄入和降解；④补体可以直接溶解与抗体结合的包膜病毒。在感染早期，抗体的数量有限，亲和力较低，补体的作用愈显重要。

（二）细胞免疫

机体要彻底清除病毒感染，主要依赖细胞免疫。CTL 在控制和清除病毒感染中发挥极其重要的作用。致敏的 CTL 可以在无补体存在时破坏病毒感染的靶细胞。Th1 细胞在同一抗原的再次刺激下能释放多种细胞因子（如各种趋化因子和巨噬细胞活化因子等），调动和活化具有抗病毒作用的细胞至感染部位，杀灭病毒。

第四节　抗真菌感染免疫

与真菌感染有关的免疫机制的研究成果不多，一般认为真菌对免疫作用的抵抗力较强，抗体协同补体并不能杀灭真菌，必须由免疫细胞介导才能发挥抗真菌免疫作用。

对真菌而言，最重要的防线是皮肤黏膜屏障。这些部位一旦破损、缺失、受到创伤或放置导管等，真菌即可入侵。儿童头皮脂肪酸分泌量比成人少，故易患头癣；成人手、足汗较多，且掌跖部缺乏皮脂腺，故易患手足癣。在正常菌群中有细菌也有真菌，由于菌与菌之间的相互拮抗，真菌不能大量生长而致病。长期使用广谱抗生素可破坏菌群间的比例，或因恶性疾病长期服用免疫抑制剂，机体免疫力降低，均可引起条件真菌感染。抗真菌感染中，中性粒细胞和巨噬细胞作用明显，被真菌激活后产生的 H_2O_2、次氯酸和防御素（defensin）能杀灭假丝酵母、烟曲霉等真菌，血浆中的转铁蛋白可限制数种真菌的生长。

真菌因胞壁厚，即使有抗体和补体也不能被完全杀灭。但特异性抗体可阻止真菌转为菌丝相以提高被吞噬率，并阻止真菌吸附于体表，在根除真菌时也可能有一些作用。一般认为真菌感染的消除主要依靠细胞免疫。

第五节　抗寄生虫感染免疫

寄生虫与宿主之间在长期的共进化过程中建立了一种具有免疫学特性的平衡关系。在寄生虫感染过程中，宿主的免疫应答在初期多处于增强状态，如能清除寄生虫，则应答终止；若应答效应不显著或无效，则感染转为慢性。

针对寄生虫感染的固有免疫反应一般也不强烈。人体对寄生虫的固有免疫因素主要包括皮肤、黏膜的屏障作用，吞噬细胞的吞噬作用和炎性反应，以及一些体液因素。

宿主感染寄生虫后大都可以产生适应性免疫。适应性免疫若能完全杀伤或清除入侵的寄生虫，并对再感染具有特异性的抵抗力，称为消除性免疫（sterilizing immunity），如利什曼原虫的感染；若适应性免疫只能部分地杀伤或清除入侵的寄生虫，并对再感染不能产生完全的抵抗力，称为非消除性免疫（non-sterilizing immunity）。非消除性免疫包括带虫免疫（premunition）和伴随免疫（concomitant immunity），前者是指宿主体内的寄生虫未被完全清除，但对再感染具有一定的抵抗力。如疟疾感染时，随着发作次数的增多，宿主对疟原虫的免疫力逐渐增强，使体内的疟原虫控制在低密度水平，发作逐渐停止，并对再感染具有一定抵抗力。后者是指宿主的免疫效应对体内寄生的成虫无杀灭作用，但对再感染时入侵的幼虫具有一定的抵抗力。如血吸虫感染时的免疫属于伴随免疫，即宿主只能对再感染时的部分幼虫产生杀伤作用，而宿主体内的成虫不受免疫效应的影响。人体对寄生虫感染的免疫应答大多属于非消除性免疫，常致寄生虫病呈慢性过程。

适应性免疫对宿主有不同程度的保护作用，但宿主对寄生虫发生免疫应答时产生的超敏反应常导致宿主的病理损伤。

（邬于川　罗志娟）

第十五章　自身免疫与自身免疫性疾病

1900年，Ehrlich提出机体具有识别“自己”和“非己”的能力，正常情况下机体免疫系统仅对非己抗原产生应答，而对自身组织成分不产生免疫应答。免疫系统对自身抗原不产生免疫应答或仅产生微弱的免疫应答，称为自身耐受（self-tolerance）。在感染、外伤、药物等因素作用下，机体自身耐受遭到破坏，免疫系统对自身抗原发生免疫应答。机体免疫系统针对自身抗原产生免疫应答，从而产生自身抗体或自身致敏淋巴细胞的现象，称为自身免疫（autoimmunity）。

在某些条件下，当自身免疫应答达到一定强度或持续过长时间，会导致机体组织细胞发生病理损害，即出现相应临床表现，呈现一种疾病状态。故自身免疫性疾病（autoimmune disease，AID）是指机体免疫系统对自身抗原发生过强或持续时间过久的免疫应答，导致正常组织细胞损伤或功能障碍的疾病状态。

正常人尤其是老年人体内存在低效价、低亲和力的多种自身抗体，如抗核抗体、类风湿因子（变性IgG抗体）、线粒体抗体以及致敏淋巴细胞等。这种微弱的免疫应答不足以破坏自身组织成分，却可以协助机体清除衰老退变的自身组织细胞，故又称之为“生理性抗体”，也即自身免疫可以是一种正常生理现象，只有当自身免疫应答达到一定的强度或持续过长的时间，才引起自身免疫性疾病。

第一节　自身免疫性疾病的基本特征与分类

一、自身免疫性疾病的基本特征

（1）患者体内可测出高效价自身抗体和/或致敏T淋巴细胞，能造成组织损伤或功能障碍。

（2）可复制出与自身免疫性疾病相似的动物模型。用患者血清或致敏淋巴细胞可被动转移疾病，某些自身抗体可通过胎盘引起新生儿自身免疫性疾病。

（3）多数自身免疫性疾病表现为反复发作和慢性迁延，病情的转归与自身免疫应答强度密切相关，免疫抑制剂治疗有效。

（4）有一定的遗传倾向，好发于女性。

（5）一个患者可同时患一种以上的自身免疫性疾病，这种现象称为重叠现象。

二、自身免疫性疾病的分类

自身免疫性疾病的临床表现复杂多样，有多种分类方法，可根据病程、病因、抗原分布范围等分类。临床上常根据自身抗原分布的范围来分类，分为器官特异性和非器官特异性自身免疫性疾病两大类。器官特异性自身免疫性疾病是指自身抗原为某一器官的特定成分，病变仅局限在该器官，如桥本甲状腺炎（Hashimoto's thyroiditis）、胰岛素依赖型糖尿病（insulin-dependent diabetes mellitus，IDDM）等。非器官特异性自身免疫性疾病是指自身抗原为细胞核成分或线粒体等，病变可累及全身多器官及系统，故这类疾病又称为全身性、系统性自身免疫性疾病，如系统性红斑狼疮和类风湿性关节炎。两类自身免疫性疾病形成的“病谱”（spectrum）见表 15－1。

表 15－1　自身免疫性疾病的常见“病谱”

	自身免疫性疾病	自身抗原
器官特异性	桥本甲状腺炎	甲状腺激素及细胞
↓	Addison 病	肾上腺细胞
	1 型糖尿病（IDDM）	胰岛 B 细胞
	多发性硬化病（MS）	神经髓鞘蛋白
	自身免疫性溶血性贫血	红细胞膜表面抗原
	Goodpasture 综合征	肾和肺基膜
	重症肌无力（MG）	乙酰胆碱受体
	甲状腺功能亢进（Graves 病）	甲状腺刺激素受体
	原发性不育症	精子
	强直性脊柱炎（AS）	脊椎相关抗原
	Sjögrens 综合征	唾液腺管、细胞核、甲状腺球蛋白
	原发性胆汁性肝硬化	肝细胞膜脂蛋白
非器官特异性	类风湿性关节炎（RA）	变性 IgG
	系统性红斑狼疮（SLE）	DNA、核蛋白、红细胞等
	皮肌炎	核蛋白

第二节　自身免疫性疾病的发病机制

大多数自身免疫性疾病的确切病因和发病机制目前尚未完全明了，通常认为是因多因素共同作用，打破机体免疫系统的自身耐受状态，引起正常组织细胞损伤、破坏，其组织损伤通常由Ⅱ、Ⅲ、Ⅳ型超敏反应引起。

一、自身免疫性疾病发病相关因素

（一）隐蔽抗原释放

隐蔽抗原（sequestered antigen）是指正常生理状态下，体内免疫细胞从未接触过的某些自身抗原，如眼晶状体、精子、甲状腺球蛋白等。在眼球穿通伤、输精管结扎术后，眼晶状体蛋白、精子有了与免疫细胞接触的机会，从而诱生自身抗体，发生自身免疫性疾病。

（二）自身抗原改变

物理（冷、热、电离辐射）、化学（药物）、生物（微生物感染）等因素均可改变自身组织的免疫原性，如暴露出新的抗原决定基、抗原决定基构象改变、抗原的修饰或将抗原降解为具有免疫原性的片段等。由于自身组织免疫原性的改变，机体的免疫系统将其视为"非已"物质而产生应答、排斥。例如，大面积烧伤或冻伤的患者可产生抗皮肤的抗体；长期服用异烟肼的患者可诱发红斑狼疮样综合征；肺炎支原体感染可导致红细胞表面血型抗原改变，刺激机体产生抗细胞抗体，从而引起自身免疫性溶血性贫血。

（三）T 细胞旁路活化

某些微生物抗原具有与特定自身抗原相似或相同的 B 细胞表位，但具有不同的 T 细胞表位。这些微生物感染机体后，可激活针对微生物抗原 T 细胞表位的特异性 Th 细胞，从而绕过已发生耐受的自身反应性 Th 细胞，辅助自身反应性 B 细胞克隆产生自身抗体（图 15-1）。此外，还可通过其他的 T 细胞旁路活化途径活化 B 细胞产生抗体，如通过佐剂、病毒、细菌产物等非特异性激活多克隆 B 细胞；独特型旁路激活途径等。T 细胞旁路活化机制不仅可诱生自身抗体介导自身免疫性疾病，也可引起细胞介导的自身免疫性疾病，如实验性变态反应性脑脊髓炎、桥本甲状腺炎等。

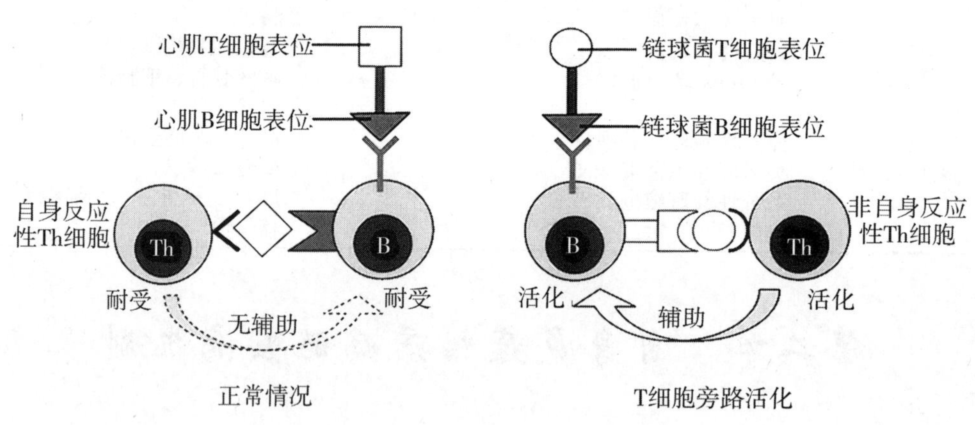

图 15-1 T 细胞旁路活化示意图

（四）表位扩展

针对自身抗原隐蔽表位的免疫细胞克隆可能逃逸发生在中枢免疫器官中的阴性选择，存在于正常淋巴细胞库中，在自身免疫性疾病的发展过程中，这些自身反应性 T、B 淋巴细胞可识别自身抗原的隐蔽表位（cryptic epitope），引起自身免疫性疾病。在疾病进程中，自身抗原的隐蔽表位可不断暴露，自身反应性淋巴细胞会相继识别不断扩大的自身抗原隐蔽表位，即为表位扩展（epitope spreading）。表位扩展可使更多自身组织成分遭受免疫攻击导致损伤，使自身免疫性疾病迁延不愈并不断加重。系统性红斑狼疮、类风湿性关节炎等疾病的发生发展均可能与表位扩展有关。

（五）细胞因子失调和 MHC 分子的异常表达

实验研究显示，转染 IFN－γ 的胰岛 B 细胞异常表达 MHCⅡ类分子，并且出现胰岛 B 细胞的破坏现象，在破坏部位移植正常胰岛 B 细胞出现排斥，提示局部已建立对胰岛 B 细胞的 T 细胞自身免疫应答。又如类风湿性关节炎关节滑膜的 T 细胞可自发产生 TNF－α、GM－CSF 等，进而激活巨噬细胞，介导慢性炎症和持续性的关节炎。

在正常情况下，MHCⅡ 类分子仅表达于 APC 和某些激活的免疫细胞表面，感染、局部 IFN－γ 分泌增高等可诱导组织细胞异常表达 MHCⅡ类分子，这些异常表达的 MHC Ⅱ类分子能将自身抗原提呈给 Th 细胞，激活自身反应性 T、B 淋巴细胞，引起自身免疫性疾病。Graves 病的甲状腺上皮细胞、原发性胆管肝硬化的胆管上皮细胞、1 型糖尿病的胰岛 B 细胞等均被发现有 MHC Ⅱ类分子的异常表达。

（六）遗传因素

系统性红斑狼疮、类风湿性关节炎等许多 AID 有明显的家族倾向，提示遗传因素在自身免疫性疾病的发病机制中起重要作用。对各种 AID 患者进行 HLA 大样本群体分析发现，携带某些 HLA 等位基因或单元型的个体患特定 AID 的频率远高于正常人群，尤其是 HLAⅡ类基因与 AID 关联明显。如 1 型糖尿病与 HLA－DR3、HLA－DR4 关联，类风湿性关节炎与 HLA－DR4 关联，强直性脊柱炎与 HLA－B27 关联。此外，发现某些免疫相关蛋白基因突变与 AID 易感性相关，如补体 C2、C4 缺陷的个体循环免疫复合物的清除极少，对 SLE 高度易感。

（七）年龄与性别

自身免疫性疾病多发于老年人，儿童非常少见，可能与老年人胸腺功能低下或免疫调节功能紊乱有关。系统性红斑狼疮和 Graves 病的发病率女性患者与男性患者的比例分别为 10∶1 和 7∶1，提示性激素可能与自身免疫性疾病的发生有关。

二、自身免疫性疾病的组织损伤机制

（一）Ⅱ型超敏反应介导的自身免疫性疾病

1. 由自身抗体引起的细胞和组织破坏

抗细胞表面抗原的自身抗体与相应细胞结合，通过激活补体、调理吞噬及 ADCC 作用，导致细胞的破坏，如自身免疫性溶血性贫血、血小板减少性紫癜、肺出血肾炎综合征等。

2. 抗细胞表面受体的自身抗体干扰细胞功能

（1）增强靶细胞功能：Graves 病是其典型代表，由于某种原因，机体免疫系统针对甲状腺细胞产生了抗甲状腺刺激素受体的抗体（抗－TSHR），该自身抗体与甲状腺细胞表面受体结合，可模拟甲状腺刺激素（TSH）的作用，刺激甲状腺细胞分泌过多的甲状腺激素，患者表现为甲状腺功能亢进。正常情况下甲状腺刺激素的产生受甲状腺激素负反馈调节，高水平的甲状腺激素可抑制垂体释放甲状腺刺激素。Graves 病时，由于抗 - TSHR自身抗体模拟了甲状腺刺激素的作用，高水平的甲状腺激素又不能抑制抗 - TSHR的产生，因此，抗 - TSHR 持续存在，刺激甲状腺激素持续分泌，造成患者甲状腺功能亢进。

（2）抑制靶细胞功能：重症肌无力患者体内产生了抗乙酰胆碱受体的抗体（自身抗体），并与神经肌肉接头处突触后膜乙酰胆碱受体结合，加速乙酰胆碱受体的内化作用，使乙酰胆碱受体数量减少，神经冲动传递低下，出现肌肉收缩无力等症状（图 15 - 2）。

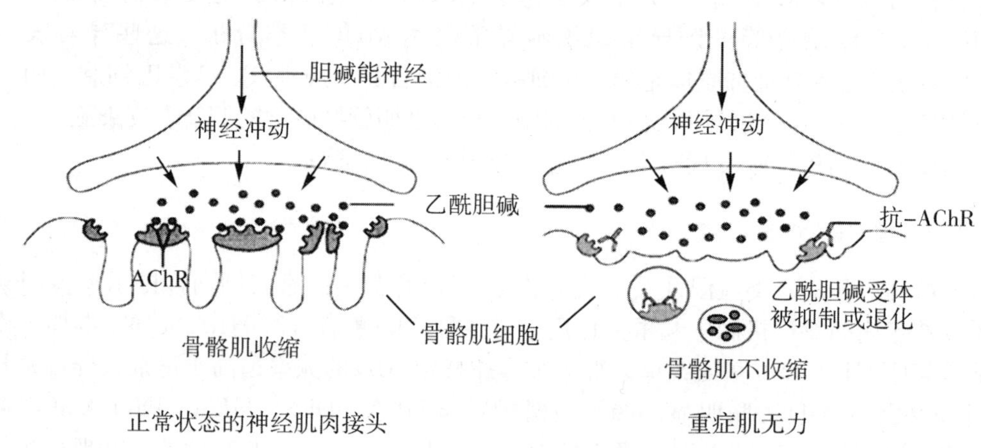

图 15 - 2　重症肌无力组织损伤机制

（二）Ⅲ型超敏反应介导的自身免疫性疾病

系统性红斑狼疮（systemic lupus erythematosus，SLE）是其典型的代表，一般认为SLE 的发生与机体免疫耐受终止，产生了大量的自身抗体有关。目前认为机体对自身抗原耐受与否，主要决定于 DC、T 细胞、B 细胞三者间的相互作用和对不同刺激的反应。SLE 患者的免疫系统针对自身细胞核抗原（如核体、剪接体、细胞质小核糖蛋白复合物等）产生了大量的抗核抗体。该抗体与相应自身抗原结合形成的循环免疫复合物沉积在血管壁、肾小球基膜、关节的滑膜等，进而激活补体，吸引以中性粒细胞为主的免疫细胞浸润，导致血管炎、肾小球肾炎、关节炎等组织细胞的损伤。

（三）Ⅳ型超敏反应介导的自身免疫性疾病

胰岛素依赖型糖尿病（insulin-dependent diabetes mellitus，DDM）又名 1 型糖尿病，目前认为该病是一种以 T 细胞介导损伤为主的自身免疫性疾病。T 细胞介导的自身免疫应答致胰岛 B 细胞破坏，导致胰岛素分泌不足或缺乏，患者表现血糖、尿糖增高。导致胰岛 B 细胞破坏的可能机制有：①针对胰岛 B 细胞抗原的 $CD4^{+}$ Th1 细胞介导的 DTH 反应；②自身反应性 $CD8^{+}$CTL 特异性杀伤溶解胰岛 B 细胞，局部产生 TNF、IL - 1 的作用；③针对胰岛 B 细胞、胰岛素产生自身抗体造成的损伤。

表 15 - 2 比较了自身免疫性疾病的几种组织损伤机制。

表 15－2　自身免疫性疾病组织损伤机制

自身免疫性疾病	自身抗原	免疫应答产物	超敏反应	主要病理损害
自身免疫性溶血性贫血	血型抗原	红细胞抗体	Ⅱ	溶血、贫血
自身免疫性血小板减少性紫癜	血小板整合素	血小板整合素抗体	Ⅱ	血小板破坏、减少
肺出血肾炎综合征	肺泡、肾小球基膜Ⅳ型胶原	肺泡、肾小球基膜Ⅳ型胶原抗体	Ⅱ	肾小球肾炎、肺出血
毒性弥漫性甲状腺肿	甲状腺刺激素（TSH）受体	抗 TSH 受体的抗体	特殊Ⅱ	甲状腺激素分泌增加
重症肌无力	乙酰胆碱受体	乙酰胆碱受体的抗体、致敏 TC	特殊Ⅱ、Ⅳ	乙酰胆碱受体破坏
类风湿性关节炎	自身变性 IgG 复合物、关节滑膜抗原	自身变性 IgG 抗体、致敏 TC	Ⅲ、Ⅳ	关节炎症
系统性红斑狼疮	DNA、组蛋白核体、血细胞膜抗原等	DNA、DNA－核蛋白、RNA 血细胞膜抗体	Ⅱ、Ⅲ	肾小球肾炎、血管炎、关节炎、红斑、血细胞减少
桥本甲状腺炎	甲状腺抗原	致敏 TC	Ⅳ	甲状腺功能减低
胰岛素依赖型糖尿病	胰腺 B 细胞	CTL、Th1	Ⅳ	胰腺 B 细胞破坏

第三节　自身免疫性疾病的防治原则

自身免疫性疾病治疗的最佳方法是恢复对特定自身抗原的特异性免疫耐受。然而在不断进展的自身免疫应答过程中，常常不止一种自身抗原参与，很难诱导特异性自身耐受。因此，目前的治疗主要是以控制炎性反应为主。

一、预防和控制感染

许多病原体感染均可通过 T 细胞旁路活化诱发 AID，所以采用疫苗和抗生素控制感染可降低 AID 的发生率。

二、抗炎治疗

采用皮质激素、水杨酸制剂、前列腺素抑制剂及补体拮抗剂等抑制炎性反应，可减轻 AID 的症状。如控制肺部炎症，可减少肺－肾综合征肺出血的发生。淋巴因子和补体的拮抗剂也利于抑制炎性反应。

三、免疫抑制剂

一些真菌的代谢产物如环孢素和 FK506 可抑制 *IL-2* 基因的转录，从而阻断 IL-2 的合成和分泌，使 T 细胞的扩增和分化受阻，可有效地抑制 T 细胞介导的细胞免疫应答，对多种 AID 有明显的治疗效果。其他常用的免疫抑制剂还有环磷酰胺、硫唑嘌呤、甲氨蝶呤等。

四、特异性免疫治疗的实验研究

特异性免疫治疗对 AID 而言，应该是一种最为理想的治疗方法，但因为机体免疫系统调节的高度复杂性，目前探索的方法大多处于实验研究阶段。

（一）T 细胞疫苗

以自身 T 细胞为疫苗，诱导机体产生针对致病性 T 细胞的特异性免疫应答，以抑制致病性 T 细胞活性，从而达到预防和治疗 AID 的目的。

（二）阻断特异性 TCR 的识别

应用抗 MHCⅡ类分子或抗 CD4 分子的抗体，或应用类似于自身抗原的多肽片段，竞争性抑制自身抗原肽与 T 细胞的结合，从而阻断自身免疫应答的发生。

（三）阻断协同刺激信号

应用单克隆抗体阻断主要协同刺激分子 CD28 与 B7 分子的结合。

（四）诱导自身耐受

采用口服抗原的方法，通过肠黏膜相关淋巴组织诱导特异性免疫耐受，可以在一定程度上预防 AID 的发生。如口服重组胰岛素预防和治疗糖尿病，口服Ⅱ型胶原预防和治疗类风湿性关节炎的实验研究等。

（五）过继免疫抑制治疗

过继输入免疫抑制细胞或免疫抑制分子，如 Treg；抑制性细胞因子，如 IL-10、TGF-β 等，可抑制自身免疫应答，诱导自身免疫耐受。

（任德莲　高　燕）

第十六章　免疫缺陷病

免疫缺陷病（immunodeficiency disease，IDD）指机体免疫系统中任何一个成分或多个成分的缺失或功能不全而导致免疫功能障碍所引起的疾病，其涉及免疫细胞、免疫分子或信号传导的缺陷。

根据IDD发病的原因和时间可以将它分为：由遗传性或先天性原因引起的原发性免疫缺陷病（primary immunodeficiency disease，PIDD）和继发于恶性肿瘤、感染、营养不良和免疫抑制剂应用等原因所引起的继发性（获得性）免疫缺陷病（secondary immunodeficiency disease，SIDD）。进一步根据IDD主要累及的免疫成分分为T细胞免疫缺陷病、B细胞免疫缺陷病、联合免疫缺陷病、吞噬细胞免疫功能缺陷病和补体缺陷病。

IDD主要有以下共同特点：① IDD患者对各种病原微生物的易感性升高，出现反复、持久、严重的外源性感染，其感染的性质和严重程度取决于免疫缺陷的类型和程度。患者容易出现致病力较低病原体的感染，如白假丝酵母、铜绿假单胞菌、卡氏肺孢子菌等感染。体液免疫缺陷、吞噬细胞缺陷和补体缺陷所致的感染主要由化脓性细菌引起。细胞免疫缺陷导致的感染主要由病毒、真菌、胞内寄生菌等引起。②IDD患者的肿瘤发生率明显高于正常人，尤其是细胞免疫缺陷者。据世界卫生组织报告，T细胞免疫缺陷者，其恶性肿瘤发生率比同龄正常人群高100倍～300倍，其中以白血病和淋巴系统肿瘤居多。③易发生系统性红斑狼疮、类风湿性关节炎等自身免疫性疾病，伴发此类疾病的IDD患者可高达14％，而正常人群自身免疫性疾病的发病率约为0.001％～0.01％。④ PIDD大多有遗传倾向，约1/3为常染色体隐性遗传，1/5为性染色体隐性遗传。

第一节　原发性免疫缺陷病

自1952年Bruton首次发现X连锁无丙种球蛋白血症以来，已发现近百种PIDD。根据其所涉及的成分，PIDD主要分为：①B细胞缺陷；②T细胞缺陷；③T、B细胞联合免疫缺陷；④吞噬细胞缺陷；⑤补体缺陷。PIDD在人类中的总发生率估计为0.01％，其中抗体缺陷约占50％，联合免疫缺陷占20％，细胞免疫缺陷占18％，吞噬功能缺陷占10％，补体缺陷占2％。

一、原发性B细胞缺陷

（一）X连锁无丙种球蛋白血症

1952年，Bruton首先报道X连锁无丙种球蛋白血症（X-linked agammaglobulinemia，XLA），故又名Bruton病，是最常见的PIDD之一。XLA大多由X染色体长臂（Xq21－3－q22区带）的Bruton酪氨酸激酶（Bruton's tyrosine kinase，BtK）基因缺陷或*BtK*基因突变所致。

正常情况下，*BtK*基因编码的产物是细胞质内的一个酪氨酸激酶，在结构上与细胞质内其他各种参与淋巴细胞激活过程的激酶相似，在B细胞发育过程中传递膜抗原受体传入的信号。*BtK*基因突变将导致B细胞发育停滞在前B细胞或从前B细胞到成熟B细胞的不同发育阶段。因女性有两条X染色体，而X染色体的灭活是随机的，因此有半数B细胞因X染色体携带正常的*BtK*基因而发育成熟，故有*BtK*基因缺陷的女性不会发病，而成为携带者。若携带者将此缺陷的X染色体传给男性子代，患者的全部B细胞都将含有*BtK*基因缺陷的X染色体，将发生Bruton病。因此，若携带者为女性，其男性子代发病。

XLA患儿在出生后的6个月～9个月时表现反复化脓性细菌感染，血清各类Ig缺乏或水平明显降低，对抗原刺激不产生抗体，血液循环中B细胞数目减少，淋巴结及淋巴组织缺乏生发中心、淋巴滤泡和浆细胞。但T细胞数量及功能正常，故患儿细胞免疫功能完全正常，能抵御各种胞内病原体感染。

（二）选择性IgA缺乏症

选择性IgA缺乏症是最常见的一种选择性Ig缺陷病，白种人发病率较高，该病部分患者有家族史，为常染色体显性或隐性遗传。本病的特征是血清IgA水平异常低下（IgA<50 mg/L），仅为正常人水平的1/80～1/40，分泌型IgA也极低，而血清IgM和IgG水平正常或略高。本病IgA水平降低是因为B细胞发育障碍，不能分化成分泌sIgA的浆细胞。目前已知编码IgA α链的基因结构正常，但B细胞分化障碍的具体机制仍不清楚。

（三）选择性IgG亚类缺乏症

选择性IgG亚类缺乏症患者血清总IgG水平正常，但某一种或几种IgG亚类水平选择性下降，最常见的一种类型是成人IgG 3亚类缺乏病。本病通常为B细胞分化异常所致。该病患者大多无临床表现，少数患者可反复发生化脓性细菌感染。

（四）X连锁高IgM综合征

X连锁高IgM综合征（X-linked hyperimmunoglobulin M syndrome，XHM）的特征是血清IgM水平高，而其他类别Ig缺乏或水平降低。XHM的发病机制是X染色体上编码CD40L的基因突变，致使$CD4^+$T细胞不能表达CD40L，B细胞在接受抗原刺激时因不能获得CD40传导的信号，故不能诱导B细胞进入增殖和发生类别转换，结果只能产生IgM类抗体。

表 16－1 示几种主要原发性 B 细胞缺陷病。

表 16－1　主要原发性 B 细胞缺陷病

病　名	发病机制	免疫缺陷	遗传方式	感染易感性
X 连锁无丙种球蛋白血症	*BtK* 基因缺陷	无 B 细胞	性染色体隐性遗传	反复化脓性细菌感染
选择性 IgA 缺乏症	B 细胞发育障碍	无 IgA 合成	部分有家族性	呼吸道感染
选择性 IgG 亚类缺乏症	IgG 亚型分化缺陷	血清总 IgG 水平正常，但某一种或几种 IgG 亚类水平↓	家族性具体不详	反复化脓性细菌感染
X 连锁高 IgM 综合征	*CD40L* 基因突变	IgM↑，IgG、IgA、IgE↓	性染色体隐性遗传	胞外菌感染

二、原发性 T 细胞缺陷

单纯 B 细胞缺陷患者仍具有足够的能力抵抗大多数病原体感染，而 T 细胞缺陷患者则对感染因子广泛易感。大多数原发性 T 细胞缺陷患者细胞免疫应答降低，对胞内病原体易感。T 细胞缺陷患者某些类型的肿瘤发生率异常增高。T 细胞缺陷患者由于缺乏 T 细胞不能辅助 B 细胞激活，因此患者的体液免疫也受损。

（一）DiGeorge 综合征

DiGeorge 综合征又名Ⅲ、Ⅳ对咽囊综合征。由于胚胎期Ⅲ、Ⅳ对咽囊发育障碍导致来源于它们的胸腺、甲状腺、主动脉弓和唇、耳等器官发育不全。不同患者这些器官的发育障碍不同，其免疫缺陷和临床表现程度差异也很大。

胸腺是 T 细胞分化成熟的中枢淋巴器官，是 T 细胞的主要发源地，胸腺发育缺陷严重者，其 T 细胞不能发育成熟，致使外周淋巴组织和外周血 T 细胞数明显减少甚至缺乏，患者细胞免疫严重受损，易患胞内寄生菌、病毒和真菌感染。若不慎接种 BCG、麻疹等减毒活疫苗可致全身感染甚至死亡。

（二）T 细胞信号传导的缺陷

CD3 γ 链缺陷，可致 T 细胞表面 TCR－CD3 复合物表达水平降低，T 细胞活化缺陷，CD3 ε 链缺失也可引起 T 细胞活化缺陷。它们均使 T 细胞不能活化，故患者细胞免疫功能低下。

三、联合免疫缺陷

联合免疫缺陷通常指 T 细胞及 B 细胞均缺陷导致体液免疫和细胞免疫均缺陷，患者表现为严重和持续的病毒感染及机会性感染，如急性假膜型白色念球菌性口炎（鹅口疮）、卡氏肺孢菌肺炎等，患儿若不慎接种 BCG、麻疹、风疹等减毒活疫苗可致全身弥散性感染而死亡。若不进行骨髓移植，患儿一般在1岁～2岁夭折。

（一）重症联合免疫缺陷病

重症联合免疫缺陷病（severe combined-immunodeficiency disease，SCID）是一组胸腺小、淋巴组织发育不全以及Ig缺乏的遗传性综合征。根据其遗传特点分为两型：一型是常染色体隐性遗传型，又称Swiss型；另一类是性染色体隐性遗传型，又称Gitlin型。Swiss型的发病机制为T、B细胞发育成熟障碍，Gitlin型的发病机制是IL－2、4、6、9、15受体共有的γ链突变。SCID患者外周血T细胞明显减少，对抗原接种无抗体应答，表现为反复多种微生物感染。

（二）主要组织相容性复合体分子表达缺陷病

主要组织相容性复合体分子表达缺陷病有两种类型，一类为MHCⅠ类分子缺陷，另一类为MHCⅡ类分子缺陷，两者均为常染色体隐性遗传。

MHCⅠ类分子缺乏症患者淋巴细胞内MHCⅠ类分子合成正常，但由于*TAP*基因突变，不能将抗原肽转运至内质网，不结合抗原肽的MHCⅠ类分子很少表达，这样胸腺内$CD8^+$ T细胞的阳性选择不能进行，外周血$CD8^+$ T细胞数量减少或功能减退。患者表现为慢性呼吸道病毒感染。

MHCⅡ类分子缺乏症并非MHCⅡ类基因本身缺陷，而是由调节MHCⅡ类分子表达的基因（*CⅡTA*或*RFX5*、*RFXAP*）缺陷所致。患者骨髓来源的细胞均不表达MHCⅡ类分子。由于MHCⅡ类分子表达缺陷，胸腺内$CD4^+$ T细胞的阳性选择不能进行，外周血$CD4^+$ T细胞数量明显减少。外周血APC因缺乏MHCⅡ类分子，不能向有限的$CD4^+$ T细胞提呈抗原，从而造成细胞免疫和体液免疫缺陷。患者表现为对各类病原体均易感。

（三）毛细血管扩张性共济失调综合征

毛细血管扩张性共济失调综合征（ataxia telangiectasia，AT）是一种常染色体隐性遗传性疾病，其发病机制为同源PI3激酶基因异常，患者T细胞减少，IgA和IgG2缺乏，表现为进行性小脑共济失调，小的毛细血管扩张主要见于耳廓和球结膜，大部分患者有反复鼻窦和肺部感染。

表16－2显示几种主要的原发性T细胞缺陷病。

表16－2　几种主要的原发性T细胞缺陷病

病　名	发病机制	免疫缺陷	遗传方式	感染易感性
DiGeorge综合征	胸腺发育不全	无T细胞		普遍
MHCⅠ类分子缺陷	*TAP*基因突变	无$CD8^+$细胞，MHCⅠ类分子表达缺陷	AR	病毒
MHCⅡ类分子缺陷	*CⅡTA*或*RFX5*、*RFXAP*缺陷	无$CD4^+$细胞，MHCⅡ类分子表达缺陷	AR	普遍
毛细血管扩张性共济失调综合征	同源PI3激酶基因异常	IgA和IgG2缺乏	AR	呼吸道感染

AR：常染色体隐性遗传。

四、吞噬细胞缺陷

吞噬细胞缺陷多见于中性粒细胞，临床上表现为细菌及真菌的反复感染。表 16－3 示几种主要原发性吞噬细胞缺陷病。

表 16－3　几种主要原发性吞噬细胞缺陷病

病　名	发病机制	缺陷组分	遗传方式	缺陷功能
白细胞黏附缺陷	CD18 基因突变，整合素 β2 亚单位表达障碍	LFA－1、Mac－1/CR3P150、95/CR4	AR	中性粒细胞不能与内皮细胞黏附并移行至感染部位，易致全身化脓性感染
慢性肉芽肿病	还原型辅酶Ⅱ氧化酶系统的基因缺陷	杀伤超氧代谢物形成障碍	XLR/AR	不能杀死摄入胞内的细菌和真菌，反在其内繁殖，形成肉芽肿
Chediak-Higashi 综合征	1q42 － q43 的一个基因突变	MΦ、N、LC 中有巨大颗粒，空泡运入、运出溶酶体障碍，吞噬小体不能与溶酶体融合等	AR	中性粒细胞吞噬能力和趋化能力下降，NK 细胞的细胞毒性下降

AR：常染色体隐性遗传；XLR：性染色体隐性遗传；MΦ：巨噬细胞；N：中性粒细胞；LC：淋巴细胞。

五、补体缺陷

几乎所有补体成分都可以发生遗传性缺陷，但原发性补体缺乏症在临床上极少见，比较之下遗传性血管神经性水肿略为多见一些。

遗传性血管神经性水肿为常染色体显性遗传病，由于患者血清中缺乏 C1 抑制物（C1INH），C1 得不到应有的抑制，血清中 C4、C2 消耗增多，C2 裂解所产生的 C2a 能使血管扩张和毛细血管通透性增高，因而使皮肤、黏膜水肿，患者表现为反复发作的皮下组织、肠道水肿，水肿发生时可因窒息死亡。

第二节　继发性免疫缺陷病

继发性免疫缺陷病是指继其他疾病发生之后，直接或由医源性造成的机体免疫系统暂时或持久性损害的疾病。与原发性免疫缺陷病一样，患者的细胞免疫和体液免疫均可受累。引起继发性免疫缺陷的常见原因有营养不良、肿瘤、感染、药物等，造成的继发性免疫缺陷多为暂时性，消除病因后一般能逐渐恢复。少数则不易恢复，如辐射损伤免疫功能和由人类免疫缺陷病毒（human immunodeficiency virus，HIV）引起的获得性免疫缺陷综合征（acquired immune deficiency syndrome，AIDS，又称为艾滋病）。本节将重点介绍由 HIV 引起的 AIDS。

AIDS 于 20 世纪 80 年代首先在美国被发现，是至今尚无有效疗法的致命性传染性疾病，自发现以来，其在世界各地的感染和发病人数不断上升，蔓延范围越来越广。到

2000 年底，全球约有3 610万 HIV 感染者和 AIDS 患者，2 180万人死亡。20 世纪 90 年代中期后，西欧、北美的经济发达国家 HIV 感染呈下降趋势，而非洲、东南亚的经济不发达国家 HIV 感染呈明显上升趋势。我国艾滋病疫情形势严峻，感染人数以每年 30%的速度增长。据卫生部通报，截至 2008 年 9 月 30 日，我国累计报告艾滋病病例264 302例，而根据卫生部等单位对中国艾滋病疫情的估计，中国现存 HIV 感染者和患者约 70 万，这其中可能有很多人不知道自己已经被感染。

AIDS 对生命威胁极大，感染 HIV 后 10 年～12 年，患者几乎都死于感染或肿瘤，是第 4 位死亡原因。目前世界各国科学家主要对 AIDS 的预防、治疗和发病机制进行研究。本节主要介绍 AIDS 的病因学、HIV 传播途径、发病机制、临床分期、HIV 疫苗研制和药物治疗近况。

一、病因学

目前绝大多数的科学家认同人类免疫缺陷病毒（HIV）是由灵长类动物的免疫缺陷病毒（SIV）进化而来的，科学家们不但在基因上找到了 HIV 和 SIV 两者的亲缘关系，还就 SIV 如何感染人类并进化为 HIV 找到了很多证据。科学家们还发现自然界中 SIV 的分布区域与 HIV 的发源地相重叠，并且观察到了 SIV 感染人类的案例。所有这些证据都显示 HIV 的祖先是 SIV。

（一）HIV 的结构与基因

1. 分 型

HIV 属于有包膜的逆转录病毒，可分为 HIV－1、HIV－2 两型。HIV－1 流行于全世界，大多数 AIDS 由 HIV－1引起；HIV－2 多见于非洲，致病性远较 HIV－1 低。又根据 HIV－1 的 *env*、*gag* 基因的变异将 HIV－1 分为 M、N、O 三组，M 组又分为 A～J 10 个亚型。欧美主要为 B 亚型，非洲主要为 A、C 亚型，静脉嗜毒者主要是 B 亚型，C 和 E 亚型较易通过性途径传播，我国流行的主要有 B、C、E 亚型。

2. HIV 的结构与基因

HIV 由病毒核心和外膜组成，外膜为类脂双分子层，其上镶嵌有病毒编码的糖蛋白 gp120 和 gp41，核心由核心蛋白、逆转录酶和病毒基因组成（图 16－1）。HIV 内含有两条长度约为 9.2 kb 的 RNA 链，HIV 基因主要含有 4 种元件：①2 个长末端重复序列（*LTR*），调节病毒基因组整合入宿主基因组、病毒基因的表达和复制；②*gag* 序列，编码核心蛋白 P24、P17、P15 等，与病毒的装配有关；③*env* 序列，编码包膜糖蛋白 gp120、gp41，与病毒进入宿主细胞有关；④*pol* 序列，编码逆转录酶、内切酶等。

（二）HIV 感染宿主细胞的过程

首先是 HIV 表面的糖蛋白与宿主细胞表面受体结合，然后是病毒外膜与靶细胞膜融合，病毒核心即进入细胞内，这一过程需要病毒外膜的 gp120 与靶细胞表面的 CD4 分子和趋化因子受体 CCR5 或 CXCR4 同时结合方能进入细胞。Th 细胞高表达 CD4 分子，是 HIV 感染的主要细胞，另外巨噬细胞、DC 和脑小胶质细胞也低表达 CD4 分子，故也可感染 HIV，并成为 HIV 的潜在储藏库（图 16－2）。

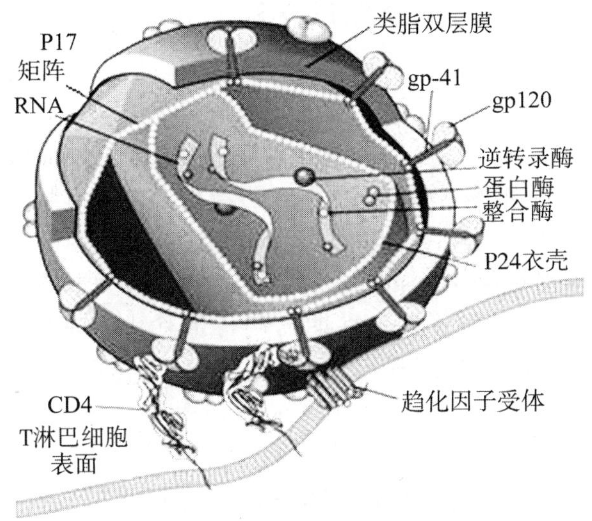

图 16－1　HIV 的结构

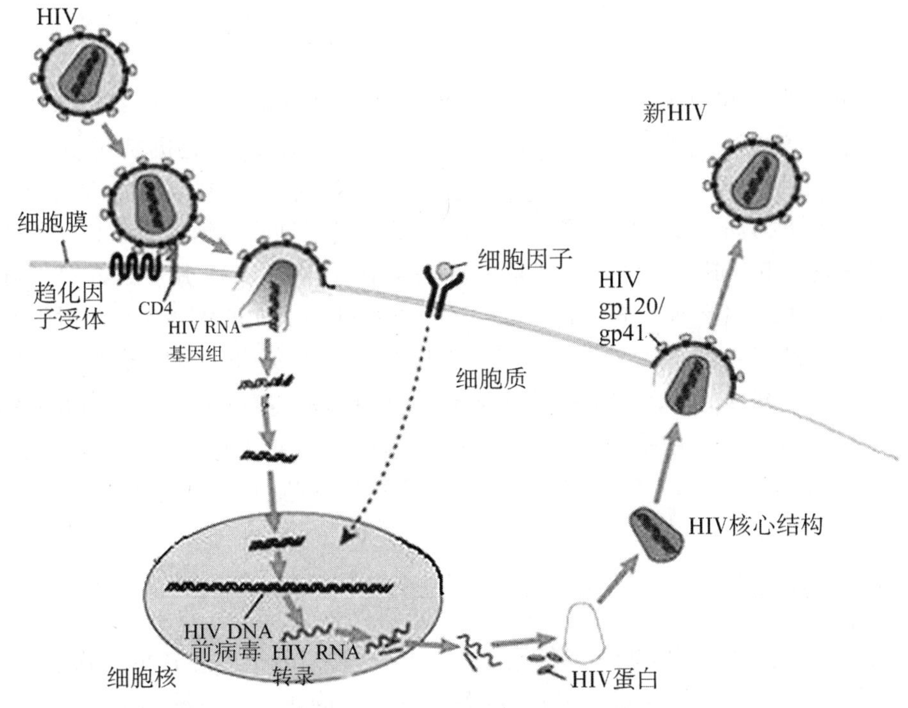

图 16－2　HIV 感染宿主细胞的过程

一旦病毒进入靶细胞内，病毒核心的多种酶激活，启动复制周期，在逆转录酶作用下，HIV 基因组的 RNA 转录成双链 DNA，在病毒整合酶的作用下，整合入宿主细胞基因组内，这种被整合的 DNA 称为前病毒。前病毒可潜伏数月至数年不复制，这也是 AIDS 潜伏期长的原因之一。

二、HIV 感染的临床分期及免疫异常

（一）急性期

患者在感染 HIV 后 2 周～6 周产生一种类似于流感的急性期症状，出现一过性高病毒血症，同时外周血 $CD4^+$ T 细胞水平明显下降。至急性期末，血浆中几乎检测不到 HIV，而 $CD4^+$ T 细胞数量也大致恢复到正常水平。

急性期血浆中可检出抗 gp41、gp120 和 p24 抗体，并可检测到针对 p24 的特异性 $CD8^+$ CTL。这些特异性免疫应答在急性期的病毒清除中起重要作用，能清除大多数 HIV，但不足以彻底清除机体内的 HIV。

（二）无症状期

无症状期又名潜伏期，指从急性期恢复后至发病前的相当长一段时间，一般持续 6 个月～5 年，甚至长达 10 年～12 年。此期可无任何临床症状，因此会误认为 HIV 处于一种“低复制的休息状态”，而实际上，潜伏期血中病毒量呈现相对稳定状态，只是病毒大量复制和大量清除过程的动态平衡而已。此时特异性抗病毒的细胞免疫与体液免疫抑制病毒复制，同时 HIV 感染大量破坏 $CD4^+$ T 细胞。

HIV 可通过直接和间接杀伤机制导致 $CD4^+$ T 细胞大量破坏，其中直接杀伤机制是造成 $CD4^+$ T 细胞减少的主要原因。HIV 杀伤 $CD4^+$ T 细胞的可能机制包括：①病毒在 $CD4^+$ T 细胞内的复制过程中，gp41 在靶细胞膜上表达及病毒颗粒以出芽方式释放，可造成靶细胞膜的严重损伤，使细胞膜通透性增高，最终出现细胞渗透性裂解；②细胞质内的 gp120 与靶细胞内新合成或通过再循环重新回到细胞质内的 CD4 分子结合对细胞产生毒性作用；③存在于细胞质内未整合的病毒 DNA 和大量无功能的病毒 RNA 对细胞产生毒性作用；④病毒的复制干扰靶细胞蛋白质的正常合成和表达；⑤特异性 $CD8^+$ CTL 对 HIV 感染 $CD4^+$ T 细胞的杀伤作用；⑥HIV 外膜糖蛋白抗体与 $CD4^+$ T 细胞表面的病毒靶抗原结合，通过 ADCC 作用杀伤 $CD4^+$ T 细胞；⑦可溶性 gp120 或 HIV 感染的 DC 表面的 gp120 与 T 细胞表面的 CD4 分子交联，导致 $CD4^+$ T 细胞凋亡。此期 $CD4^+$ T 细胞进行性减少。

（三）症状期

由于 $CD4^+$ T 细胞不断减少，降低至 $200/mm^3$～$300/mm^3$，患者免疫功能严重受损，开始出现 AIDS 相关症状，表现出发热、盗汗、消瘦、腹泻、全身淋巴结肿大等。

（四）AIDS 期

AIDS 期是 HIV 感染的终末阶段，血浆病毒滴度升至急性期水平。$CD4^+$ T 细胞进行性大量破坏，而 $CD8^+$ T 细胞数量相对不变，CD4/CD8 比例逐渐由正常的 2∶1 变为小于 1。当 $CD4^+$ T 细胞降至 $50/mm^3$ 时，由于 $CD4^+$ T 细胞、DC、巨噬细胞受到严重破坏，患者表现为严重免疫缺陷，特异性免疫完全消失，对致病菌、条件性致病菌均易感，常发

生机会性感染，最常见的是卡氏肺孢菌肺炎。70%的AIDS患者死于感染，患者也易患恶性肿瘤，常为卡波济肉瘤。HIV感染的临床分期见图16－3。

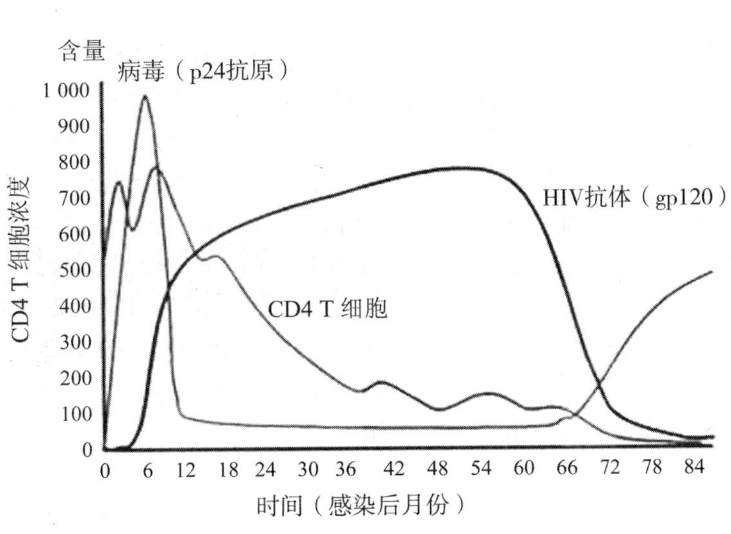

图16－3　HIV感染的临床分期

三、HIV的传播

HIV感染者在急性期和无症状期均缺乏引人注意的特殊临床表现，但其血液、一些体液及某些细胞内均含有HIV，能通过一定的途径感染他人。其传播途径主要有三条：

（1）性传播：是HIV最主要的传播途径，占75%，男性感染者的精液、生殖道细胞，女性的阴道分泌物均含有病毒。

（2）血液途径：误输入含有HIV的血液、血制品；静脉毒瘾者共用不经消毒的注射器是血液传播的重要途径。

（3）垂直传播：全球每天大约有1 600名婴儿因母婴传播感染HIV。儿童HIV感染80%来源于母亲，可于宫内、分娩过程中和哺乳期感染。

四、AIDS的预防

研制有效、安全、廉价的HIV疫苗是控制HIV感染的根本措施。目前全世界有几十个机构正致力于HIV疫苗的研制，包括HIV灭活、减毒活疫苗，亚单位疫苗，抗独特型抗体疫苗，基因重组疫苗，核酸疫苗等，但到目前为止尚无安全有效的HIV疫苗问世。HIV疫苗研制进展迟缓的主要原因有：①HIV具有高度变异性。因HIV逆转录酶无校正功能，每天患者体内可产生10^{11}个新病毒颗粒，导致HIV具有高度变异性。②缺乏廉价易得的动物模型。HIV只能感染黑猩猩和狒狒，由于生态和价格等原因，这些动物均不是实用的理想动物模型。③难以期望人们在研究成功前自愿试用疫苗。

目前主要通过普及 HIV 传播知识、使用安全套、规范性行为、严格筛选献血员等措施来降低 HIV 的传播。

五、AIDS 的治疗

1995 年，人们开始把核苷类和蛋白酶抑制剂联合应用，经过几年的实践已证明，最有效的措施是使用有效的抗 HIV 药物，包括蛋白酶抑制剂在内的两种或多种药物，这种联合治疗被认为是高效的抗逆转录病毒治疗（high active anti-retroviral therapy，HAART）。在 HAART 治疗的许多患者中，用常规方法可能检测不到血浆中的 HIV－1 RNA，但用更敏感的方法仍能查到病毒基因和低水平的病毒复制。药物治疗只能对复制中的病毒产生抑制作用，而对已感染的静止细胞则无作用，这使得含有 HIV RNA 的静止性 $CD4^{+}$ T 细胞成为最主要的 HIV 潜伏储藏库，成为机体不能彻底清除病毒的主要障碍，故 HAART 停药后仍可出现病毒反跳。并且现有药物价格昂贵且其毒副作用等问题仍需进一步深入研究。此外，全社会和医护人员应帮助 HIV 感染者和 AIDS 患者树立战胜疾病的信心，这对患者的预后起着非常重要的作用。

（毕建虹　陈　雪）

第十七章 移植免疫

移植是指将来自一个个体的细胞、组织或器官移植于另一个个体，以维持和重建机体的生理功能的治疗方法。植入的健康器官、组织或细胞称为移植物（graft），提供移植物的个体称为供者（donor），而接受移植物的个体称为受者（recipient）或宿主（host）。若供者与受者之间的遗传背景相同，植入的移植物将被接受，行使相应生理功能，否则将发生炎症、坏死，此称为移植排斥反应（rejection response）。

人类早在16世纪末即开始了移植的尝试，但直到20世纪40年代现代移植免疫学才得以创建。当时Medewar等利用近交系小鼠进行了一系列皮肤移植实验，发现将a系小鼠的皮肤移植给a系小鼠，移植物将被接受，如果移植给b系小鼠，7天～10天后，移植物将被受者排斥，此称为初次排斥反应（first set rejection）。若同一b系小鼠再次接受a系小鼠皮肤，移植物将在3天～4天即被受者排斥，此称为再次排斥反应（second set rejection）。而同一b系小鼠再次接受c系小鼠皮肤，则遵循初次排斥反应的规律。进一步的实验发现，如果把已接受a系小鼠皮肤的b系小鼠的淋巴细胞注射给未曾接受过a系小鼠皮肤的b系小鼠，可使后者在初次接受a系小鼠皮肤移植时即发生再次排斥反应（图17-1），证明排斥反应主要由受者淋巴细胞介导。据此，学者们意识到，同种异体皮肤移植排斥是受者免疫系统对移植物的一种免疫应答现象。

移植的类型不同，免疫排斥反应的程度也不一样。根据供、受者的遗传背景，可分为四个基本类型（图17-2）：①自体移植（autograft），指自身组织从身体的一个部位移植到另一部位，如将烧伤患者的健康皮肤移植到烧伤部位。由于移植物来自同一个体，不产生排斥反应。②同种同基因移植（isograft），指遗传背景完全相同或非常相似的个体（单卵双生子或近交系动物）之间的移植，一般也不产生排斥反应。③同种异基因移植或同种异型移植（allograft），指在同一种属内、遗传背景不同的个体之间的移植。一般会引起不同程度的排斥反应，其强度与供、受者间遗传背景的差异密切相关。④异种移植（xenograft），指在不同种属的个体之间的移植，如将大猩猩器官移植到人，由于遗传背景完全不同，常常引起强烈的排斥反应。目前临床常见的是同种异型移植，本章将主要介绍其发生机制，排斥反应的类型和防治手段。

第一节 同种异型排斥反应发生的机制

移植排斥反应实质上是受者免疫系统对植入器官的特异性免疫应答。同种异型抗原是

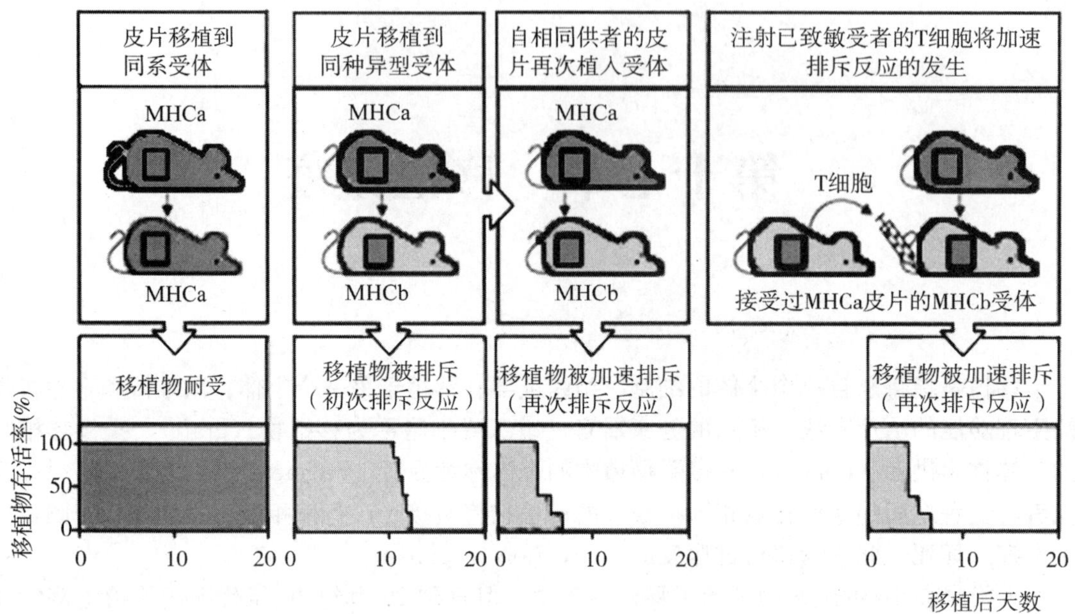

图 17－1　近交系小鼠皮肤移植实验

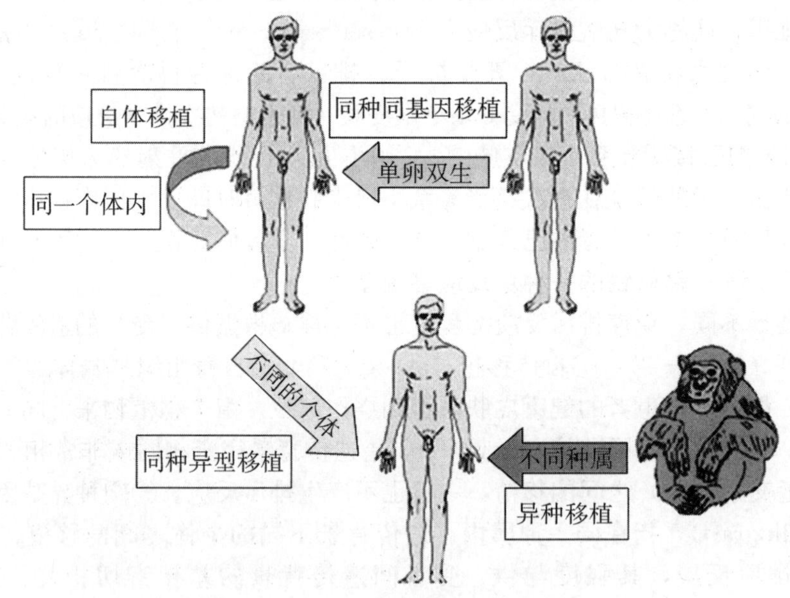

图 17－2　移植的四种基本类型

激发受者产生排斥反应的主要因素，T 细胞是识别同种异型抗原，介导移植排斥反应的关键细胞。

一、同种异型移植排斥反应的靶抗原

引起移植排斥反应的抗原称为组织相容性抗原。它是决定受者与供者组织相容性的抗原，即受者接受供者移植器官的能力。同一种属的不同个体之间，由于等位基因的差异而形成的多肽产物，均可作为组织相容性抗原而介导排斥反应。通常把引起急而快排斥反应的抗原称为主要组织相容性抗原（MHC 抗原，详见第 7 章），它在排斥反应的发生中起主要作用；那些引起较弱排斥反应的抗原称为次要组织相容性抗原（mH 抗原）。主要组织相容性抗原由 MHC 复合体编码，在人类称为 HLA 抗原，是引起排斥反应的最重要的靶抗原。但即使供、受者之间的 MHC 抗原完全相配，仍不可避免会发生排斥反应，只是速度较慢，程度较轻（图 17－3），这就提示除 MHC 抗原之外还存在其他可诱导排斥反应的抗原，这就是 mH 抗原。它包括与性别相关的 mH 抗原（Y 染色体基因编码的产物）和由常染色体编码的 mH 抗原。虽然 mH 抗原诱导的排斥反应一般较弱而缓慢，但当多个 mH 抗原不相符合时，也会像 MHC 不匹配一样引起快速而强烈的排斥反应。因此，在 HLA 配型时如能兼顾 mH 抗原，可望取得更好的效果。除此之外，其他组织相容性抗原如血型抗原和组织特异性抗原也将引起排斥反应的发生。

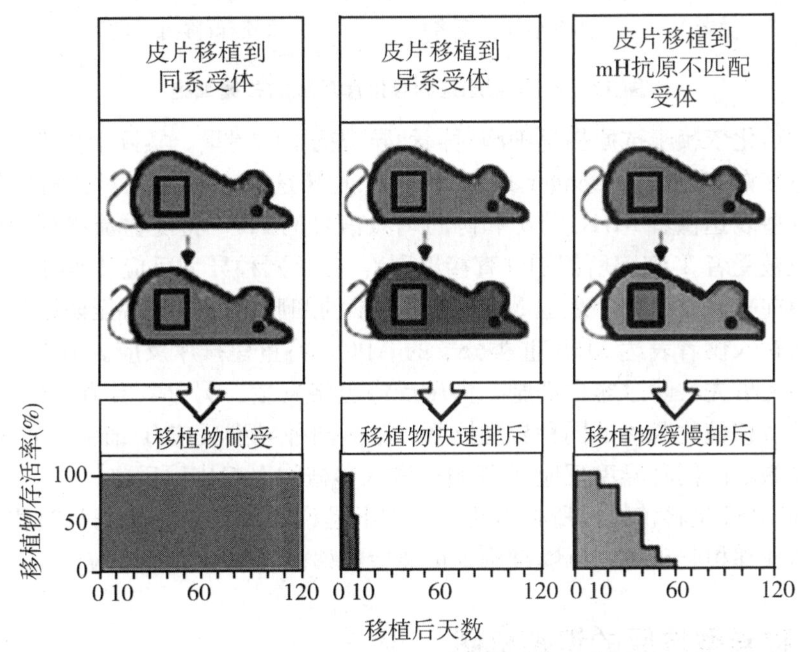

图 17－3　mH 抗原不匹配也可引起排斥反应的发生

二、同种异型移植排斥反应的细胞学基础

学者们早就提出了 T 细胞（而非抗体）是介导同种异型移植排斥反应的关键细胞（图 17－4）。进一步的实验更明确地揭示了 T 细胞在同种异型移植中的作用。例如，裸鼠由于胸腺发育不全而缺乏功能性 T 细胞，不会出现同种异型移植排斥反应，甚至可以接受异种移植物。同样的情况发生在新生期切除胸腺的正常大鼠或小鼠，此时成熟的 T 细胞还没有释放到外周。同样地，大鼠或小鼠行成年胸腺切除术（adult thymectomy，AT）后进行照射，再进行骨髓移植，受者因无 T 细胞而不排斥移植物。对上述任何一种实验动物注射同系正常动物的 T 细胞，均能重新建立排斥移植物的能力。

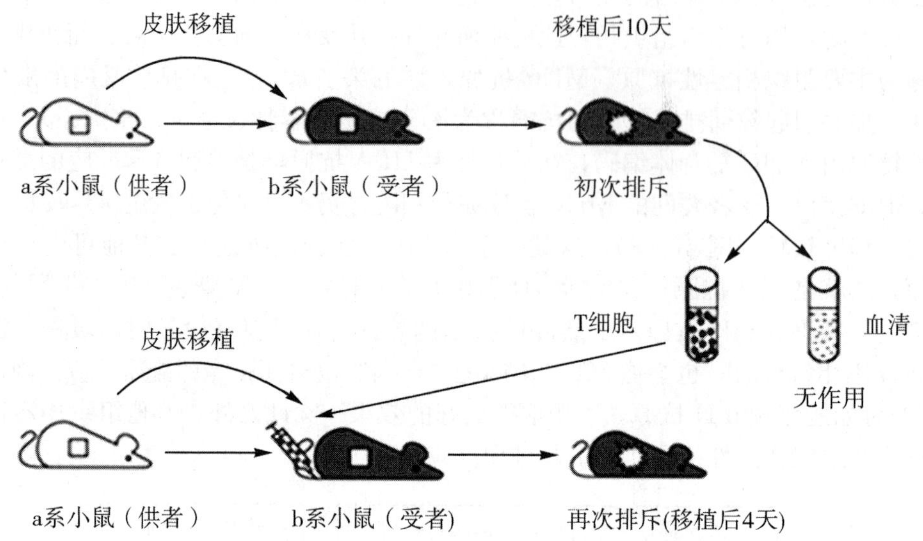

图 17－4　T 细胞是介导排斥反应的关键细胞

T 细胞的活化依赖于抗原提呈细胞对同种异型抗原的提呈。实际上供者组织或血管内的白细胞（过客白细胞，passenger leukocyte），尤其是树突状细胞对移植物的排斥起着重要作用。这些表达供者 MHC 分子和协同刺激信号的 APC 将随血流移行到受者局部淋巴结，在那里被受者 T 细胞所识别（直接识别），激活同种异型反应 T 细胞。动物实验表明，如果移植前去除移植物中表达 MHCⅡ类分子的细胞，能减轻甚至防止排斥反应的发生，如果重新输入供者表达 MHCⅡ类分子的 APC，将重建排斥反应。但人类的移植情况更为复杂，即便事先去除过客白细胞，排斥反应也将发生。另外，受者 APC 也可移行入移植物，捕获从移植物脱落的同种异型抗原，激活同种异型反应 T 细胞（间接识别）。经过这两种途径激活的同种异型反应 T 细胞可进入移植物引起排斥反应。

T 细胞和 APC 是移植排斥所必需的，但并不是说其他细胞不参与该过程。实际上抗体、补体可造成移植物破坏，巨噬细胞也可能参与移植组织的炎性反应。

三、同种异型抗原的识别机制

同种异型移植中的识别是指受者 T 细胞对同一种属不同个体间多态性抗原的识别。受者 T 细胞是如何跨域 MHC 限制性而识别移植抗原曾经是困扰人们的难题。近年的研究已对此做出了初步的解释，目前认为受者 T 细胞的 TCR 可以通过直接和间接两条途径识别移植物上的同种异型 MHC 分子（图 17－5）。

（一）直接识别

直接识别（direct recognition）指供者 APC 将其表面的 MHC 分子或抗原肽－MHC 复合物直接提呈给受者 T 细胞，供其识别并产生特异性免疫应答的过程。受者 T 细胞直接识别是一种较为特殊的情况。受者 T 细胞 TCR 特异性识别供者 APC 所提呈的同种异型 MHC 抗原，既可识别完整的同种异型 MHC 分子天然结构，也可识别同种异型

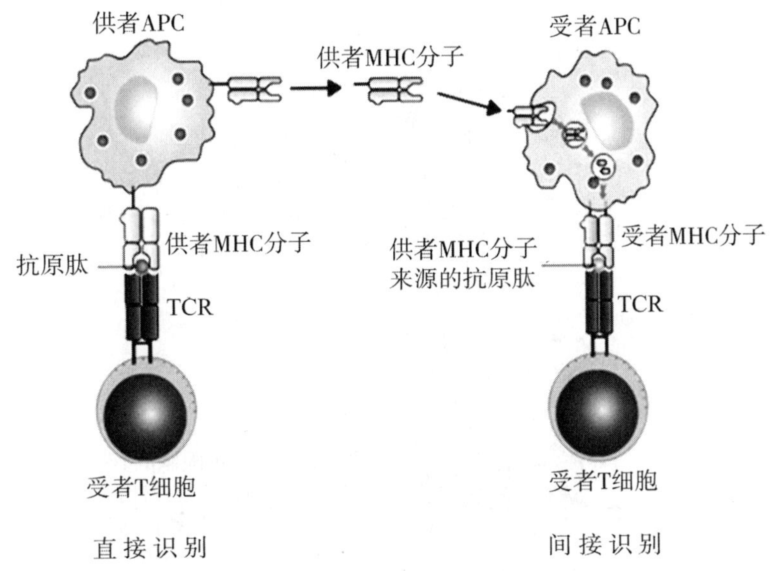

图 17－5　直接识别和间接识别

MHC－抗原肽复合物。直接识别的特点是速度快、强度大，抗原无需摄取、加工和处理，因而免疫应答快速发生。在不同的个体中，具有同种反应性的 T 细胞克隆占 T 细胞库的 1%～10%，远远大于针对一般异源性抗原的 T 细胞克隆的比例（1/100 000～1/10 000），因而反应强烈。学者们对这种直接识别方式与免疫应答的 MHC 限制性的矛盾有不同的解释，认为 TCR 识别的并非是单一的抗原肽，而是识别抗原肽－MHC 构成的复合结构。同一 TCR 识别靶分子并非绝对专一，而是具有交叉反应性，即同一 TCR 可识别不同的抗原肽－MHC 复合物，此称为识别的简并性（degeneracy）。其可能机制是由于同种异型 MHC－抗原肽复合物与自身 MHC－抗原肽复合物相似，同种异型 MHC 分子与抗原肽形成交叉识别表位，因而发生了交叉识别或交叉反应（cross reactivity）所致。因此，直接识别实际上就是识别自身 MHC－外源肽的正常 TCR 对同种异型 MHC－抗原肽复合物的交叉识别（图 17－6）。

（二）间接识别

间接识别（indirect recognition）指移植物表面的分子或脱落细胞被受者 APC 摄取、加工和处理，以受者 MHCⅡ－抗原肽复合物的形式提呈给受者 $CD4^+$ T 细胞，使之活化，引起排斥反应。间接识别与 T 细胞识别任何外源性抗原相同。移植物细胞的 MHC 分子是异源蛋白的主要来源，因此，供者与受者的 MHC 分子差异越大，将移植物识别为异物的 T 细胞也越多，由此导致的同种异体免疫反应亦更强烈。间接识别在急性排斥反应的中晚期和慢性排斥反应中起着更为重要的作用。表 17－1 总结了直接识别和间接识别的区别。

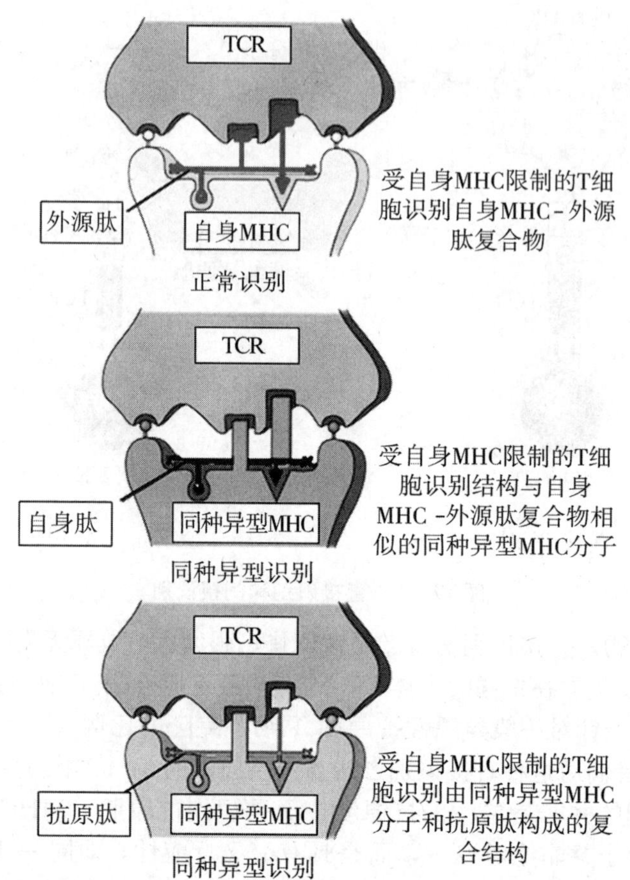

图 17－6　T 细胞对同种异型 MHC 分子直接识别（交叉识别）的分子机制

表 17－1　直接识别和间接识别比较

	直接识别	间接识别
概要	对移植组织的非常规识别	抗原处理和提呈的常规途径
抗原提呈细胞的来源	供者	受者
被识别的抗原	供者 MHC 或供者 MHC－抗原肽	受者 MHC－供者抗原肽
活化 T 细胞频率	1/10 000～1/1 000	1/1 000 000～1/100 000
活化 T 细胞亚群	$CD8^+$ CTL 为主	$CD4^+$ Th 为主
活化 T 细胞功能		
Th 细胞	产生细胞因子，不与同源 B 细胞发生相互作用	产生细胞因子，辅助同源 B 细胞活化和产生抗体
CTL	因能识别供者 MHC－抗原肽，能杀死移植物中的细胞	因不能识别供者细胞上表达的抗原，不能杀死移植物中的细胞
刺激的持续时间	一般情况下，供者 APC（过客白细胞）只在移植物中存在几天，因此其影响是短期的	与移植物存在的时间一样长，因此能刺激受者机体发生慢性排斥反应
强烈程度	非常强烈	较弱或未知
作用时期	急性排斥反应早期	急性排斥反应中晚期，慢性排斥反应
对环孢素 A 的敏感性	敏感	不敏感

第二节 同种异型移植排斥的类型及效应机制

同种异型排斥反应分为宿主抗移植物反应（host versus graft reaction，HVGR）和移植物抗宿主反应（graft versus host reaction，GVHR）。前者发生于实质器官移植中，而后者主要见于骨髓、造血干细胞或其他免疫细胞的移植。

一、宿主抗移植物反应

宿主抗移植物反应是指在实质器官移植中，受者体内致敏的免疫效应细胞和抗体对移植物进行攻击，所导致的移植排斥反应。根据排斥反应发生的时间、强度、病理学改变特点及其机制，可分为超急性排斥反应、急性排斥反应和慢性排斥反应。

（一）超急性排斥反应

超急性排斥反应（hyperacute rejection，HAR）是指在移植物血液循环恢复后数分钟至 24 小时发生的，由体液免疫介导的排斥反应。这种移植排斥反应发生的原因是：受者体内预先存在抗供者同种异型抗原（如 HLA 抗原、ABO 血型抗原、血小板抗原等）的抗体。移植术后，一旦移植物血液循环开通，受者体内预存的抗体将随血流迅速进入移植物并与其细胞表面，尤其是血管内皮细胞表面的相应抗原结合，激活补体，导致血管通透性增强，中性粒细胞和血小板聚集，纤维蛋白沉积，血管内凝血和血栓形成。其组织病理学特点是早期引起毛细血管内大量中性粒细胞聚集，小动脉血栓形成，继之出现缺血、变性、坏死（图 17－7）。

超急性排斥反应可见于移植术前反复多次输血、多次妊娠、长期血液透析或再次移植的个体，也可由移植抗原与病原微生物具有共同抗原所致。另外，由于人的血清中存在抗猪血管内皮细胞 α－1，3－Gal 抗原的天然抗体，故猪－人异种移植后将发生超急性排斥反应。超急性排斥反应一旦启动便难以控制，最好的办法是预防其发生。

（二）急性排斥反应

急性排斥反应（acute rejection）是同种移植后最常见的排斥反应，多发生在移植后数天至数周。当移植物血管与受者血流接通后，移植物内的过客白细胞，尤其是 DC 将携带同种异型抗原迁移至受者外周淋巴组织，该处的初始 $CD4^+$ T 细胞将以直接或间接的方式识别同种异型抗原而被激活。活化的 $CD4^+$ T 细胞进一步分化为 Th1 细胞，辅助 $CD8^+$ CTL 前体细胞活化，增殖成为效应 $CD8^+$ CTL。另外，$CD8^+$ CTL 前体也可以直接识别同种异型 MHC Ⅰ类分子而被激活，无需 $CD4^+$ T 细胞的辅助。活化的 Th1 细胞和 $CD8^+$ CTL 在趋化因子的作用下，迁移至移植物发挥相应的免疫效应作用。$CD8^+$ CTL 可直接识别和杀伤表达同种异型 MHC Ⅰ类分子的移植物细胞；Th1 细胞则产生 IL－2、IFN－γ 和 TNF－α 等细胞因子，通过活化炎性细胞而介导迟发型超敏反应样炎症，造成移植物局部血管扩张、白细胞黏附作用增强、血管通透性增加和炎性细胞浸润。浸润的炎性细胞进

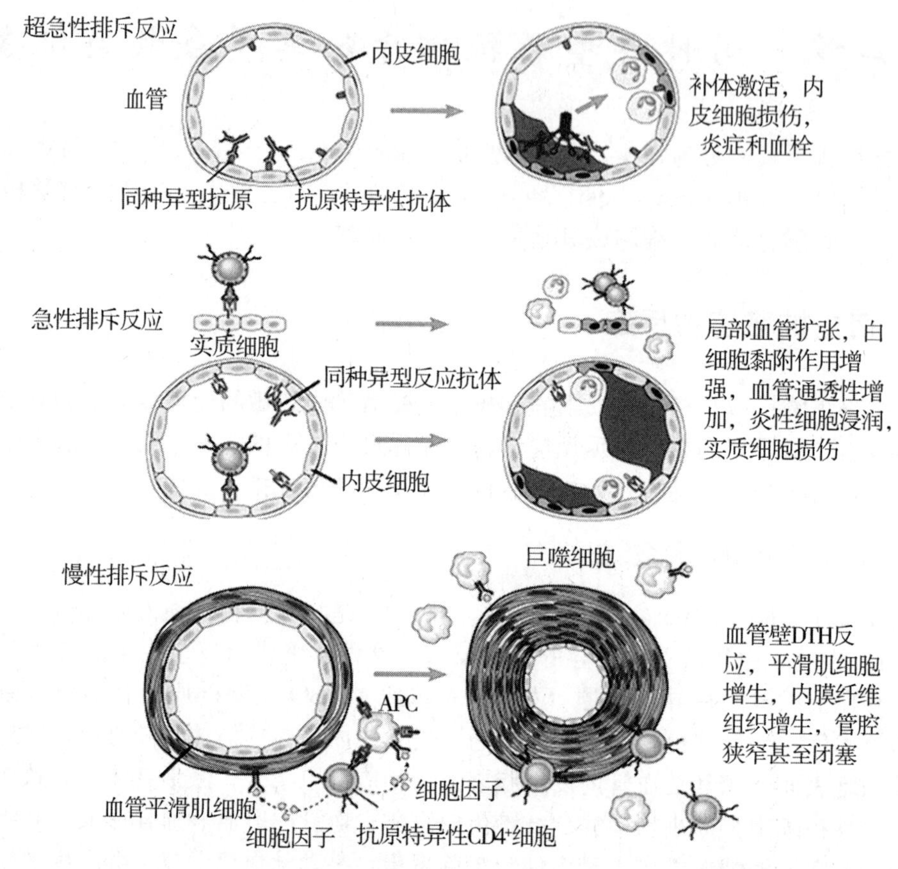

图 17－7 超急性排斥反应、急性排斥反应和慢性排斥反应的效应机制

一步消化细胞外基质，破坏正常组织结构。炎性细胞还释放各种细胞因子，损害实质细胞的功能，还可上调 MHC 抗原的表达，促进和扩大排斥反应。此外，激活的巨噬细胞和 NK 细胞也参与急性排斥反应的组织损伤（图 17－7）。

急性排斥反应以细胞免疫为主，但并非完全不涉及体液免疫。实际上，抗体也参与急性排斥反应过程。在急性排斥反应的后期，机体产生的抗同种异型抗原的抗体和抗内皮细胞表面分子的抗体，与相应抗原形成抗原－抗体复合物，通过激活补体系统而损害移植物血管。其组织学改变是血管壁的透壁性坏死并伴随炎症，这与超急性排斥反应时只有单纯的血栓栓塞而无血管壁坏死是不同的。这些抗体还可通过 ADCC 作用介导巨噬细胞、NK 细胞等对移植物细胞的杀伤作用。

（三）慢性排斥反应

慢性排斥反应（chronic rejection）多发生于移植术后数周、数月甚至数年，病程较缓慢。自从环孢素等免疫抑制剂的应用使急性排斥反应得到有效控制以来，慢性排斥反应是影响移植器官长期存活的主要障碍。其病变特点是组织结构损伤、纤维化和血管平滑肌增生，导致器官结构丧失，功能降低（图 17－7）。

慢性排斥反应的机制尚不十分清楚，目前认为涉及免疫学和非免疫学两方面的机制。

1. 免疫学机制

慢性排斥反应往往是急性排斥反应反复发作的结果，细胞免疫和体液免疫应答均通过不同机制参与慢性排斥反应。其主要包括T细胞和巨噬细胞介导的迟发型超敏反应；B细胞产生抗体，通过激活补体及ADCC破坏血管内皮细胞；炎性细胞、组织细胞及血管内皮细胞产生的细胞生长因子所致的血管平滑肌增生、动脉硬化、血管壁炎性细胞浸润等。

2. 非免疫学机制

该机制主要包括局部缺血－再灌注损伤，移植器官的去神经和血管损伤，免疫抑制剂的毒副作用以及受者并发的巨细胞病毒感染、高血压、糖尿病等。

以上不同排斥反应类型的特点总结于表17－2。

表17－2　不同排斥反应类型的比较

	超急性排斥反应	急性排斥反应	慢性排斥反应
发生时间	数分钟至24小时	数天至数周	数月至数年
免疫类型	体液免疫应答	细胞免疫为主，体液免疫为辅	细胞免疫与体液免疫
发生机制	受者体内预先存在抗供者同种异型抗原的抗体，移植术后，抗体与移植物表面抗原结合，激活补体	受者T细胞直接识别血管内皮细胞和实质细胞表面的同种异型抗原，导致 $CD4^{+}$ T和 $CD8^{+}$ T细胞的活化	机制不清，包括免疫学因素（T细胞与巨噬细胞介导的迟发型超敏反应、抗体、细胞因子等）和非免疫学因素
病理学特点	血管通透性增加、中性粒细胞和血小板聚集、血管内凝血和血栓形成	血管壁的透壁性坏死并伴有炎症	纤维化和正常器官结构丧失，功能降低

二、移植物抗宿主反应

移植物抗宿主反应（GVHR）是由移植物中的淋巴细胞识别宿主组织抗原而发生的一种排斥宿主组织的免疫反应，常见于骨髓、胸腺、脾等免疫器官移植或大量输血后。其发生的条件是：①移植物必须含有一定数量的免疫活性细胞；②受者免疫功能低下，无力发动摧毁移植物细胞的有关反应；③供、受者间组织相容性不符，除MHCⅠ类和Ⅱ类抗原不符外，次要组织相容性抗原不符也可导致GVHR。

GVHR最常发生于同种异型骨髓移植（bone marrow transplantation，BMT）后，是影响BMT成功的首要因素。GVHR可造成对受者组织和器官的损伤，导致移植物抗宿主病（graft versus host disease，GVHD）。急性GVHD主要引起皮肤、肝脏和肠道等多器官上皮细胞坏死。临床表现为皮疹、黄疸和腹泻等，重者皮肤和肠道黏膜剥落，导致死亡。慢性GVHD可引起一个或多个器官纤维化和萎缩，导致器官功能的进行性丧失。

GVHD发生的主要机制是骨髓移植物中成熟T细胞识别受者的异型组织相容性抗原，进而增殖、分化为效应细胞，随血流循环到全身，对受者全身的组织器官进行免疫攻击。除移植物中成熟T细胞外，近年的研究发现细胞因子网络失衡可能是造成GVHR的重要原因。供者 $CD4^{+}$ T细胞识别宿主组织相容性抗原，发生活化、增殖、分化，产生IL－2、

IFN－γ、TNF－α等细胞因子并表达相应受体，导致供者来源的T细胞进一步激活，形成正反馈调节环路，产生更多细胞因子。过量的细胞因子有的本身具有毒性作用，有的可激活 $CD8^+$ CTL、巨噬细胞、NK细胞，直接或间接杀伤宿主靶细胞。

另外，骨髓移植物中供者来源的免疫细胞（主要是T细胞）对受者体内残存的白血病细胞也可发起攻击，此为移植物抗白血病反应（graft versus leukemia reaction，GVLR），对防止骨髓移植后白血病的复发具有重要意义。理论上骨髓移植后同时可导致HVGR和GVHR的发生，但由于BMT患者多伴有严重的免疫缺陷，实际上很少发生HVGR，而主要表现为GVHR，进而导致GVHD。GVHD一旦发生，一般难以逆转，不仅导致移植失败，还可威胁受者生命。

第三节　同种异型移植排斥反应的防治

一、选择组织型别相配的供者

预先存在的针对供者的抗体（ABO血型抗体和HLA抗体），可诱导超急性排斥反应而导致器官移植的迅速失败，因此必须经ABO配型及抗HLA交叉配型的方法来避免。具体方法是选择与受者ABO血型抗原一致的供者，术前分离受者血清和供者淋巴细胞作交叉细胞毒实验以检测受者体内是否存在针对供者红细胞及淋巴细胞的抗体。

HLA抗原是诱发同种异型排斥反应的主要抗原，尽可能选择与受者HLA型别相配的供者可避免和减轻排斥反应。鉴于HLA系统的高度多态性，以及拥有罕见抗原的患者等待时间太长等因素，正在尝试一些方法以向那些不能接受最佳配型的患者提供“允许范围内不匹配”的供者器官。

有关HLA配型的技术很多，目前分子生物学方法已得到广泛应用。

由于HLA配型不能检测出某些同种抗原的差异，故常需要做术前的交叉配型，这在骨髓移植时尤为重要。所谓交叉配型就是指供者和受者的淋巴细胞互为反应细胞，分别与经照射的受者和供者的淋巴细胞做单向混合淋巴细胞培养，任何一组反应过强，均提示供者选择不当。

二、移植物与受者的预处理

实质器官移植时，移植物中的APC直接提呈抗原是激发排斥反应的重要因素。术前尽可能清除移植物中的过客白细胞有助于减轻宿主抗移植物反应的发生。某些情况下，为逾越ABO屏障而进行实质器官移植时，有必要对受者进行预处理。其方法为：术前给受者输入特异性血小板；借助血浆置换术去除受者体内天然抗A或抗B凝集素；也可对受者进行脾切除或免疫抑制治疗。在HLA不完全相配的骨髓移植中，可预先清除供者骨髓中的成熟T细胞，以预防或减轻GVHD。

三、免疫抑制药物的应用

得到理想组织配型的具体困难使免疫抑制剂成为防治器官移植后排斥反应必不可少的手段。常用的免疫抑制药物有抑制代谢药物，如环磷酰胺和硫唑嘌呤。该类药物可杀伤快速增殖的细胞，但在消灭引起排斥反应的 T 细胞的同时，也大量杀伤骨髓造血干细胞，有较大的毒性作用。糖皮质激素可减少炎性反应，减轻组织损伤，但具有较大的副作用。目前应用较多的是大环内酯类免疫抑制剂如环孢素、FK506 和西罗莫司（雷帕霉素）等，其中环孢素是应用最广，最为有效的抗排斥反应类药物，它的主要机制是抑制 T 细胞内与 TCR 信号传导有关的钙调磷酸酶（calcineurin）活性，通过抑制转录因子 NF－AT，阻断 IL－2 基因转录，从而抑制 T 细胞的活化增殖。该类药物虽然能有效抑制排斥反应，大大提高移植器官的存活率，但同时也全面抑制机体的免疫功能，易诱发致死性感染和肿瘤，强大的肾毒性也是尚未解决的难题。目前也有不少生物制剂应用于临床，主要是免疫细胞膜抗原的抗体，如 CD3、CD4、CD8、CD25 单克隆抗体，抗淋巴细胞球蛋白（ALG）、抗胸腺细胞球蛋白（ATG）等。这些抗体可通过与免疫细胞上相应的膜分子结合，阻断其功能，或通过补体依赖的细胞毒作用清除相应的细胞，从而达到免疫抑制的作用。

四、移植免疫耐受的诱导

诱导受者产生针对供者移植物的特异性免疫耐受是彻底克服器官移植后排斥反应的理想措施。目前在啮齿类动物模型研究中已取得许多成功经验，某些方法在大动物模型也得到一定程度的验证，但距临床应用尚有一段距离。

第四节　异种移植

随着同种器官移植的广泛开展，供者器官来源短缺的矛盾日益突出。现在仅在欧美即有数以万计的患者在等待接受心、肺、肝、肾等器官移植手术，而且每年都有新患者加入等待的行列。许多患者在等待中死亡，供者器官不足严重阻碍了移植疗法的应用和推广。为解决这个难题，人们把目光投向了异种移植。理论上选择与人亲缘关系最近的狒狒、黑猩猩等灵长类动物作为移植物来源是最理想的方案。但存在很多实际问题，例如灵长类动物数目稀少，价格昂贵，饲养与繁殖不容易，其器官体积较成人明显偏小，存在逆转录病毒感染的危险，可能引发伦理学争论等。因此，难以考虑将此类动物作为异种移植物的来源。目前比较公认的是小型猪最有希望成为异种器官供者动物。因为小型猪数量众多，饲养与繁殖方便，其器官大小与成人接近，某些器官如心脏的主要解剖学和生理学指标与人相近。但猪与人之间遗传背景差异较大，与同种移植相比属不相容性或非协调性器官移植，能激发更强烈的免疫排斥反应，尚有许多问题有待解决。

超急性排斥反应是异种移植的首要障碍，它是由人体内一些天然抗体（natural antibody）所介导的。研究发现，灵长类动物血清中存在多种天然抗体，主要针对异种动物细胞表面的糖链成分。这些天然抗体能识别猪组织细胞表面的异种抗原

（xenoantigen），尤其是表达于血管内皮细胞表面的半乳糖成分 α-1,3-半乳糖苷（α-1,3-Gal）。当猪的器官植入、血流开通后将迅速发生由人体血清内存在的天然抗体介导的、补体依赖的细胞毒效应。加上猪组织细胞表面的补体调节蛋白（如同源限制因子）与人补体成分不一致，不能抑制人补体激活及其溶细胞作用，结果是移植物血管内皮细胞损伤、血栓形成以及炎性反应，导致超急性排斥反应，其临床表现与同种异型移植所致超急性排斥反应类似。

抑制 HAR 的可能途径主要有三条：一是清除受者血清内的抗半乳糖天然抗体；二是清除移植物内的半乳糖抗原；三是抑制受者补体激活途径。

除了以上免疫学屏障，异种移植还存在非免疫学障碍，如异种器官与受者之间的生理学不相容性、猪内源性逆转录病毒感染等严重问题。因此，目前有人质疑其深入研究的必要性，但也有学者认为异种移植将为开拓移植器官来源提供一种新的可能性，虽然面临诸多挑战，但仍值得进一步研究。

第五节　干细胞移植

干细胞（stem cell）工程是近年来兴起的生命科技领域。由于同种移植存在供者器官短缺，抗排斥治疗需伴随终身等问题，异种移植虽然可解决供者器官短缺的问题，但距临床应用尚有待时日。而干细胞具有分化为多种细胞，形成多种组织甚至器官的潜能，人们希望用干细胞技术来治疗各种组织坏死性疾病或替代功能衰竭的器官，所以该项技术一问世，便引起了全世界的广泛兴趣并得到了蓬勃发展。

干细胞是一类在机体的整个生命期中有自我更新能力的细胞。在合适的条件下或给予适当的信号，干细胞可以分化为构建身体的许多不同的细胞。也就是说，干细胞有潜力发展成为具有特征性形态和特殊功能的成熟细胞，如心肌细胞，皮肤细胞和神经细胞等。

根据来源和分化潜能，将干细胞分为胚胎干细胞（embryonic stem cell，ESC）和成体干细胞（adult stem cell，ASC）。理论上，胚胎干细胞是理想的组织工程的种子细胞，可以用于培育各种类型的组织器官，但存在来源困难，需要克服排斥反应和伦理之争等问题。而成体干细胞可以来源于患者，取材相对容易，可实现个体化治疗。目前，成体干细胞最丰富的信息来自从骨髓和血液分离的造血干细胞（hematopoietic stem cells，HSCs）的研究。这些成体干细胞已经被广泛研究，同时在多种疾病的治疗中被应用，如治疗白血病和淋巴瘤、治疗遗传性血液病、癌症化疗后造血干细胞的恢复、移植物抗肿瘤治疗、自身免疫性疾病的治疗、神经系统的重建和病损心肌的修复等。

总之，干细胞移植作为一种新兴的医疗技术，正展现出其诱人的魅力。尽管目前利用干细胞再造的还是结构比较单一的组织或器官的一部分，对结构比较复杂的器官如肝脏、肢体等还有相当距离，有赖于现代生物技术的高速发展。科学家们乐观地预测，如果干细胞研究进展顺利，那么不久的将来可使肝病、血液病、糖尿病、角膜病、进行性老年痴呆、帕金森病得到有效治疗。进一步可全面实施治疗性人体器官克隆，甚至实现人体器官模块化目标。到那时，人类将会很方便地利用自身组织中的干细胞生产的“原配件”来修理自己。

（罗志娟）

第十八章　肿瘤免疫

肿瘤是严重危害人类健康的重大疾病。全球每年有几百万人死于肿瘤。随着医学科学的发展，人类对肿瘤的研究不断深入。肿瘤免疫学（tumor immunology）主要是研究肿瘤抗原、机体的免疫系统与肿瘤发生发展的相互作用，以及肿瘤的免疫诊断和免疫防治的一门学科。

20世纪50年代，随着近交系小鼠的培育成功，人们在化学致癌剂甲基胆蒽（MCA）诱发的小鼠肉瘤上发现了肿瘤特异性抗原。在其他致癌因素诱发的肿瘤中也证实了肿瘤抗原的存在。随后的研究表明，机体的免疫应答具有特异性的抗肿瘤作用。Burnet因此提出了肿瘤的免疫监视（immune surveillance）学说，认为机体的免疫系统可监视肿瘤的发生并可杀死肿瘤细胞。自20世纪70年代单克隆抗体技术问世以来，肿瘤免疫诊断和肿瘤免疫治疗得到了很大发展。20世纪80年代后，随着分子生物学和分子免疫学的迅速发展和交叉渗透，以及大量的生物学新技术的不断应用，人们对免疫系统与肿瘤细胞相互作用的研究进入到分子水平，更加深入地揭示了机体免疫功能抗肿瘤的效应机制。同时，也发展出了一些新的诊断和治疗肿瘤的方法，促进了临床肿瘤诊断和治疗水平的发展。

第一节　肿瘤抗原

肿瘤抗原（tumor antigen）是指细胞癌变过程中出现的新抗原（neoantigen）及过度表达的抗原物质的总称。肿瘤抗原能诱导机体产生抗肿瘤特异性免疫反应，是肿瘤免疫诊断和防治的分子基础。

一、肿瘤抗原产生的分子机制

目前认为肿瘤抗原产生的分子机制有以下几个方面：①细胞癌变过程中合成了新的蛋白质分子，如某些致癌性的病毒感染在转化细胞过程中产生的某些物质；②由于基因突变或重排等使正常蛋白质分子的结构发生改变，如野生型p53蛋白的突变等；③由于糖基化等原因导致异常的细胞蛋白及其产物；④正常情况下处于隐蔽状态的抗原表位暴露出来；⑤多种膜蛋白分子的异常聚集；⑥胚胎抗原或分化抗原的异常表达。

二、肿瘤抗原的分类及特征

根据肿瘤抗原的特异性和产生机制，可将肿瘤抗原分为肿瘤特异性抗原和肿瘤相关抗原。

（一）肿瘤特异性抗原

肿瘤特异性抗原（tumor-specific antigen，TSA）是指仅在肿瘤细胞上表达，而在正常细胞上不表达的新抗原。肿瘤特异性抗原最早是通过近交系小鼠间进行肿瘤排斥实验证实的（图 18－1），故又将其称为肿瘤特异性移植抗原（tumor specific transplantation antigen，TSTA）或肿瘤排斥抗原（tumor rejection antigen，TRA）。移植排斥实验的敏感性较低，只能检出免疫原性较强的肿瘤抗原，无法发现虽能诱导特异性肿瘤免疫应答但不足以排斥肿瘤的免疫原性较弱的肿瘤抗原。

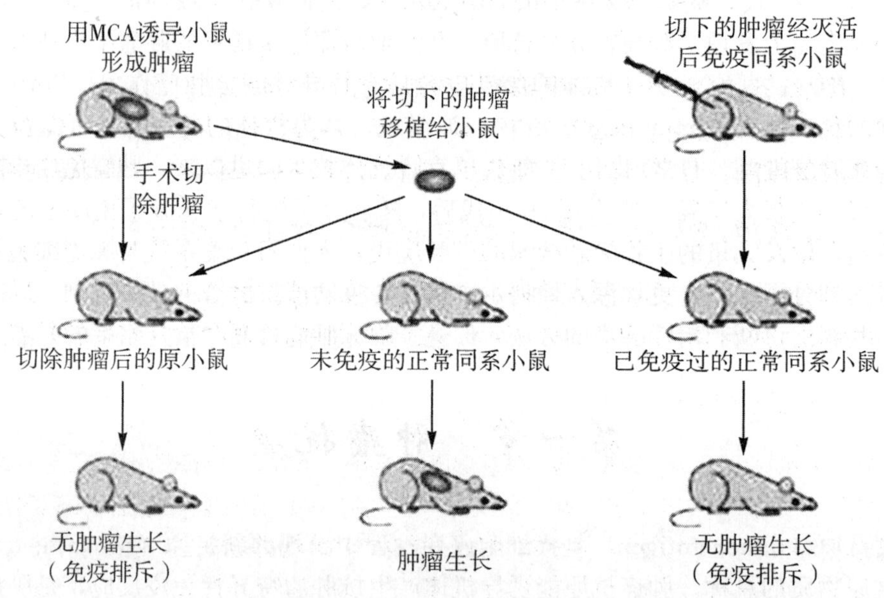

图 18－1　用移植排斥的方法证实肿瘤特异性抗原的存在

目前已知多数肿瘤抗原是以多肽形式与 MHC 分子结合形成复合物存在于细胞表面的，而 T 细胞识别的正是 MHC 分子提呈的抗原肽。因此，人们应用肿瘤特异性 CTL 并结合分子生物学技术，成功地从基因水平上证实了 TSTA 的存在，其实验过程见图 18－2。将一株小鼠肿瘤细胞注射入同系小鼠后，可在小鼠体内形成肿瘤并呈进行性生长。由于这株肿瘤细胞缺乏免疫原性，能在小鼠体内形成肿瘤，将其命名为 tum^+。用化学诱变剂在体外处理 tum^+ 肿瘤细胞株并进行细胞株的亚克隆，发现其中的某些克隆株注射入同系小鼠后不能形成肿瘤，遂将这些不能形成肿瘤的变异株称为 tum^-。tum^- 肿瘤细胞之所以不能形成肿瘤，是因为 tum^- 肿瘤细胞表面存在 TSTA，这些 TSTA 可诱导特异性 CTL 从而排斥 tum^- 肿瘤细胞，即 tum^- 肿瘤细胞表达 TSTA，具有免疫原性，而 tum^+ 肿瘤细胞不表达 TSTA，不具有免疫原性。为分离 tum^- 肿瘤细胞中编码 TSTA 的基因，用 tum^- 肿瘤细胞制备 cDNA 文库（其中含有编码 TSTA 的基因），然后基因转染 tum^+ 肿瘤细胞株。如果 tum^+ 肿瘤细胞被转染入编码 TSTA 的基因，便可表达 TSTA，获得免疫原性，注射入小鼠体内便不形成肿瘤，即为 tum^-。随后应用 tum^- 肿瘤细胞所诱导的特异性 CTL 杀伤基因转染的肿瘤细胞为体外筛选方法，逐步筛选出能够被特异性 CTL 杀伤的肿瘤细胞所转染的基因，并对基因编码蛋白的性质进行分析，最后鉴定该基因为编码 TSTA 的基因。

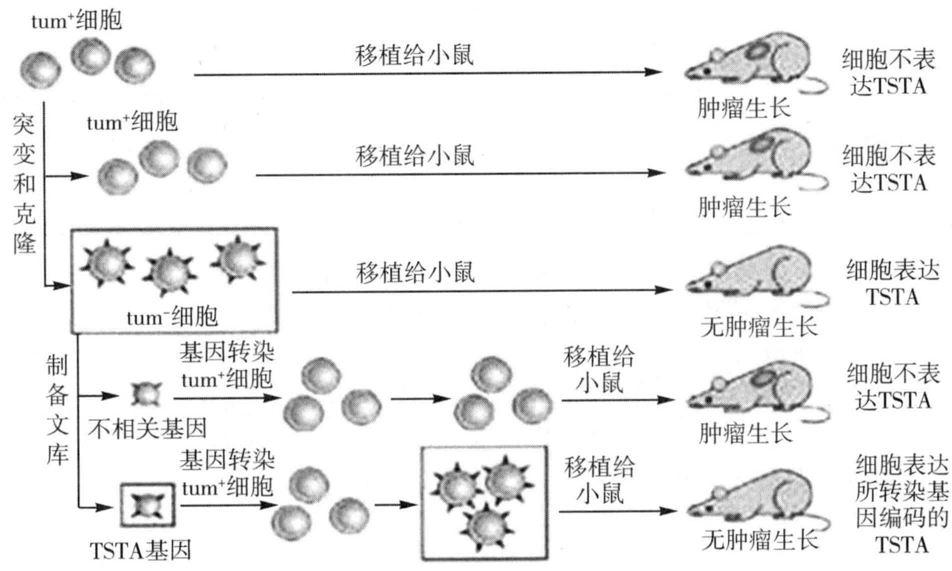

图 18－2 肿瘤特异性移植抗原（TSTA）基因的确定

随着杂交瘤技术的建立，人们可以运用多种分子生物学技术对肿瘤特异性抗原进行筛选。根据肿瘤特异性抗原的产生机制，可将其分为以下几种。

1. 理化因素诱生的肿瘤特异性抗原

在化学致癌剂（如氨基偶氮染料、二乙基硝酸、甲基胆蒽等）或物理致癌因素（如紫外线、X 射线、放射性粉尘等）诱发的动物肿瘤中均检出肿瘤特异性抗原。这些抗原的特点是特异性较高，常表现出明显的个体差异，即同一种化学致癌剂或同一种物理致癌因素在不同的个体甚至同一个体的不同部位所诱导出的肿瘤具有不同的抗原特异性，因此每个肿瘤的抗原间很少出现交叉反应。但人类很少暴露于这种强烈的理化诱变环境中，因此，大多数人类肿瘤抗原不属于此类。

2. 病毒诱发的肿瘤抗原

某些肿瘤的发生与病毒感染有关，如 EB 病毒（EBV）与 B 细胞淋巴瘤和鼻咽癌相关，人乳头状瘤病毒（HPV）与人宫颈癌相关，乙肝病毒（HBV）与肝癌相关。某些 DNA 病毒，其双链 DNA 直接与宿主细胞的 DNA 整合，使宿主细胞转化，诱发肿瘤；而某些 RNA 病毒通过逆转录酶将病毒 RNA 逆转录成 DNA，然后与宿主细胞 DNA 整合，转化宿主细胞。与理化因素诱发的肿瘤抗原不同，病毒诱发的肿瘤特异性抗原一般位于肿瘤细胞的表面。同一种病毒诱发的肿瘤均表达相同的肿瘤特异性抗原，且其免疫原性较强，无种属和个体的差异。

3. 自发性肿瘤抗原

自发性肿瘤抗原是指一些无明显诱发因素的肿瘤，大多数的人类肿瘤属于这一类。自发性肿瘤可表达肿瘤特异性抗原，其特点与理化因素诱发的肿瘤抗原相似，各自具有独特的免疫原性，很少发生交叉反应。但有一些则与病毒诱发的肿瘤抗原相似，具有共同的免疫原性。

（二）肿瘤相关抗原

肿瘤相关抗原（tumor-associated antigen，TAA）是一类在正常细胞也能表达，而在肿瘤细胞表达量异常增加、非肿瘤细胞所特有的肿瘤抗原。此类抗原无种属和组织器官特异性，只表现为量的改变。临床上最具代表性的肿瘤相关抗原是胚胎抗原（fetal antigen）。

胚胎抗原是在胚胎发育阶段由胚胎组织产生的正常成分，出生后逐渐消失或仅存极微量，当细胞癌变时，此类抗原重新大量合成表达。由于此类抗原是在某些细胞的特定分化阶段表达，而正常细胞不表达，一旦细胞恶性转化并发展为肿瘤细胞后可高表达此类抗原，故又称为分化抗原（differentiation antigen）。胚胎抗原可表达于细胞质、细胞膜或分泌至体液。目前已发现多种人类肿瘤相关的胚胎抗原，如前列腺癌的前列腺特异性抗原（prostate-specific antigen，PSA）、黑色素瘤的 gp100、乳腺癌的 HER－2/neu 等。而研究的比较深入并且在临床诊断上应用较多的胚胎抗原则是甲胎蛋白（alpha-fetoprotein，AFP）和癌胚抗原（carcinoembryonic antigen，CEA）。

1. 甲胎蛋白

甲胎蛋白是一种 α 球蛋白，在胚胎期由肝细胞和卵黄囊细胞合成。胎儿出生后，血清中的甲胎蛋白几乎消失，正常人血清中甲胎蛋白只有极微量存在（$<20\ \mu g/L$），常规免疫学方法检测不出来。当肝细胞恶变时，编码甲胎蛋白的基因被激活，导致甲胎蛋白异常表达，含量升高，在患者的肿瘤组织提取液、血清及腹水中，均可检测到甲胎蛋白，故可将甲胎蛋白作为一种肿瘤标志物，用于辅助诊断肝癌。睾丸或卵巢畸胎瘤、部分胃癌、肝硬化等疾病患者血清中甲胎蛋白的含量也明显升高。孕妇及急性病毒性肝炎患者的血清中也可检测出甲胎蛋白，但含量很低，而且分娩后和肝病好转后即恢复正常。

2. 癌胚抗原

癌胚抗原最初分离于人结肠癌和直肠癌组织，有复杂的抗原决定基和多种异构体。癌胚抗原也存在于来自内胚层的其他恶性肿瘤如食管癌、胃癌、肝癌、胰腺癌中，在 2 个月～6 个月的胎儿肠、肝脏、胰腺等组织中也存在癌胚抗原。正常情况下，癌胚抗原水平极低（<10 ng/ml），而细胞癌变时含量升高，因此血清癌胚抗原可作为成人结肠癌辅助诊断的重要指标。

第二节 机体的抗肿瘤免疫效应机制

抗肿瘤免疫应答是一个极其复杂的过程，机体的免疫功能与肿瘤的发生发展有密切的关系。宿主的免疫功能下降，肿瘤的发病率增加，而肿瘤的生长反过来可以抑制机体的免疫功能。两者互为因果，双方各因素的消长对于肿瘤的发生发展与预后具有重要的影响。

机体对肿瘤的免疫包括固有免疫和适应性免疫两个方面。对于免疫原性强的肿瘤细胞，适应性免疫起主要作用；而对于免疫原性弱的肿瘤细胞，固有免疫则更重要。适应性免疫包括细胞免疫和体液免疫，其中细胞免疫在抗肿瘤免疫中起主导作用，体液免疫起协同作用，二者相辅相成，共同杀伤肿瘤细胞。

一、细胞机制

在抗肿瘤免疫效应机制中，一般认为，细胞免疫充当了主要的角色。参加抗肿瘤细胞免疫的效应细胞主要有 T 细胞、巨噬细胞和 NK 细胞等。

（一）$CD8^+$ CTL

肿瘤抗原在肿瘤细胞内加工成多肽后与 MHCⅠ类分子结合，表达在肿瘤细胞的表面，CTL 活化后通过以下两种机制杀伤肿瘤细胞：①通过其 TCR 识别、结合肿瘤细胞上的肿瘤特异性抗原，释放穿孔素、颗粒酶，或通过其表达的 FasL 与肿瘤细胞上的 Fas 分子结合，从而直接特异性杀伤肿瘤细胞；②通过分泌多种细胞因子如 IFN－γ、TNF－α、淋巴毒素等，间接杀伤肿瘤细胞。

（二）$CD4^+$ T 细胞

$CD4^+$ T 细胞一方面可以通过分泌各种细胞因子直接作用于肿瘤细胞，另一方面 $CD4^+$ T 细胞还可以辅助增强其他效应细胞的抗肿瘤效应并能诱导炎性反应，引起单个核细胞在肿瘤部位浸润。

（三）巨噬细胞

巨噬细胞在抗肿瘤免疫中具有重要作用。巨噬细胞可以通过多种途径发挥抗肿瘤的作用。首先，巨噬细胞是抗原提呈细胞，通过提呈肿瘤抗原，分泌 IL－1 等细胞因子，激活 T 细胞，诱导特异性 T 细胞抗肿瘤应答，并增强 NK 细胞活性。其次，巨噬细胞本身具有杀伤肿瘤细胞的作用，包括吞噬肿瘤细胞，致胞内产生氧自由基和释放溶酶体酶等作用，可溶解肿瘤细胞；或者通过分泌细胞因子如 TNF－β 或一氧化氮等细胞毒性因子间接杀伤肿瘤细胞；巨噬细胞表面表达的 FcγR 可发挥 ADCC 作用。

（四）NK 细胞

NK 细胞是一群广谱的杀伤细胞，选择性杀伤 MHCⅠ类分子表达低下或缺失的肿瘤细胞。NK 细胞杀伤肿瘤细胞无需抗原刺激，不依赖补体或抗体的存在，不需要预先活化，不受 MHC 分子制约，其作用先于特异性 CTL。因此，NK 细胞在早期抗肿瘤免疫中发挥重要作用。NK 细胞还可借助其表面的 FcR 发挥 ADCC 作用而杀伤肿瘤细胞。

（五）γδT 细胞

γδT 细胞属于固有免疫细胞，分布在全身各处的上皮组织内，对肿瘤细胞具有细胞毒作用，且能杀伤对 NK 细胞不敏感的肿瘤细胞。γδT 细胞的细胞毒作用不受经典的 MHC 分子限制，和 NK 细胞一起被认为是机体免疫监视功能的第一道防线。

二、体液机制

肿瘤抗原可以诱导机体产生特异性抗体，并可通过激活补体系统、ADCC 等方式发挥抗肿瘤作用。但与细胞免疫在抗肿瘤中的作用相比，体液免疫的作用相对较弱。在某些情况下，肿瘤特异性抗体非但不能杀伤肿瘤细胞，反而会干扰特异性细胞免疫应答对肿瘤细胞的杀伤作用，这种具有促进肿瘤生长作用的抗体被称为增强抗体（enhancing antibodies）。目前对于该现象的作用机制尚不清楚，一般认为，增强抗体具有通过覆盖肿瘤细胞抗原决定基，从而封闭和抑制特异性 CTL 杀伤肿瘤细胞的功能。

抗体可以通过以下几种方式发挥抗肿瘤的作用。

（一）补体依赖的细胞毒作用

补体依赖的细胞毒作用（complement-dependent cytotoxicity，CDC）指肿瘤细胞和相应抗体结合后激活补体，发挥溶解肿瘤细胞的作用。

（二）ADCC 作用

IgG 抗体结合肿瘤细胞后，其 Fc 段与具有 Fc 受体的效应细胞结合，如巨噬细胞、NK 细胞和中性粒细胞等。这些细胞可进一步发挥杀伤肿瘤细胞的作用。

（三）调理作用

IgG 抗体与肿瘤细胞结合后，通过 Fc 段与具有 Fc 受体的吞噬细胞结合，促进吞噬细胞对肿瘤细胞的吞噬作用。

（四）抗体封闭肿瘤细胞上的某些受体

某些肿瘤细胞的恶变、增殖与某些蛋白质密切相关。抗体可以封闭肿瘤细胞上的某些蛋白质受体，如转铁蛋白受体，抑制转铁蛋白对肿瘤生长的促进作用，从而抑制肿瘤细胞的生长。

（五）抗体使肿瘤细胞的黏附性改变或丧失

抗体与肿瘤细胞膜抗原结合后，可改变肿瘤细胞表面的结构，使肿瘤细胞黏附性改变甚至丧失，以抑制肿瘤细胞的生长和转移，从而发挥重要的抗肿瘤作用。

第三节　肿瘤的免疫逃逸机制

机体免疫系统能产生抗肿瘤的免疫应答，但肿瘤细胞仍然能逃避宿主免疫系统的有效攻击，在机体内发生发展。肿瘤细胞是如何逃避宿主免疫系统的攻击（即免疫逃逸，tumor immune escape）的机制尚未完全明了，目前认为有以下几种可能机制。

一、与肿瘤细胞相关的因素

（一）肿瘤细胞的抗原改变与调变

肿瘤细胞的肿瘤抗原脱落（shedding of tumor antigen），致使肿瘤抗原缺失，不表达特异性抗原。肿瘤抗原调变（tumor antigen modulation）是指肿瘤细胞在受到宿主体内免疫系统攻击的时候，细胞表面抗原表位减少或丢失，从而避免被宿主免疫系统杀伤。

（二）肿瘤细胞"漏逸"

肿瘤细胞"漏逸"（sneaking through）是指肿瘤细胞的生长迅速，超越了机体抗肿瘤免疫应答效应的限度，宿主的免疫系统不能有效清除大量生长的肿瘤细胞。

（三）肿瘤细胞的MHCⅠ类分子表达低下或缺失

肿瘤细胞内抗原需经胞内加工处理并与MHCⅠ类分子结合后，才能被提呈至表面而被CTL识别。通常情况下，肿瘤细胞的MHCⅠ类分子表达低下或缺失，致使CTL不能识别肿瘤细胞内的抗原，从而使肿瘤细胞能逃避CTL的杀伤作用（图18－3）。

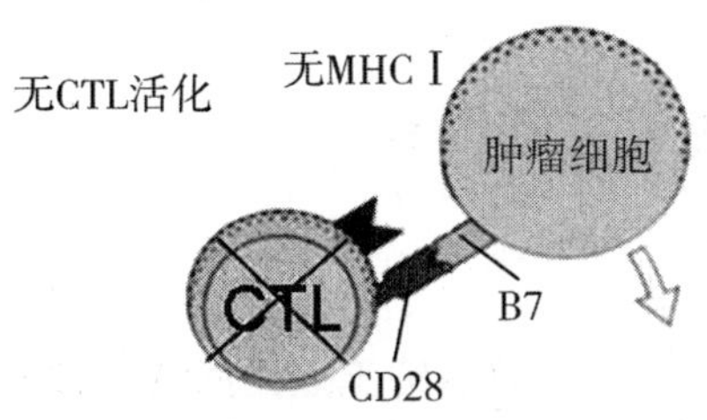

图18－3　肿瘤细胞缺乏MHC分子

（四）肿瘤细胞缺乏协同刺激分子

肿瘤细胞可表达肿瘤抗原，可为T细胞提供第一活化信号，但肿瘤细胞很少表达B7等协同刺激分子，不能为T细胞提供足够的第二信号，也就不能有效诱导抗肿瘤免疫应答（图18－4）。

（五）肿瘤细胞导致的免疫抑制

某些肿瘤细胞可以分泌TGF－β、IL－10等抑制性细胞因子或其他免疫抑制物，抑制

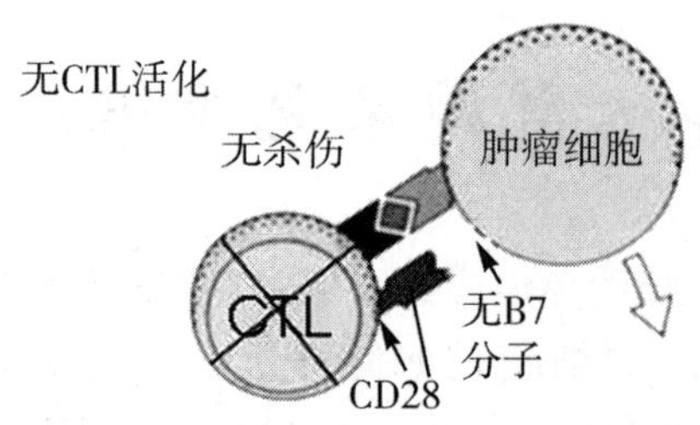

图 18－4　肿瘤细胞缺乏协同刺激分子

抗原提呈细胞（包括树突状细胞）、T 细胞和固有免疫细胞的功能，导致机体处于免疫功能低下或免疫抑制状态，从而在免疫应答诱导和效应的多个环节上抑制机体的抗肿瘤免疫效应。有些肿瘤细胞还可高表达抗凋亡基因产物（如 Bcl－2），或不表达 Fas，从而抵抗 CTL 通过 FasL－Fas 途径对肿瘤细胞的杀伤作用（图 18－5）。

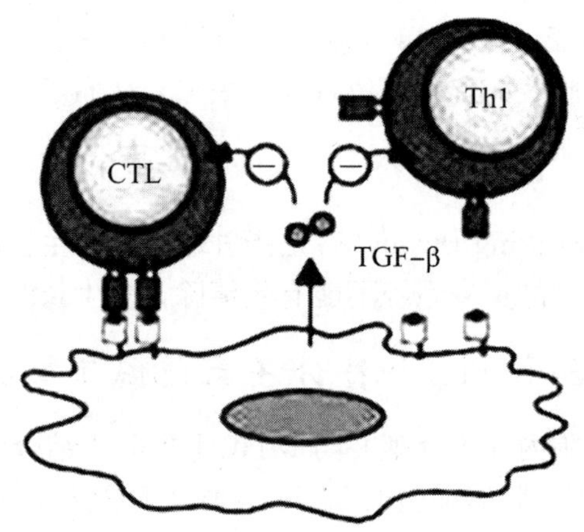

图 18－5　肿瘤细胞抑制免疫应答

二、与宿主免疫系统相关的因素

（一）免疫耐受

机体内未成熟或幼稚淋巴细胞与肿瘤细胞表面的抗原接触，可诱导机体对此抗原产生免疫耐受。对于成熟淋巴细胞而言，在肿瘤发生初期，少量增殖的肿瘤细胞所表达的小剂量抗原长期、多次刺激免疫系统，也可诱导特异性免疫耐受。肿瘤细胞的持续生长也构成了维持免疫耐受的条件，导致机体免疫系统对肿瘤抗原无应答，使肿瘤细胞逃逸机体的免疫应答。

（二）机体免疫功能异常

机体免疫功能低下，抗原提呈细胞功能低下、缺陷，以及机体内存在一定量的增强抗体等因素，均可促使肿瘤细胞逃逸免疫系统的攻击。

第四节　肿瘤的免疫诊断和免疫治疗及预防

一、肿瘤的免疫诊断

通过生化和免疫学技术检测肿瘤抗原、肿瘤抗体或其他肿瘤标志物，将有助于肿瘤患者的诊断及其免疫功能状态的评估。检测肿瘤抗原是目前最常用的肿瘤免疫诊断方法。除了血清或其他体液中的肿瘤标志物外，目前越来越重视细胞表面肿瘤标志物的检测，常用的技术有特异性单抗免疫组化或流式细胞仪分析等。而将放射性核素与特异性肿瘤单抗结合的体内示踪技术，可将放射性核素导向肿瘤的所在部位，显示清晰的肿瘤影像。

二、肿瘤的免疫治疗

肿瘤生物治疗是继手术、化疗、放疗之后的另一种肿瘤治疗模式。生物学治疗方法目前大多还处于探索阶段，但因其良好的前景而受到人们的广泛关注。肿瘤免疫治疗是肿瘤生物治疗的重要内容，是应用免疫学原理和方法，调动宿主免疫系统的抗肿瘤免疫应答能力，清除肿瘤细胞或抑制肿瘤的进一步发展的治疗手段。人们已发展出多种免疫学治疗手段，其中有些治疗方法已用于临床肿瘤的辅助治疗，与传统治疗手段相结合，以巩固并提高疗效，减少肿瘤的复发。目前肿瘤免疫治疗主要分为主动免疫治疗（active immunotherapy）和被动免疫治疗（passive immunotherapy）两大类。

（一）肿瘤的主动免疫治疗

肿瘤的主动免疫治疗是利用肿瘤抗原的免疫原性，采用各种有效的免疫手段使宿主免疫系统产生针对肿瘤抗原的抗肿瘤免疫应答。如给宿主输入具有免疫原性的各种疫苗，包括特异性活疫苗、减毒或灭活疫苗、肿瘤抗原肽疫苗（图 18－6）、基因修饰瘤苗等。肿瘤疫苗与传统疫苗不同，主要不是用于肿瘤的预防，而是用于肿瘤的治疗。通过这些肿瘤疫苗的输注，激活机体抗肿瘤的特异性免疫应答，发挥抗肿瘤的效应。此外，还可以给机体输入一些免疫调节剂，如卡介苗、短小棒状杆菌、酵母多糖、香菇多糖等，以激活、增强机体非特异性抗肿瘤应答。

（二）肿瘤的被动免疫治疗

肿瘤的被动免疫治疗是给机体输注外源性的免疫效应物质，如各种类型的抗体、多种细胞因子、肿瘤浸润淋巴细胞（TIL）、淋巴因子活化的杀伤细胞（LAK）和干细胞等，由这些外源性的免疫效应物质在宿主体内发挥抗肿瘤作用。这种治疗方法不依赖宿主本身的免疫功能状态，即使宿主的免疫功能处于低下状态，这种疗法仍能快速发挥治疗作用。将对肿瘤细胞有毒杀作用的效应物质与单克隆抗体结合，可以制备所谓的“生物导弹”，利用单克隆抗体特异性结合肿瘤细胞的特性，将毒杀物质定向导入肿瘤部位，特异性杀伤肿瘤细胞。常用的毒杀物质包括：放射性核素、抗肿瘤药物、毒素（蓖麻毒素等）。

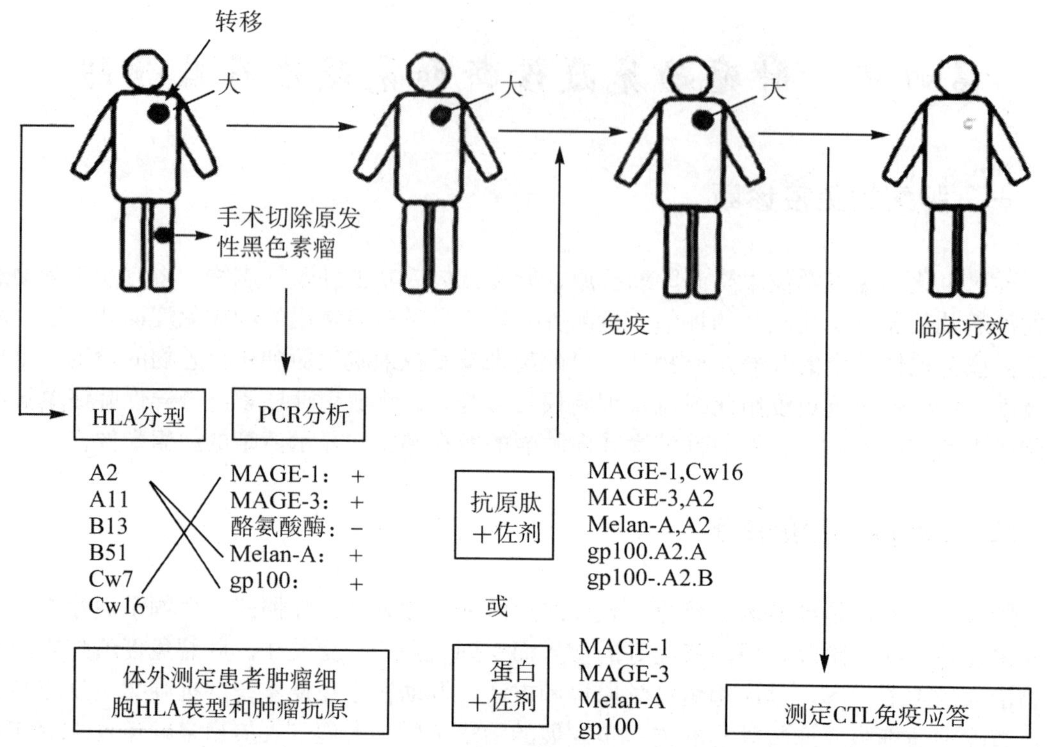

图 18－6　肿瘤抗原肽疫苗激活机体特异性抗肿瘤免疫治疗

三、肿瘤的免疫预防

现在已经知道多种高发的肿瘤与病原体感染有关，如 HBV 或 HCV 感染与原发性肝癌，HPV 感染与宫颈癌，EBV 感染与鼻咽癌，HTLV－1 感染与成人 T 细胞白血病等。制备相关的病原体疫苗或探索新的干预方式将可能降低这些肿瘤的发生。

（黎　光　董　薇）

第十九章　免疫学应用

随着免疫学的发展，实用免疫学技术也逐渐成熟，使免疫学不再是抽象的学科，并和各生命学科相互交叉，出现了如生殖免疫学、移植免疫学等交叉学科。免疫学技术在预防医学和临床医学中得到了广泛应用，取得了卓著成效。本章从免疫学诊断、免疫学预防、免疫学治疗三个方面加以阐述。

第一节　免疫学诊断

免疫学诊断就是利用免疫学、细胞生物学和分子生物学等技术，对抗原、抗体、免疫细胞及细胞因子等进行的定性定量检测，探讨免疫相关疾病的发病机制及诊断，辅助诊断疾病，并进行病情监测和疗效评估。

一、抗原或抗体的检测

抗原与相应抗体相遇可发生特异性结合，并在外界条件的影响下呈现某种反应现象，如凝集或沉淀，借此可用已知抗原（或抗体）检测未知抗体（或抗原）。试验中所采用的抗体常存在于血清中，因此又称为血清学反应（serological reaction）。抗原抗体的体外检测既可用于传染性疾病的病原学诊断和其他疾病的诊断，也可用于微生物及其成分的检测、鉴定和分型。

（一）抗原抗体反应的原理

抗原抗体的结合实质上是抗原表位与抗体超变区抗原结合位点之间的结合，两者在化学结构和空间构型上互补，在电解质存在时多分子聚合，分子比例恰当时出现可见反应。

1. 抗原抗体反应的特异性

抗原借助表面的抗原表位与抗体分子超变区在空间构型上的互补，发生特异性结合。天然抗原表面常含有多种不同的抗原表位，每种表位都可以刺激机体产生一种特异性抗体。若两种不同的抗原分子具有一个或多个相同的抗原表位，则针对一种抗原的抗血清可以与另一种具有相同表位的抗原发生交叉反应（cross reaction）。多克隆抗体比单克隆抗体更容易发生交叉反应。为避免交叉反应干扰免疫学诊断，常用共同抗原（即交叉抗原）与某一多价特异性抗血清反应，然后除去所形成的抗原－抗体复合物，即可制备成单价特异性抗血清。

抗原抗体结合力的大小常用亲和力（affinity）或亲合力（avidity）表示，前者指单一的抗原表位与抗体单一抗原结合位点之间的结合能力，以抗原抗体反应的平衡常数表示。后者指一个抗体分子与整个抗原之间的结合强度，与抗原表位的数目有关。

用已知抗原免疫动物后，机体会产生特异性抗体存在于血清中，这种抗体在实验中常称为第一抗体（简称一抗）。由于 Ig 有同种型抗原特异性，用人 Ig 免疫其他动物，或用动物 Ig 免疫异种动物可制备出抗抗体，又称第二抗体（简称二抗）。用上述方法制备的血清习惯上称为抗血清（antiserum）或免疫血清，在免疫学检测中十分常用。

2. 抗原抗体结合的可逆性

抗原抗体反应为分子表面的非共价结合，结合稳定但可逆。结合后形成的复合物在一定条件下可发生解离，恢复抗原抗体的游离状态。解离后的抗原和抗体仍保持原有的性质。抗原－抗体复合物解离度在很大程度上取决于特异性抗体超变区与相应抗原决定基三维空间构型的互补程度，互补程度越高，分子间距越小，作用力越大，两者结合越牢固，不易解离；反之，则容易发生解离。另外，环境因素也对复合物的解离有影响。改变 pH 和离子强度是最常用的促解离方法。免疫技术中的亲和层析法就是以此为依据纯化抗原或抗体的。

3. 抗原抗体结合的比例性与反应的可见性

天然抗原表面常含有多种不同的抗原表位，每种表位又可有多个可提供多个抗体分子结合的部位，因此称为多价抗原。单体 Ig 仅有两个 Fab，只能与两个相同的抗原表位结合，为二价抗原。抗原与抗体的结合能否出现肉眼可见的反应，取决于两者的比例。若比例合适，则可形成大的抗原抗体结合物，出现肉眼可见的反应现象；反之，虽能形成结合物，但体积小，肉眼不可见。小分子可溶性抗原，因其表面积大，容易导致抗原过剩现象；而细胞等颗粒性抗原，在与抗体反应时则易出现抗体过剩现象（图 19－1）。因此在抗原抗体检测中，为能得到肉眼可见的反应，常在了解抗原的物理性状之后，对抗原或抗体进行稀释，以调整二者的比例。

4. 影响抗原抗体反应的主要因素

抗原和抗体的浓度、比例对抗原抗体反应的影响最大，是决定性因素。抗原与抗体特异性结合后，其亲水性减弱，分子表面所带的电荷易受电解质影响而失去，复合物间的排斥力下降，导致第一阶段已形成的可溶性结合物能进一步联结，出现明显的凝集或沉淀现象。试验中常用 0.85％的 NaCl 溶液作为稀释液，以提供适当浓度的电解质。适当的温度可增加抗原与抗体分子碰撞的机会，加速结合物体积的增大，一般而言温度越高，形成可见反应的速度越快，但温度过高则会使抗原或抗体变性失活，影响试验结果。一般在 37 ℃下进行试验，但也有些抗原抗体在 4 ℃下进行反应较好。pH 过高或过低都将直接影响抗原或抗体的理化性质。如当 pH 值降至 3.0 左右时，因接近细菌抗原的等电点，细菌表面蛋白或其他基团所带的电荷消失，其相互间的排斥力丧失而导致非特异性酸凝集，影响试验的可靠性。

（二）抗原或抗体的检测方法

根据抗原和抗体的性质和反应条件，将抗原抗体反应分为凝集反应、沉淀反应、补体

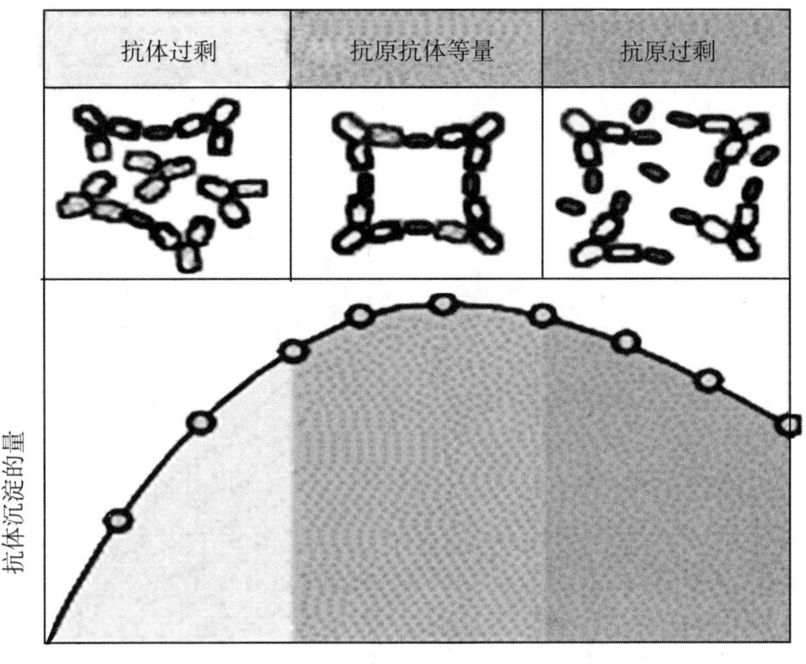

图 19－1　抗原抗体反应曲线示意图

参与的反应，以及各种标记技术。

1. 凝集反应

颗粒性抗原（如细菌、细胞等）与相应的抗体，或可溶性抗原（亦可用抗体）吸附于与免疫无关的载体形成致敏颗粒（免疫微球），与相应的抗体（或抗原）在有适量电解质存在的情况下，形成肉眼可见的凝集小块，这一类反应称为凝集反应（agglutination）。常用的有直接凝集反应（颗粒性抗原与相应抗体直接结合所呈现的凝集现象）和间接凝集反应（可溶性抗原或抗体吸附于与免疫无关的微球载体上，形成致敏载体，与相应的抗体或抗原在电解质存在的条件下进行反应，产生的凝集现象）。间接凝集反应包括反向间接凝集反应、间接凝集抑制试验、协同凝集试验方法等。图 19－2 是各型凝集反应的示意图。

2. 沉淀反应

可溶性抗原（细菌培养滤液、细胞或组织的浸出液、血清蛋白等）与相应抗体在有适量电解质存在的情况下，出现肉眼可见的沉淀现象，称为沉淀反应（precipitation）。该反应多用半固体琼脂作为介质，抗原抗体在凝胶中扩散，在比例合适处形成白色沉淀。常用的有单向琼脂扩散、火箭电泳、双向琼脂扩散、对流免疫电泳、免疫比浊等方法。

3. 补体结合试验

补体结合试验（complement fixation test，CFT）是在补体参与下，以绵羊红细胞和溶血素作为指示系统，来检测未知的抗原或抗体的血清学试验。

4. 用标记技术进行的抗原抗体反应

为提高抗原和抗体检测的敏感性，将已知抗体或抗原标记上易显示的物质，通过检测

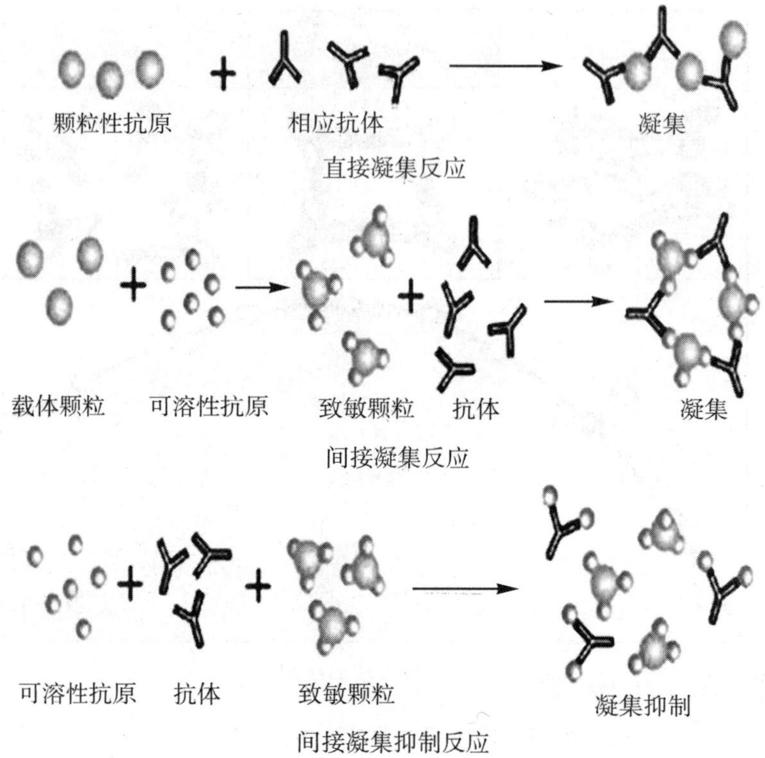

图 19－2　凝集试验示意图

标记物，反映有无抗原抗体反应，从而间接测出微量的抗原或抗体。常用的标记物有酶、荧光素、放射性同位素、胶体金及电子致密物质等。这种抗原或抗体标记上显示物所进行的特异性反应称为免疫标记技术（radioimmunity labeling technique）。免疫标记若与光镜或电镜技术相结合，能对组织或细胞内的待测物质作精确定位，从而为基础与临床医学研究及诊断提供方便。免疫标记技术大致分为两大类：一类属于免疫组织化学技术（immunohistochemical technique），用于组织切片或其他标本中抗原的定位，可参考有关病理学实验指导。另一类称为免疫测定（immunoassay），用于液体标本中抗原或抗体的测定，包括免疫荧光技术、酶免疫检测和放射免疫测定等。

（1）免疫荧光技术：免疫荧光技术（immunofluorescence techniques）是以荧光素如异硫氰酸荧光素（fluorescence isothiocyanate，FITC，发黄绿色荧光）、罗丹明（发红色荧光）、藻红蛋白（发红色荧光）等来标记抗体或抗原，借助荧光显微镜检测标本中抗原或抗体的方法（图 19－3）。免疫荧光技术包括两种基本类型，即荧光抗体染色（fluorescent antibody staining）和荧光免疫测定（fluorescein immunoassay）。

荧光抗体染色包括直接荧光法、间接荧光法和补体间接法，能达到定位检测的目的。图 19－4 是各种免疫荧光法的示意图。

（2）酶免疫检测技术：目前，应用最广泛的酶免疫检测技术是酶联免疫吸附试验（enzyme linked immunosorbent assay，ELISA）。该法特异性强，敏感性高，既可检测抗体，又能测定可溶性抗原。ELISA 的基本原理是：抗原或抗体能物理性地吸附于固相载体表面，并保持其免疫学活性；抗原或抗体可通过共价键与酶连接形成酶结合物，而此种

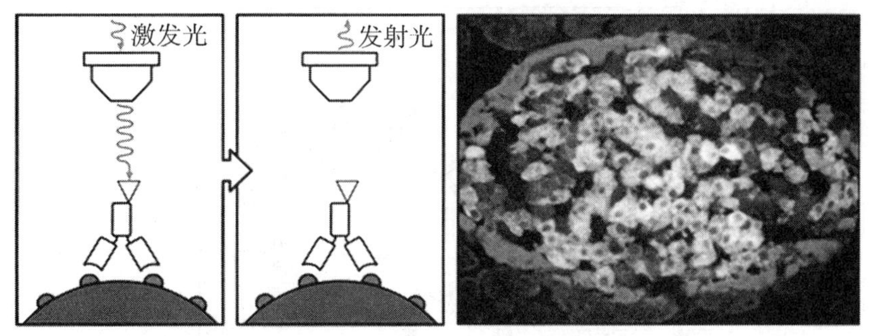

图 19－3　荧光显微镜的工作原理及镜下观察结果

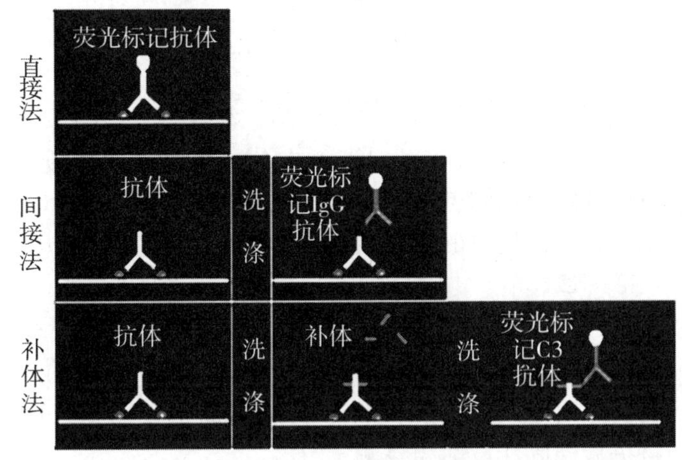

图 19－4　免疫荧光示意图

酶结合物仍能保持其免疫学和酶学活性；酶结合物与相应抗原或抗体结合后，可根据加入底物的颜色反应来判定是否有免疫反应的存在，而且颜色反应的深浅与标本中相应抗原或抗体的量成正比，因此，可以按底物显色的程度显示试验结果。

ELISA 法是一种既敏感又特异的方法。常用的 ELISA 法有竞争法、双抗体夹心法、改良双抗体夹心法、抑制性测定法，以及间接法。

间接法测定抗体是目前最常用的方法。首先将抗原包被于固相载体，这些包被的抗原必须是可溶性的，或者至少是极微小的颗粒，经洗涤，加入含有被测抗体的标本，再经孵育洗涤后，加入酶标记抗抗体，再经孵育洗涤后，加底物显色，底物降解的量即为欲测抗体的量，其结果可用目测或用分光光度计定量测定。本法用不同种抗原包被固相载体后，只要用一种酶标记抗人球蛋白，即可作多种人的传染性疾病、寄生虫病，以及其他疾病的血清学诊断（图 19－5）。

由于酶免疫测定无需特殊仪器和试剂，且操作简便、利于普及，因此，在免疫标记技术中，该法应用最为广泛，并在原有方法基础上加以改良，使得众多新的、更敏感的方法应运而生：①生物素－亲和素放大系统（biotin-avidin system，BAS）；②双表位 ELISA（two-site ELISA）；③斑点免疫渗滤试验（dot immunofiltration assay，DIFA）；④酶联免疫电转移印迹法（enzyme linked immunoelectrotransfer blot，ELIB）；⑤酶联免疫斑点

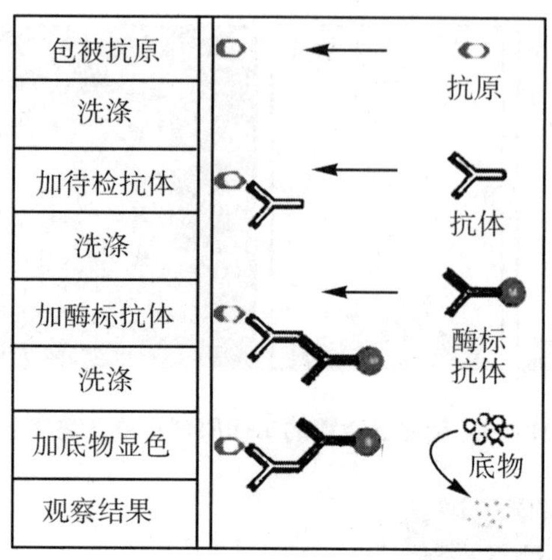

图 19－5 间接 ELISA 示意图

试验（enzyme-linked immunospot assay，ELISPOT），是通过两种高亲和力的特异性抗细胞因子抗体来检测淋巴细胞分泌细胞因子情况的一种方法（图 19－6）。该方法可在单细胞水平检测淋巴细胞对特异性抗原的反应能力及计数特异性抗原刺激下分泌性淋巴细胞产生的情况。

（3）放射免疫测定：放射免疫测定（radio immunoassay，RIA）是最敏感的免疫标记技术，精确度高且易规格化和自动化。但由于放射性同位素有一定的危害性，使其临床应用受到一定限制。目前主要应用于激素（如 HCG、胰岛素等）和药物浓度的检测。它主要包括液相放射免疫分析和固相放射免疫测定。

（4）免疫印迹法：免疫印迹法（Western Blot）是将蛋白质转移到膜上，然后利用抗体进行检测的方法。对已知表达蛋白，可用相应抗体作为一抗进行检测，对新基因的表达产物，可通过融合部分的抗体来检测。该技术也广泛应用于检测蛋白水平的表达，常用于检测多种病毒的抗体或抗原。

（5）化学发光免疫分析：化学发光免疫分析（chemiluminescence immunoassay，CLIA）是将具有高灵敏度的化学发光测定技术与高特异性的免疫反应相结合，用于各种抗原、半抗原、抗体、激素、酶、脂肪酸、维生素和药物等的检测分析技术。根据标记方法将化学发光免疫分析分为两种：化学发光标记免疫分析法和酶标记、以化学发光底物作为信号试剂的化学发光酶免疫分析法。

（6）免疫胶体金标记技术：免疫胶体金标记技术（immunologic colloidal gold signature，ICS）中的胶体金是分散相粒子的金溶液，经凝聚法制成的金溶胶颗粒表面带有较多电荷，能吸附抗体形成金标记的抗体。用这种金标记抗体与组织或细胞标本中的抗原反应，借助显微镜观察颜色分布即可定位、定性测定组织或细胞中的抗原。

5. 免疫共沉淀

免疫共沉淀（co-immunoprecipitation，IP）是以抗体和抗原之间的专一性作用为基础，用于研究蛋白质相互作用的经典方法，是确定两种蛋白质在完整细胞内生理性相互作用的有效方法。这种方法常用于测定两种目标蛋白质是否在体内结合，也可用于确定一种特定蛋白质的新的作用搭档。

6. 免疫 PCR

免疫 PCR（immunopolymerase chain reaction，IM-PCR）把抗原抗体反应的高特异性和聚合酶链式反应的高敏感性有机结合起来，其本质是一种以 PCR 扩增一段 DNA 报告分子代替酶反应来放大抗原抗体结合率的一种改良型 ELISA 法。

7. 分子间的生物传感器

随着光学生物传感器的发展，对抗原与抗体、配体和受体、细胞间膜反应确切时间的测定成为可能。抗体固定在感应面，待测抗原溶液流经此表面，一束楔形的偏振光聚焦在感应面的金箔片上并被反射。在某个角度，反射光的强度减弱产生阴影。光强度的减弱由表面的等离子共振引起，表面等离子共振产生的角度取决于金箔表面液层的折射率，并受抗原与固体抗体结合或解离的影响。测定光强度衰减时的角度或波长可以分析结合在金箔表面的抗原量。

二、淋巴细胞的测定

临床上各种类型的免疫缺陷、自身免疫性疾病以及肿瘤等均可出现淋巴细胞或淋巴细胞亚群的数目和功能的变化。因此，用体外方法对机体具有免疫反应的外周血淋巴细胞及其亚群的数目或比例以及它们所显示的功能的强弱进行检测，是判断机体细胞免疫水平的一种重要手段。人外周血是淋巴细胞的重要来源，但仅能代表外周再循环淋巴细胞的状态。实验动物还可以取胸腺、脾脏、淋巴结作为检测标本。

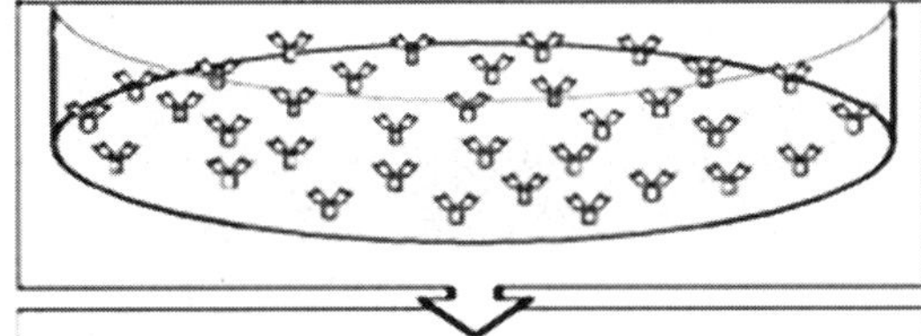

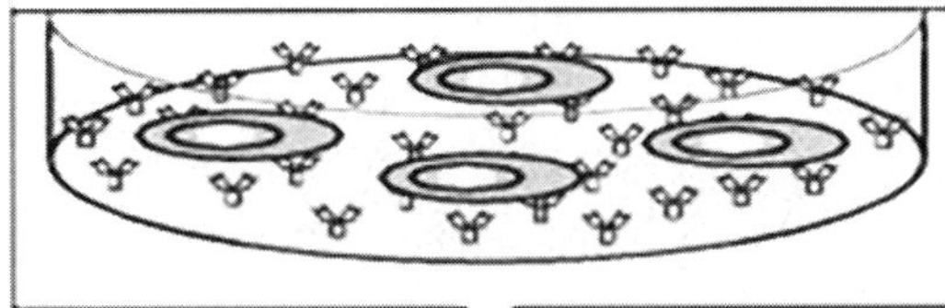

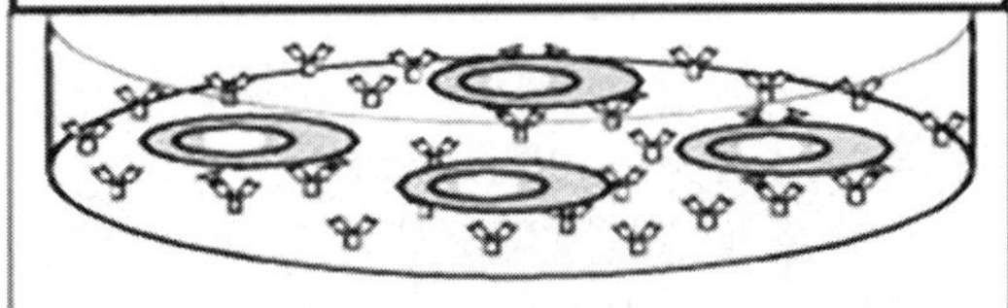

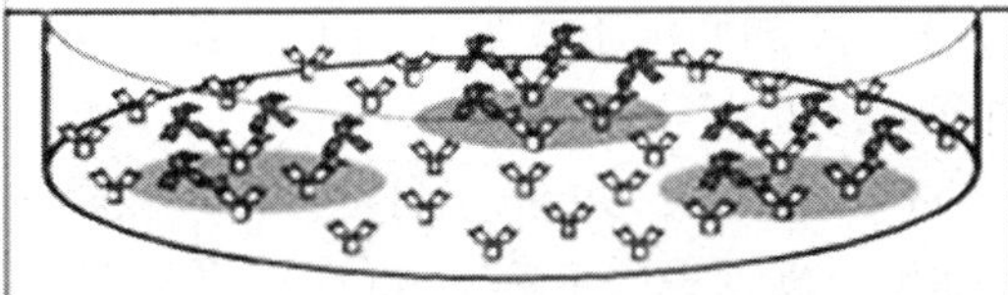

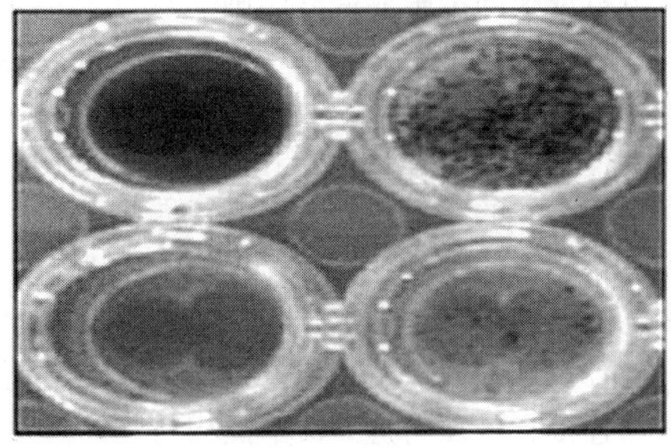

实物结果图

图 19－6　酶联免疫斑点试验图示

（一）淋巴细胞的分离与类型鉴定

1. 外周血单核细胞的分离

体外检测淋巴细胞时，要先制备外周血单个核细胞（peripheral blood mononuclear cell，PBMC）。常用葡聚糖－泛影葡胺（又称淋巴细胞分离液）密度梯度离心法（图 19－7）来去除红细胞、粒细胞等，即为 PBMC，分离纯度可达 95%。

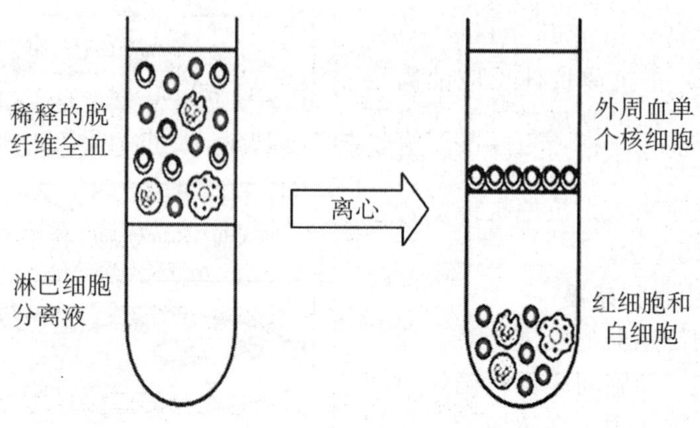

图 19－7 PBMC 的分离

2. 淋巴细胞亚群的分离与鉴定

淋巴细胞为一群不均质的细胞群体，根据其特有的表面标志及功能差异可设计不同的实验方法进行分离和鉴定。

（1）尼龙毛分离法：尼龙毛就是聚酰胺纤维，单核细胞和 B 细胞能黏附于其表面，而 T 细胞则无此特性，故 PBMC 通过尼龙毛柱可以分离 T 细胞和 B 细胞及单核细胞。

（2）E 花环实验：人成熟 T 淋巴细胞表面表达绵羊红细胞（SRBC）受体（即 E 受体/CD2），能与 SRBC 结合形成花环，即 E 花环。经密度梯度离心，花环形成细胞因密度（比重）增加而沉于管底，与其他细胞分离，用低渗法裂解 SRBC，即可获得纯化的 T 细胞。

（3）免疫荧光法：应用特异性单克隆抗体与淋巴细胞的表面 CD 抗原结合后，再用荧光标记二抗（兔或羊抗鼠 IgG）染色，通过荧光显微镜计数，即可计算出某种细胞亚群的百分数或不同细胞亚群的比例。

（4）流式细胞仪测定法：流式细胞仪测定法是借助流式细胞仪（flow cytometer，FACS）对免疫细胞及其他细胞进行快速准确鉴定和分类的方法。样品经多种荧光素标记的抗体染色，因荧光素发射光谱的波长不同，信号能同时被接收，因而能同时分析细胞表面多个分子的表达及表达程度。借助光电效应，微滴通过电场时出现不同偏向，因此可分类收集所需的细胞(图 19－8)。该技术能以每秒5 000个细胞的速度无菌收集细胞，分选纯度 95%以上，而且能保持细胞活性，可供进一步研究使用。

（5）免疫磁珠法：免疫磁珠法（immune magnetic bead，IMB）指基于细胞表面抗原能与连接有磁珠的特异性单抗相结合，在外加磁场中，通过抗体与磁珠相连的细胞被吸附而滞留在磁场中，无该种表面抗原的细胞由于不能与连接着磁珠的特异性单抗结合而没有磁性，不在磁场中停留，从而使细胞得以分离（图 19－9）。

（6）淘选分离法：将抗细胞表面标记的抗体包被于培养板中，加入淋巴细胞悬液，表达相应表面标记的细胞与抗体结合而贴附于培养板上，从而与悬液中的其他细胞分开(图 19－10)。

（7）抗原肽-MHC 分子四聚体技术：四聚体（tetramer）技术用生物素化的抗原肽－MHC

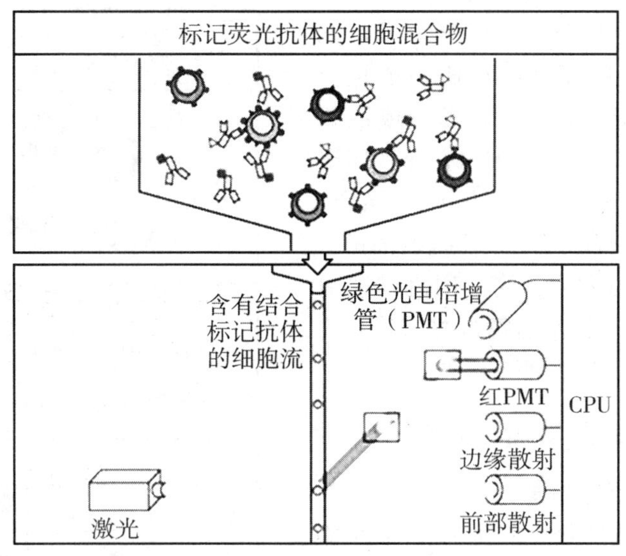

图 19－8　流式细胞仪的基本原理

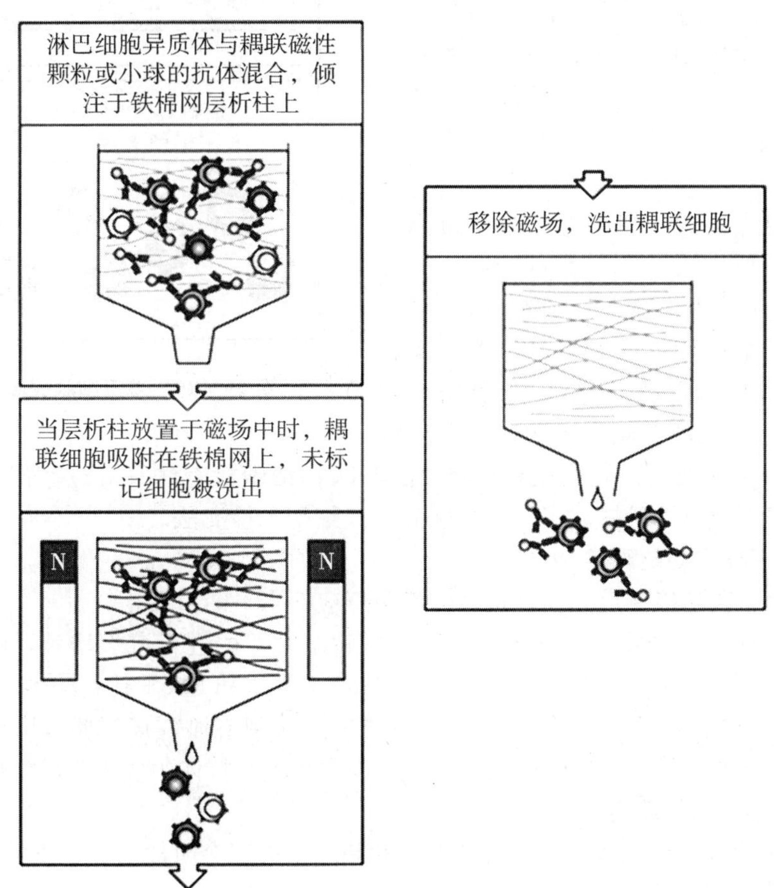

图 19－9　淋巴细胞的磁性分离法

复合物与荧光标记的亲和素结合，一个荧光素标记的亲和素可结合四个生物素分子，能使四个 MHC－抗原肽复合物形成一个复合体，将该复合体标记荧光素后，即形成抗原特异性四聚体（图 19－11）。抗原特异性四聚体能与样品中的特异性 T 细胞的 TCR 结合，由于四聚体能同时结合一个 T 细胞表面的 4 个 TCR，因此亲和力大大提高。用流式细胞术即可确定待检标本中表达特异性 TCR 的 $CD8^{+}$ T 细胞及 $CD4^{+}$ T 细胞的频率。

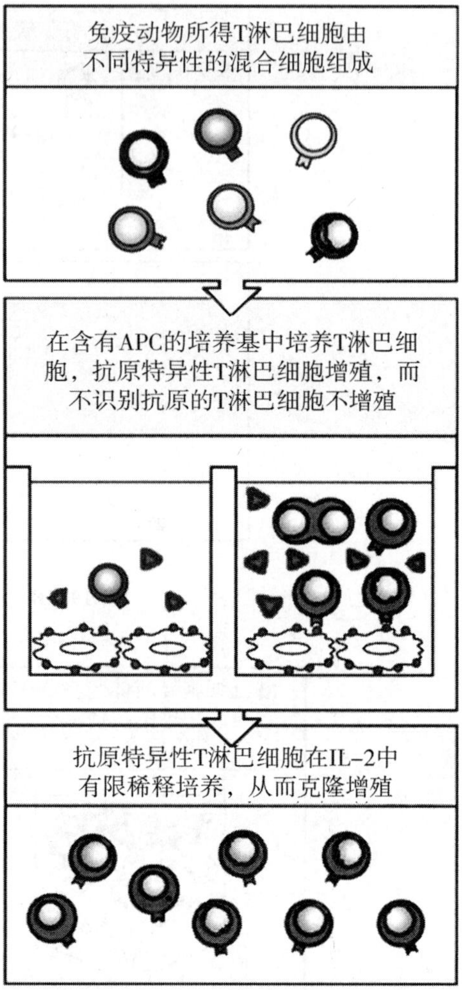

免疫动物所得T淋巴细胞由不同特异性的混合细胞组成

在含有APC的培养基中培养T淋巴细胞，抗原特异性T淋巴细胞增殖，而不识别抗原的T淋巴细胞不增殖

抗原特异性T淋巴细胞在IL-2中有限稀释培养，从而克隆增殖

图 19－10　淋巴细胞的淘选分离法

（二）淋巴细胞功能测定

1. T 淋巴细胞功能测定

（1）T 细胞增殖试验：T 细胞在体外培养时，在 PHA、Con A 等丝裂原或特异性抗原、CD3 单克隆抗体等刺激下可转化为淋巴母细胞，产生一系列形态变化：细胞变大、细胞质增多、出现空泡、核仁明显、核染色质疏松等，最终细胞分裂。可采用形态学方法、放射性核素掺入法和 MTT 比色法等进行测定。

（2）细胞毒试验：细胞毒试验是检测 T 细胞功能的重要方法。CTL 是细胞免疫应答的主要效应细胞，而细胞免疫在机体抗感染、肿瘤免疫、移植排斥反应和自身免疫性疾病中发挥重要作用。因此，检测 CTL 活性，可了解机体细胞的免疫功能，探索疾病发病机制，主要有 ^{51}Cr 释放法、乳酸脱氢酶释放法和凋亡细胞检查法等。检查靶细胞凋亡有多种方法，包括琼脂糖电泳法、TUNEL 法和流式细胞术检测法。

2. B 淋巴细胞功能测定

B 细胞数目和功能测定是反映机体体液免疫应答水平的重要指标。

（1）B 细胞增殖试验：B 细胞受到丝裂原刺激后，可进行分裂增殖，温育一定时间后，检查抗体形成细胞的数目。可采用 ^{3}H－TdR 掺入法和 MTT 比色法等。

（2）抗体形成细胞测定：抗体形成细胞测定常采用溶血空斑试验（hemolytic plaque assay），每个空斑表示一个抗体形成细胞，空斑大小表示抗体生成细胞产生抗体的多少。

3. 吞噬细胞功能测定

吞噬细胞的吞噬活动大致分趋化、吞噬和胞内杀灭三个阶段，在免疫学实验研究和临床检验中已建立相应的检测方法。

（1）运动功能的检测：小吞噬细胞的运动可以分成随机运动和定向运动。前者类似于

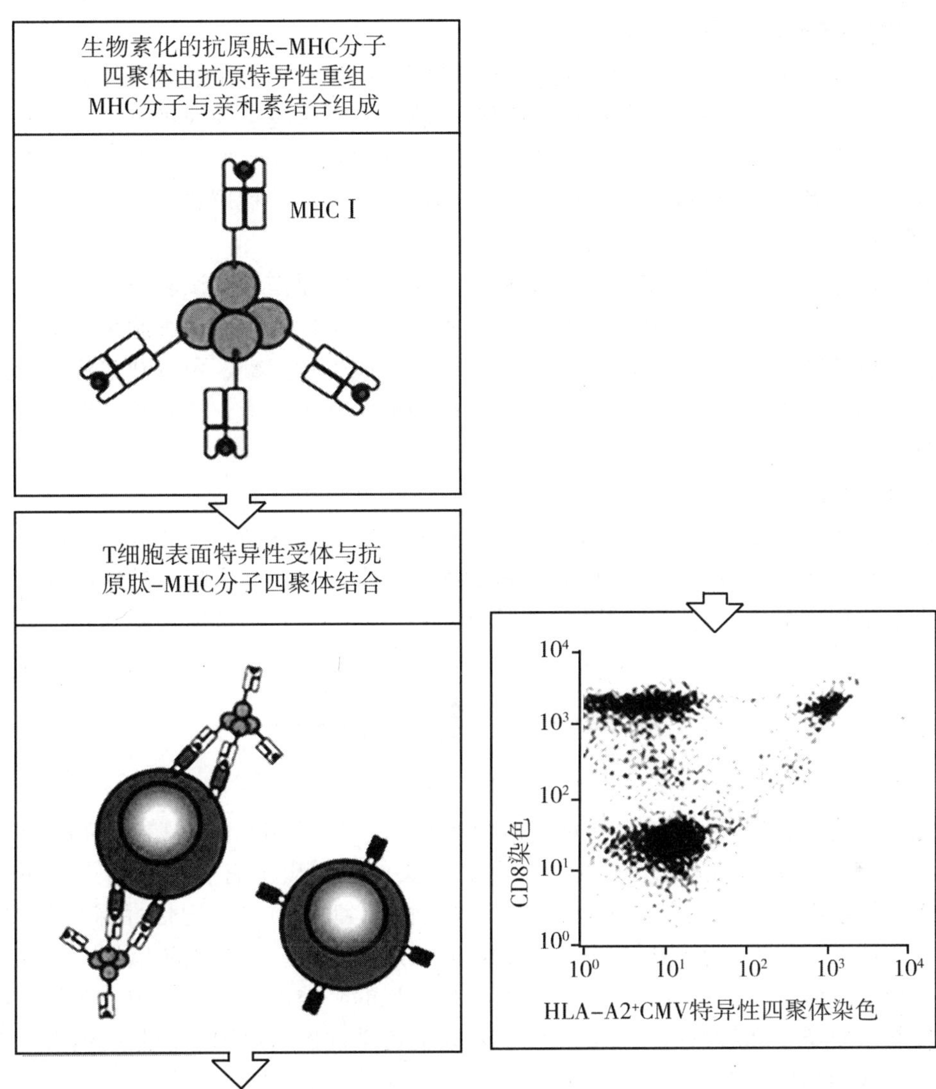

图 19－11　抗原肽－MHC 分子四聚体技术图示

布朗运动，可将采集的白细胞悬液滴于玻片上，用光学显微镜直接观察其运动，也可用毛细管法。

中性粒细胞的定向运动表现为趋化运动，测定方法有多种，其原理相同，而方法大同小异，常用方法有 Boyden 小室法（又称滤膜小室法）、琼脂糖凝胶平板法和过氧化物酶测定法。

（2）吞噬和杀菌功能的检测：可采用溶细胞法检测细胞杀菌功能，硝基四氮唑蓝（NBT）还原试验用以检测中性粒细胞的胞内杀菌能力。计算 NBT 阳性细胞数，可以反映中性粒细胞的杀伤能力。

（3）化学发光法检测细胞杀菌功能：中性粒细胞在吞噬经调理的金黄色葡萄球菌过程

中，伴有化学发光，故可用化学发光仪测定中性粒细胞的吞噬功能及其代谢活性。

4. 细胞因子检测

细胞因子参与机体的免疫应答，发挥重要功能，而且细胞因子及其受体在某些疾病的发生、诊断及预后中也起着重要的作用，因此，临床上越来越重视对细胞因子及其受体的检测。目前来看，对细胞因子及其受体的检测主要分基因组 DNA、mRNA 和蛋白质三个不同的水平，后者又包括细胞质内型、膜表面型以及分泌型三种形式。

5. 皮肤试验

正常机体建立了对某种抗原的细胞免疫后，用相同抗原作皮肤试验时会出现以局部皮肤红肿为特征的迟发型超敏反应。细胞免疫正常者出现阳性反应，而细胞免疫低下者则呈阴性反应。皮肤试验方法简便，可帮助诊断某些病原微生物感染、免疫缺陷病等。皮肤试验常用的生物性抗原常从病原体中提取，如结核菌素、麻风菌素、链激酶－链道酶、念珠菌素、腮腺炎病毒等。

6. 补体的检测

补体是机体免疫系统的重要组成部分，其主要功能是抗感染，同时也能引起炎症，参与超敏反应。补体检测包括补体活性和含量的测定，常用 CH50 法测总补体活性。单个补体蛋白水平常用放射免疫实验或酶链免疫试验，利用补体特异的抗体才能测定。

第二节　免疫预防

用免疫方法来预防传染性疾病的传播由来已久，从最初接种牛痘疫苗预防天花到 1979 年全世界范围成功消灭天花，免疫预防在人类的发展史上有着不可磨灭的贡献。机体受到病原体感染后会产生以保护性抗体和效应性 T 细胞为主的记忆性保护免疫反应。通过接种合适的抗原模拟上述反应从而达到预防疾病的目的。这种预防措施在“保护性免疫主要依赖于抗体应答，感染可引发长时间免疫记忆的一类疾病”的预防中获得成功，如天花、脊髓灰质炎、麻疹、白喉、百日咳等重要的传染性疾病得到了控制或消灭。但对有些传染性疾病和非传染性疾病，这一措施并未取得成功，而免疫疫苗的研究正成为这些领域的热点。

免疫预防（immunoprophylaxis）根据特异性免疫原理，采用人工方法将抗原（疫苗、类毒素等）或抗体（免疫血清、丙种球蛋白等）制成各种制剂，接种于人体，使其获得特异性免疫能力，达到预防某些疾病的目的。前者称人工主动免疫（artifical active immunity），主要用于预防；后者称人工被动免疫（artifical passive immunity），主要用于治疗和紧急预防。

一、自然免疫

特异性免疫的获得方式有自然免疫和人工免疫两种。自然免疫指机体感染病原体后建立的特异性免疫，也包括胎儿或新生儿经胎盘或乳汁从母体获得抗体。

二、人工免疫

人工免疫则是人为地使机体获得特异性免疫，是免疫预防的重要手段，包括人工主动免疫和人工被动免疫。

（一）人工主动免疫

人工主动免疫指用抗原物质接种机体，使之产生特异性免疫，从而预防感染。疫苗的研制历史可大致分为三个阶段：即 Pasteur 及其后继者制备减毒和灭活疫苗，从病原生物提取、人工合成制备或采用基因重组技术制备有效抗原组分疫苗，现阶段的核酸疫苗的研制。人工主动免疫生物制剂包括以下几种：

1. 灭活疫苗或死疫苗

用物理或化学方法将病原微生物杀死而制成的制剂，称死疫苗（dead vaccine）或灭活疫苗（inactivated vaccine）。死疫苗在机体内不能生长繁殖，对人体免疫作用弱，为获得强而持久的免疫力，必须多次注射（2 次或 3 次），用量较大，接种后反应亦大。但死疫苗稳定，易保存，无毒力回复突变危险，包括乙型脑炎疫苗、狂犬病疫苗等。

2. 减毒活疫苗或活疫苗

用人工变异或直接从自然界筛选出来的毒力高度减弱，或由基本无毒的活病原微生物制成的制剂，称活疫苗（live vaccine）或减毒活疫苗（attenuated vaccine）。活疫苗在机体可生长繁殖，如同轻型感染，故只需接种一次，用量较小，接种后不良反应亦小。另外，某些活疫苗经自然途径接种后，除了产生循环抗体外，还可产生 sIgA，发挥黏膜免疫保护作用。活疫苗的缺点是稳定性较差，不易保存，有毒力回复突变的可能，故制备和鉴定时必须严格。它包括卡介苗、脊髓灰质炎疫苗等。

3. 类毒素

用 0.3%～0.4% 甲醛处理外毒素，使其失去毒性，保留抗原性，即成为类毒素（toxoid），如白喉类毒素、破伤风类毒素等。若在类毒素中加入适量氢氧化铝或明矾等吸附剂，则制成精制吸附类毒素。该制剂在体内吸收较慢，能增强免疫效果。类毒素常与死疫苗混合使用，制成白喉类毒素、破伤风类毒素及百日咳鲍特菌联合疫苗。

4. 亚单位疫苗

提取病原微生物有效抗原组分制成的制剂，称亚单位疫苗（subunit vaccine）。为提高亚单位疫苗的免疫原性，常加入适当佐剂。另外，亚单位疫苗可减少无效抗原组分所致的不良反应，毒性显著低于全菌疫苗。又因其不含核酸，排除了病毒核酸致癌的可能性。

5. 合成疫苗

将具有免疫保护作用的人工合成抗原肽结合到载体上，再加入佐剂制成的制剂，称为合成疫苗（synthetic vaccine）。研制合成疫苗，首先需要获得病原微生物中具有免疫保护作用有效组分的氨基酸序列，然后以此序列进行人工合成多肽组分，如乙型肝炎病毒多肽疫苗。

6. 基因工程疫苗

将编码病原微生物有效抗原组分的 DNA 片段（目的基因）插入载体，形成重组

DNA，再导入宿主细胞（如酵母），目的基因随重组 DNA 的复制而复制，随宿主细胞的分裂而扩增，使目的基因表达大量有效抗原组分，由此制备的制剂称为基因工程疫苗，即重组疫苗（recombinant vaccine）。

7. 核酸疫苗

将编码病原微生物有效蛋白抗原基因插入到质粒 DNA 中，建成基因重组质粒，再将其导入机体组织细胞，达到免疫接种效果。这种既是载体，又是有效蛋白抗原来源的重组质粒称为核酸疫苗（nucleic acid vaccine）。

8. 转基因植物口服疫苗

将编码病原微生物有效蛋白抗原基因和高表达力质粒一同植入植物（如番茄、黄瓜、马铃薯、烟草、香蕉等）的基因组中，由此产生一种经过基因改造的转基因植物。该植物的根、茎、叶和果实出现大量特异性免疫原，经食用即完成一次预防接种。将这种供人食用的转基因植物称为转基因植物口服疫苗（oral vaccine in transgenic plants）。由于转基因植物能保留天然免疫原形式，模拟自然感染方式接种，故能有效地激发体液和黏膜免疫应答。另外，转基因植物替代昂贵的重组细胞培养，避开了复杂的纯化蛋白抗原过程，可低成本生产大量免疫原。加上该疫苗方便的接种法，对幼儿和需多次接种者有独特的优势。

（二）人工被动免疫

人工被动免疫是给机体注射含特异性抗体的免疫血清或细胞因子等制剂，以治疗或紧急预防感染。因这些免疫物质并非由被接种者自己产生，缺乏主动补充的来源，而且易被清除，故维持时间短暂，为 2 周～3 周。人工被动免疫生物制剂包括以下几种：

1. 抗毒素

常用细菌的外毒素、类毒素或其他毒物（如蛇毒等）对健康马进行免疫注射，使马产生抗毒素，然后取其血清，经浓缩提纯制成抗毒素（antitoxin），这不仅可以提高效价，而且可以减轻不良反应。这种动物来源的抗毒素血清对人体具有两重性：一方面给患者提供了特异性抗毒素抗体，可中和体内相应的外毒素，起到紧急防治的作用；另一方面是具有抗原性的异种蛋白，能刺激人体产生抗马血清蛋白的抗体，以后再次接受马的免疫血清时，可能发生超敏反应。

2. 正常人丙种球蛋白和胎盘丙种球蛋白

正常人丙种球蛋白（gamma globulin）是正常人血浆提取物，含 IgG 和 IgM；而胎盘丙种球蛋白（placental gamma globulin）则是健康孕妇的胎盘血液提取物，主要含 IgG。由于多数成人已隐性或显性感染过麻疹、脊髓灰质炎和甲型肝炎等传染性疾病，血清中含有相应抗体，因此，这两种丙种球蛋白可用于上述疾病潜伏期的治疗或紧急预防，以达到防止发病、减轻症状或缩短病程的目的。

3. 人特异性免疫球蛋白

人特异性免疫球蛋白来源于恢复期患者及含高效价特异性抗体供血者血浆以及接受类毒素和疫苗的免疫者血浆。与丙种球蛋白相比，人特异性免疫球蛋白含高效价特异性抗体；与动物免疫血清比较，人特异性免疫球蛋白在体内持续时间长，超敏反应发生率低，常用于过敏性体质及丙种球蛋白治疗不佳的病例。

4. 细胞因子制剂

细胞因子制剂是近年来研制的新型免疫治疗剂，主要有 IFN－γ、IFN－α、G-CSF、GM、CSF 和 IL－2 等，可望成为肿瘤、AIDS 等疾病的有效治疗手段。

5. 单克隆抗体制剂

用基因工程技术及现代生物技术产生的人源单克隆抗体为免疫治疗开辟了新的前景。如用毒素、放射性核素、抗癌药物等连接单克隆抗体的肿瘤靶向治疗已进入临床应用。

第三节　免疫治疗

免疫治疗（immunotherapy）是指利用免疫学原理，针对疾病的发生机制，人为地调整机体的免疫功能，达到治疗疾病的目的所采取的措施。根据对机体免疫应答的影响，可将免疫治疗分为免疫增强疗法和免疫抑制疗法。前者主要用于治疗感染、肿瘤、免疫缺陷等免疫功能低下性疾病，后者主要用于治疗超敏反应、自身免疫性疾病、移植排斥、炎症等免疫功能亢进性疾病。根据治疗特异性，免疫治疗可分为特异性免疫治疗和非特异性免疫治疗。特异性免疫治疗主要有三种方式：接种疫苗，输注特异性免疫应答产物，利用抗体特异性剔除免疫细胞亚群或进行导向治疗；非特异性免疫治疗包括非特异性免疫增强剂和免疫抑制剂的应用。根据治疗所用制剂的特点，可将免疫治疗分为主动免疫治疗和被动免疫治疗。各分类之间又有交叉（表 19－1）。近年来随着生物技术的发展，已能制备多种重组细胞因子或免疫细胞，并用于临床治疗。这些进展更新了免疫治疗的概念。

表 19－1　免疫治疗的分类

名　称	治疗范围或特点
免疫增强疗法	感染、肿瘤、免疫缺陷病
免疫抑制疗法	移植排斥、自身免疫性疾病、超敏反应、炎症
主动免疫治疗	人为提供具免疫原性的制剂，使机体主动产生特异免疫力
被动免疫治疗	人为提供免疫应答的效应物质，直接发挥免疫效应
特异性免疫治疗	调整机体免疫功能所用制剂的作用具有抗原特异性
非特异性免疫治疗	调整机体免疫功能所用制剂的作用没有抗原特异性

一、以抗体为基础的免疫治疗

抗体治疗的原理包括中和毒素、介导溶解病原微生物、介导溶解淋巴细胞、中和炎性因子、作为靶向性载体等。治疗性抗体主要包括免疫血清、单克隆抗体和基因工程抗体。

（一）免疫血清

免疫血清的主要成分是抗体，主要包括以下几种：

（1）抗毒素；

（2）正常人丙种球蛋白和胎盘丙种球蛋白；

（3）人特异性免疫球蛋白；

（4）抗菌免疫血清。

抗菌免疫血清是用细菌免疫动物所得的免疫血清，因预防效果不显著，已被抗生素所替代。

1. 抗病毒免疫血清

抗病毒免疫血清是由病毒免疫动物所得的免疫血清，对预防病毒感染有显著作用，但它不能进入感染细胞杀伤病毒，治疗效果不佳。2003 年，在 SARS 流行期间，利用 SARS 患者恢复期血清治疗 SARS 患者，取得一定疗效。

2. 抗 T 淋巴细胞丙种球蛋白

用人 T 细胞免疫动物制备免疫血清，再从免疫血清中分离纯化免疫球蛋白，即抗 T 淋巴细胞丙种球蛋白，能抑制 T 细胞功能。将其注入人体，在补体的参与下使 T 细胞溶解破坏。该制剂主要用于器官移植受者，阻止移植排斥反应的发生，延长移植物存活时间，也用于治疗某些自身免疫性疾病。

（二） 单克隆抗体

1. 抗细胞表面分子的单抗

该抗体在体内能识别表达特定表面分子的免疫细胞，在补体的参与下使细胞溶解。

2. 抗细胞因子的单抗

TNF－α 和 IL－1 是重要的炎性介质，在类风湿性关节炎等炎性疾病的发生和发展中起重要作用。以抗 IL－1 或抗 TNF－α 单抗中和相应细胞因子的活性，可以减轻炎性反应。

3. 抗体靶向治疗

抗体靶向治疗用特异性抗体作为载体，将化疗药物、放射性核素以及毒素等细胞毒性物质靶向性携带至肿瘤病灶局部，可发挥特异性杀伤肿瘤细胞的作用。其对正常细胞的损伤较轻，也称为免疫耦联物。

（1）放射性免疫耦联物：放射性免疫耦联物是单克隆抗体与放射性核素的耦联物。它利用放射性核素（主要是β粒子）发射的能量杀死肿瘤细胞，也可称为内照射放疗。此类耦联物是这三种耦联物中最有效的一种。

（2）免疫毒素：将克隆单抗体与毒素连接常称为免疫毒素（immunotoxin）。常用的毒素有两类：一类是植物毒素，包括蓖麻毒素、相思子毒素、苦瓜毒素等；二是细菌毒素，包括白喉毒素（DT）、铜绿假单胞菌外毒素（PE）等。

（3）化学免疫耦联物：化学免疫耦联由化疗药物与单克隆抗体耦联而成。化学药物与单克隆抗体相结合的耦联物作用于病变区域，不但可提高药物的疗效，而且还能降低药物对各器官组织的细胞毒性。常用的化疗药物有甲氨蝶呤、长春新碱、表柔比星（阿霉素）等。

（三） 基因工程抗体

基因工程抗体（gene engineering antibody，GEAb）又称重组抗体，是通过 PCR 技

术获得抗体基因或抗体基因片段，与适当载体重组后引入不同表达系统所产生的抗体，被广泛应用于疾病的临床诊断、预防和治疗，以及基础理论研究等领域。

二、以抗原为基础的免疫治疗

抗原是引起机体免疫应答的始动因素。正常情况下，抗原可诱导机体产生保护性免疫应答，清除抗原，但如果机体免疫系统异常，则可能发生针对该抗原的免疫缺陷病、超敏反应以及自身免疫性疾病等免疫病理反应。针对机体异常的免疫状态，人工给予抗原以增强免疫应答或诱导免疫耐受来治疗疾病，称为以抗原为基础的免疫治疗。

用于疾病治疗的治疗性疫苗如合成肽疫苗、重组载体疫苗以及DNA疫苗等的研究，已有了显著进展。详见免疫预防一节。

三、以细胞因子及其拮抗剂为基础的免疫治疗

（一）细胞因子补充疗法

对于由于缺乏某种细胞因子而导致机体免疫系统功能紊乱的现象，可通过输注外源性细胞因子加以纠正，恢复环境的平衡，达到治疗疾病的目的（表19-2）。

表19-2　美国FDA已批准生产和临床使用的细胞因子

名称	适应证
IFN-α	白血病、Kaposi肉瘤、肝炎、癌症、AIDS
IFN-β	多发性硬化病
IFN-γ	慢性肉芽肿、生殖器疣、过敏性皮炎、感染性疾病、类风湿性关节炎
G-CSF	自身骨髓移植、化疗导致的粒细胞减少症、AIDS、白血病、再生障碍性贫血
GM-CSF	自身骨髓移植、化疗导致的血细胞减少症、AIDS、再生障碍性贫血
Epo	慢性肾衰导致的贫血、癌症或癌症化疗导致的贫血、失血后贫血
IL-2	癌症、免疫缺陷、疫苗佐剂
IL-11	肿瘤放化疗所致的血小板减少症
PDGF	糖尿病所致的腿、足溃疡

（二）细胞因子阻断疗法

细胞因子是通过与其受体结合而发挥作用的，通过阻断细胞因子与其受体的结合及信号传导，就可以抑制细胞因子的病理生理作用。可溶性细胞因子受体能竞争性抑制细胞因子与靶细胞膜受体的结合，参与对细胞因子的负向调控。该疗法可用于治疗炎症、自身免疫性疾病、移植排斥、休克等。

（三）细胞因子基因疗法

细胞因子基因疗法指将细胞因子或其受体基因通过不同技术导入机体内，使其在体内持续表达并发挥治疗效应。由于细胞因子在体内的半衰期短，临床需要反复大剂量注射才能有一定疗效，但又会产生严重不良反应。而细胞因子基因疗法就克服了上述缺点，从而

能发挥更好的治疗作用。

四、以细胞为基础的免疫治疗

与抗体疗法和抗原疗法相同，细胞免疫疗法也属于一种治疗肿瘤等疾病的免疫学疗法。由于参与人体免疫反应的细胞有多种，因此，在这种治疗方法发展的过程中，多种不同的免疫活性细胞都曾被用来作为材料来源。

（一）造血干细胞

免疫细胞来源于造血干细胞，造血干细胞移植是促进机体恢复免疫功能的重要手段。现已应用于造血系统疾病、自身免疫性疾病等的治疗。

（二）免疫效应细胞

将经体外扩增、活化的自体或异体免疫效应细胞输入机体，可增强免机体疫应答，直接或间接杀伤肿瘤细胞、病毒感染细胞，称为过继免疫治疗。

1. NK 细胞

NK 细胞在抗肿瘤、抗病毒的天然免疫中起重要作用，它们具有寻找和杀伤体内 MHC Ⅰ类分子低表达的肿瘤细胞的能力。但 NK 细胞在体外扩增不易，限制了其临床应用。

2. 淋巴因子活化的杀伤细胞

淋巴因子活化的杀伤细胞（lymphokine activated killer cells，LAK）是外周血单个核细胞在体外经过 IL-2 培养后，诱导产生的一类新型杀伤细胞，其杀伤肿瘤细胞不需抗原致敏且无 MHC 限制性。临床广泛用于肿瘤和慢性病毒感染性疾病的非特异性免疫治疗。

3. 细胞因子诱导的杀伤细胞

细胞因子诱导的杀伤细胞（cytokine-induced killer，CIK）是外周血单个核细胞经多种细胞因子如 IFN-γ、IL-2、CD3 单克隆抗体等体外刺激、活化扩增出来的新型、广谱、具有杀瘤作用的免疫活性细胞。其杀伤靶细胞作用较 LAK 细胞强，可有效消除微小残留瘤病灶，预防肿瘤复发，延长患者生存期，对白血病和某些实体肿瘤有较好的疗效。

4. 肿瘤浸润淋巴细胞

肿瘤浸润淋巴细胞（tumor infiltrating lymphocytes，TIL）是从患者实体肿瘤组织中分离的浸润淋巴细胞，经 IL-2 体外培养后，回输入患者体内，获得比 LAK 细胞更强的杀伤活性。

（三）树突状细胞

DC 在免疫应答中具有十分重要的作用。在肿瘤患者体内，DC 免疫功能缺陷，不能引发抗肿瘤免疫反应，是肿瘤免疫逃逸的重要原因。体外诱导功能健全的 DC，制备 DC 疫苗用于肿瘤免疫治疗，具有临床应用价值。目前，DC 细胞疫苗也在多种疾病的治疗中获准试用，并展现出较佳的应用前景。

（四）肿瘤疫苗

肿瘤疫苗（tumor vaccine）指将具有肿瘤抗原性的疫苗进行免疫接种，激发或增强患者特异性抗肿瘤免疫应答。肿瘤疫苗的形式有细胞性疫苗和可溶性抗原疫苗两大类。细胞性疫苗的优势在于制备相对简便，细胞性物质的免疫原性强，缺点是必须通过外科或一些特殊途径获得肿瘤细胞。可溶性抗原或多肽疫苗则是对上述缺陷的补充，如已知某肿瘤的抗原成分，人们可以在体外通过基因工程的方法制备出该抗原或抗原多肽，与不同的佐剂联合应用达到免疫激发的目的。这种方法应用的前提是必须有已知明确的肿瘤抗原，但这种可溶性疫苗免疫原性较弱，不能同时附加其他免疫刺激分子。

五、免疫调节剂

免疫调节剂（immunomodulator）是指能非特异性增强或抑制机体免疫功能的制剂，根据作用方式可分为免疫增强剂和免疫抑制剂。

（一）免疫增强剂

随着人们对疾病治疗观念的转变，疾病治疗的重点已经由直接杀伤外源性病原体转向调整机体自身功能，因此免疫增强剂（immunopotentiator）在医学的应用引起广泛的关注，免疫增强剂的研究已成为应用医学最活跃的研究领域之一。

硒、黄芪、蜂花粉等都能增强机体的免疫力。卡介苗（Bacilus Calmette-Guerin，BCG）为牛型结核分枝杆菌减毒活疫苗，是一种非特异性免疫增强剂。左旋咪唑不仅具有广谱的驱虫效果，而且对机体具有良好的免疫调节功能。免疫核糖核酸（immunogenic RNA，iRNA）是从被免疫机体的淋巴细胞、淋巴组织中提取的核糖核酸，具有传递细胞免疫和体液免疫信息的功能。给动物或人补充外源性核苷酸不仅可以增强机体的免疫功能，有助于维持细胞和体液免疫应答，而且还能部分解除免疫抑制。胸腺肽可以促进淋巴细胞的转化，增强巨噬细胞的吞噬活性，对机体免疫功能既具有增强作用又具有抑制作用，是一种高效的免疫调节剂。

（二）免疫抑制剂

免疫抑制剂（immunosuppressive preparation）是一类在肿瘤化疗、器官移植、免疫病理学和临床免疫学等多学科研究基础上发展起来的新的药剂类别，具有免疫抑制作用，可抑制机体异常的免疫反应，目前广泛应用于器官移植抗排斥反应和自身免疫性疾病的治疗。

1. 糖皮质激素

糖皮质激素是临床上最常用的免疫抑制剂。它可通过抑制巨噬细胞的吞噬功能，溶解淋巴细胞，减少针对自身抗原的自身抗体生成而抑制人体的免疫反应，广泛应用于严重急性感染、过敏性疾病、组织器官移植的排斥反应及治疗某些自身免疫性疾病等。

2. 环磷酰胺

环磷酰胺（cyclophosphamide，CTX）是最早应用于临床的免疫抑制剂。它通过杀伤免疫细胞，影响免疫过程中的各阶段，作为一种免疫抑制剂用于治疗肾病综合征、系统性红斑狼疮、类风湿性关节炎等疾病。但其较明显的不良反应使其应用受到了限制。

3. 硫唑嘌呤

硫唑嘌呤具有抑制T细胞和B细胞的作用，是一种免疫抑制剂。多年来，它已成为防止器官移植排斥反应的有效药物，并广泛应用于多种自身免疫性疾病的治疗。

4. 甲氨蝶呤

甲氨蝶呤为抗叶酸类抗代谢药物，对细胞免疫及体液免疫均具有免疫抑制作用。

5. 其他免疫抑制剂

环孢素为细胞因子合成抑制剂，抑制T细胞的细胞因子基因转录，阻断T细胞产生，干扰T细胞活化。直至今日，环孢素仍位居各种临床移植抑制用药之首。FK506可预防多种移植排斥，尤其适用于肝脏移植。西罗莫司（雷帕霉素，Rapamycin，RPM）可有效地预防排斥反应，与其他药物合用，使急性排斥率下降。霉酚酸酯（mycophenolatemofetil，MMF）免疫抑制疗效高，对增殖的淋巴细胞有很高的选择性作用，同时还能通过直接抑制B细胞增殖，阻止抗体的形成。

此后一系列新型免疫抑制剂层出不穷，如生物免疫抑制剂抗-淋巴细胞球蛋白（anti-lymphocytic globulin，ALG）以及抗-T细胞球蛋白（anti T cell globulin，ATG）等，借助于多克隆抗体消除或抑制T细胞的方法，已广泛用于肾、肝、心、胰腺和骨髓移植。20世纪80年代以来，研究者们研制出了一系列针对T细胞表面标志、黏附分子、协同刺激分子、抗原受体和细胞因子及其受体的单克隆抗体，有些已经在临床应用或进入临床评估阶段。

（董　薇）

附录一　中英文名词对照

英　文	缩　写	中　文
accessibility		易接近性
acquired immune deficiency syndrome	AIDS	获得性免疫缺陷综合征（艾滋病）
acquired immune response		获得性免疫应答
activation induced cell death	AICD	活化诱导的细胞死亡
acute phase protein		急性期蛋白
acute phase response		急性期反应
acute rejection		急性排斥反应
adaptive immune response		适应性免疫应答
adaptive regulatory T cell	aTreg	适应性调节 T 细胞
adjuvant		佐剂
adult stem cell	ASC	成体干细胞
adult thymectomy	AT	成年胸腺切除术
affinity		亲和力
affinity maturation		亲和力成熟
agglutination		凝集反应
allergen		变应原
allergin		变应素
allergy		变态反应
alloantibody		同种异型抗体
alloantigen		同种异型抗原
allograft		同种异型移植
allotype		同种异型
alpha-fetoprotein	AFP	甲胎蛋白
alternative pathway		旁路激活途径
anaphylatoxin		过敏毒素
annexin		膜联合蛋白
anti－T cell globulin	ATG	抗－T 细胞球蛋白
antibody		抗体

antibody-dependent cell-mediated cytotoxicity	ADCC	抗体依赖的细胞介导的细胞毒作用
antigen	Ag	抗原
antigen presentation		抗原提呈
antigen presenting cell	APC	抗原提呈细胞
antigen processing		抗原处理
antigen-binding fusion protein		抗原结合融合蛋白
antigenic determinant		抗原决定基
antigenic valence		抗原结合价
antigenicity		抗原性
antigenized Ab	AgAb	抗原化抗体
anti-human globulin reaction		抗人球蛋白试验
anti-idiotype	AId	抗独特型
anti-infection immunity		抗感染免疫
anti-lymphocytic globulin	ALG	抗淋巴细胞球蛋白
antimicrobial peptide		抗微生物肽（抗菌肽）
antiserum		抗血清
antitoxin		抗毒素
apoptosis		细胞凋亡
artifical active immunity		人工主动免疫
artifical passive immunity		人工被动免疫
ataxia telangiectasia	AT	毛细血管扩张性共济失调综合征
attenuated vaccine		减毒活疫苗
autoantigen		自身抗原
autocrine		自分泌
autograft		自体移植
autoimmune disease	AID	自身免疫性疾病
autoimmunity		自身免疫
avidity		亲合力
B cell receptor	BCR	B 细胞受体
bacilus calmette-guerin	BCG	卡介苗
basophil		嗜碱性粒细胞
bee pollen		蜂花粉
bifunction Ab	BfAb	双功能抗体
biotin-avidin system	BAS	生物素－亲和素系统
bispecific antibody	BsAb	双特异性抗体
bone marrow transplantation	BMT	骨髓移植
Bruton's tyrosine kinase	BtK	Bruton 酪氨酸激酶

C1 inhibitor	C1INH	C1 抑制物
C3b inactivator	C3bINA	C3b 灭活因子
C4 binding protein	C4bp	C4 结合蛋白
C8-binding protein	C8bp	C8 结合蛋白
Ca^{++} dependent cell adhesion molecule family	Cadherin	钙依赖黏附素家族
cachectin		恶病质素
calcineurin		钙调磷酸酶
calnexin		钙联蛋白
calreticulin		钙网蛋白
carcinoembryonic antigen	CEA	癌胚抗原
carrier		载体
catalytic Ab		催化抗体
cell surface marker		细胞表面标记
cell-adhesion molecule	CAM	细胞黏附分子
cellular immunity		细胞免疫
central immune organ		中枢免疫器官
central tolerance		中枢耐受
centroblast		生发中心母细胞
chemiluminescence immunoassay	CLIA	化学发光免疫分析
chemokine family		趋化因子家族
chimeric Ab		嵌合抗体
chimerism		嵌合体
chronic rejection		慢性排斥反应
class		类
class Ⅱ-associated invariant peptide	CLIP	Ⅱ类相关的恒定链肽段
class switch		类别转换
classical pathway		经典激活途径
clonal anergy		克隆无能
clonal deletion		克隆清除
clonal selection theory		克隆选择学说
cluster of differentiation	CD	分化群
co-agglutination		协同凝集试验
codominance		共显性
co-immunoprecipitation	IP	免疫共沉淀
colony stimulating factor	CSF	集落刺激因子
common epitope		共同抗原表位
competition method		竞争法
complement	C	补体

complement fixation test	CFT	补体结合试验
complement receptor	CR	补体受体
complementary determining region	CDR	互补性决定区
complement-dependent cytotoxicity	CDC	补体依赖的细胞毒作用
complete Freund adjuvant	CFA	弗氏完全佐剂
complete antigen		完全抗原
concomitant immunity		伴随免疫
conformational epitope		构象表位
conglutinin		胶固素
constant region		恒定区
coreceptor		共受体
costimulatory molecule	CM	协同刺激分子
co-stimulatory receptor	CMR	协同刺激分子受体
counter immunoelectrophoresis		对流免疫电泳
c-reactive protein	CRP	C－反应蛋白
cross reaction		交叉反应
cross-presentation		交叉提呈
cryptic epitope		隐蔽表位
CTL precursor	CTLp	CTL 前体细胞
cyclophosphamide	CTX	环磷酰胺
cyclosporin	Cs	环孢素
cytokine	CK	细胞因子
cytokine-induced killer	CIK	细胞因子诱导的杀伤细胞
cytolysis		细胞裂解
cytosol		胞质溶胶（即细胞质基质）
cytosolic pathway		胞质溶胶途径
cytotoxic T lymphocyte	CTL	细胞毒性 T 细胞
dead vaccine		死疫苗
decay-accelerating factor	DAF	衰变加速因子
defensin		防御素
degeneracy		简并性
delayed type hypersensitivity	DTH	迟发型超敏反应
dendritic cell	DC	树突状细胞
depot effect		储存效应
direct agglutination		直接凝集反应
direct recognition		直接识别
discontinuous epitope		不连续表位
domain		结构域（功能区）
donor		供者

dot immunofiltration assay	DIFA	斑点免疫渗滤试验
dot immuno-gold filtration assay	DIGFA	斑点金免疫渗滤测定法
double negative cell	DN	双阴性细胞
double positive cell	DP	双阳性细胞
dual recognition		双识别
electrochemiluminescence immunoassay	ECLIA	电化学发光免疫分析
embryonic stem cell	ESC	胚胎干细胞
endocytosed pathway		溶酶体途径
endogenous antigen		内源性抗原
endosome		内体
endothelial cell	EC	内皮细胞
enhancing antibody		增强抗体
enzyme immunoassay technique		酶免疫检测技术
enzyme linked immunoelectrotransfer blot	ELIB	酶联免疫电转移印迹法
enzyme linked immunosorbent assay	ELISA	酶联免疫吸附试验
enzyme linked immunospot assay	ELISPOT	酶联免疫斑点试验
eosinophil		嗜酸性粒细胞
eosinophil chemotactic factor of anaphylaxis	ECF-A	嗜酸性粒细胞趋化因子
epitope		表位
epitope spreading		表位扩展
erythropoietin	Epo	红细胞生成素
exogenous antigen		外源性抗原
extracellular matrix	ECM	细胞外基质
extrinsic resistance		外向性抵抗力
Fas ligand	FasL	Fas 配体
Fc fusion protein		Fc 融合蛋白
fetal antigen		胚胎抗原
fibroblastic cell		成纤维细胞
first set rejection		初次排斥反应
fluorescein immunoassay		荧光免疫测定
fluorescence isothiocyanate	FITC	异硫氰酸荧光素
fluorescence polarization immunoassay	FPIA	荧光偏振免疫测定
fluorescent antibody technique		荧光抗体技术
follicular dendritic cell	FDC	滤泡树突状细胞
forbidden clone		禁忌克隆
foreignness		异物性
formazan		甲臜
fragment crystallizable	Fc	可结晶片段
fragment of antigen binding	Fab	抗原结合片段

framework region	FR	骨架区
genetic engineering antibody	GeAb	基因工程抗体
genotype		基因型
graft		移植物
graft versus host disease	GVHD	移植物抗宿主病
graft versus host reaction	GVHR	移植物抗宿主反应
graft versus leukemia reaction	GVLR	移植物抗白血病反应
granule exocytosis		颗粒胞吐
granzyme		颗粒酶
hapten		半抗原
Hashimoto's thyroiditis		桥本甲状腺炎
heat shock protein	HSP	热休克蛋白
heavy chain	H	重链
hematopoietic stem cells	HSC	造血干细胞
hemolytic plaque assay		溶血空斑试验
heterophilic antigen		异嗜性抗原
high active anti-retroviral therapy	HAART	抗逆转录病毒治疗
high zone tolerance		高带耐受
hinge region		铰链区
histamine		组胺
histocompatibility antigen		组织相容性抗原
homologous restriction factor	HRF	同源限制因子
host		宿主
host versus graft reaction	HVGR	宿主抗移植物反应
human immunodeficiency virus	HIV	人类免疫缺陷病毒
human leucocyte antigen	HLA	人白细胞抗原
humanized Ab		人源化抗体
humoral immunity		体液免疫应答
hyperacute rejection	HAR	超急性排斥反应
hypersensitivity		超敏反应
hypervariable region	HVR	高变区
idiotype	Id	独特型
idiotype and anti-idiotypic Ab		独特型－抗独特型抗体
immediate reaction		速发相反应
immuno-stimulatory DNA sequence	ISS	免疫应激 DNA 序列
immune adherent		免疫黏附
immune complex	IC	免疫复合物
immune complex disease	ICD	免疫复合物病
immune magnetic bead	IMB	免疫磁珠法

immune pregnancy test		免疫妊娠试验
immune response		免疫应答
immune response gene	Ir gene	免疫应答基因
immune surveillance		免疫监视
immune synapse		免疫突触
immune system		免疫系统
immunity		免疫
immunopolymerase chain reaction	IM-PCR	免疫 PCR
immunoassay		免疫测定
immunodeficiency disease	IDD	免疫缺陷病
immunofluorescence techniques		免疫荧光技术
immunogen		免疫原
immunogenic RNA	iRNA	免疫核糖核酸
immunogenicity		免疫原性
immunoglobulin	Ig	免疫球蛋白
immunoglobulin fold		免疫球蛋白折叠
immunoglobulin superfamily	IgSF	免疫球蛋白超家族
immunohistochemical technique		免疫组织化学技术
immunolabeling technique		免疫标记技术
immunologic colloidal gold signature	ICS	免疫胶体金标记技术
immunological defense		免疫防御
immunological homeostasis		免疫自稳
immunological ignorance		免疫忽视
immunological memory		免疫记忆
immunological surveillance		免疫监视
immunological tolerance		免疫耐受
immunology		免疫学
immunonephelometry		免疫比浊
immunopotentiator		免疫增强剂
immunoprophylaxis		免疫预防
immunoradiometric assay	IRMA	免疫放射测定
immunoreactivity		免疫反应性
immunoreceptor tyrosine-based activation motif	ITAM	免疫受体酪氨酸活化基序
immunoreceptor tyrosine-based inhibitory motif	ITIM	免疫受体酪氨酸抑制基序
immunoregulative preparation		免疫调节剂
immunosuppressive preparation		免疫抑制剂
immunotherapy		免疫治疗
immunotoxin		免疫毒素
inactivated vaccine		灭活疫苗

incomplete antigen		不完全抗原
incomplete Freund adjuvant	IF	弗氏不完全佐剂
indirect agglutination inhibition test		间接凝集抑制试验
indirect recognition		间接识别
innate immune response		固有免疫应答
innate immunological barrier		固有免疫屏障
insulin-dependent diabetes mellitus	IDDM	胰岛素依赖型糖尿病
integrin family		整合素家族
interal image		内影像
interdigitating cell	IDC	并指状细胞
interferon	IFN	干扰素
interleukin	IL	白细胞介素（简称白介素）
internalization		内化
interstitial DC	IDC	间质 DC
intracellular Ab		胞内抗体
intraepithelial lymphocytes	IEL	上皮细胞间淋巴细胞
intrinsic resistance		内向性抵抗力
invariant chain	Ii	恒定链
isograft		同种同基因移植
isotype		同种型
joining chain		J 链
killer lectin-like receptor	KLR	杀伤细胞凝集素样受体
kininogenase		激肽原酶
Langerhans cell	LC	朗格汉斯细胞
laser immunoassay	LIA	激光免疫分析
late phase reaction		迟发相反应
leukotriene	LT	白三烯
leukemia inhibitory factor	LIF	白血病抑制因子
leukocyte differentiation antigen	LDA	白细胞分化抗原
light chain	L 链	轻链
linear epitope		线性表位
linkage disequilibrium		连锁不平衡
live vaccine		活疫苗
low molecular weight polypeptide or large multifunctional protease	LMP	低分子质量多肽 巨大多功能蛋白酶
low zone tolerance		低带耐受
lymph node		淋巴结
lymphocyte homing		淋巴细胞归巢
lymphoid DC	LDC/DC2	淋巴样 DC

lymphokine		淋巴因子
lymphokine activated killer cell	LAK	淋巴因子活化的杀伤细胞
lymphotoxin	LT	淋巴毒素
lysozyme		溶菌酶
macrophage	MΦ	巨噬细胞
macropinocytosis		巨胞饮
major histocompatibility antigen		主要组织相容性抗原
major histocompatibility complex	MHC	主要组织相容性复合体
mannose-binding lectin	MBL	甘露糖结合凝集素
mannose-binding lectin pathway	MBL pathway	甘露糖结合凝集素途径
mast cell		肥大细胞
MBL-associated serine protease	MASP	MBL 相关的丝氨酸蛋白酶
membrane attack complex	MAC	膜攻击复合物
membrane cofactor protein	MCP	膜辅助蛋白
membrane Ig	mIg	膜型免疫球蛋白
membrane-zippering mechanism		膜拉链式机制
MHC class Ⅱ compartment	MⅡC	MHCⅡ类小室
MHC restriction		MHC 限制性
microchimerism		微嵌合状态
minimal recognition unit	MRU	最小识别单位
minimolecular Ab		小分子抗体
minor histocompatibility antigen	mH	次要组织相容性抗原
mitogen		丝裂原
monoclonal antibody	McAb	单克隆抗体
monokine		单核因子
mucosal-associated lymphoid tissue	MALT	黏膜相关淋巴组织
multiple alleles		复等位基因
mycophenolatemofetil	MMF	霉酚酸酯
myeloid DC	MDC/DC1	髓样 DC
naïve T cell		初始 T 细胞
natural antibody		天然抗体
natural immunity		天然免疫
natural killer cell	NK	自然杀伤细胞
natural killer T cell	NKT	自然杀伤 T 细胞
natural regulatory T cell	nTreg	自然调节 T 细胞
negative selection		阴性选择
neoantigen		新抗原
neutrophile		中性粒细胞
nonpermissive infection		非允许性感染

non-professional APC		非专职抗原提呈细胞
non-sterilizing immunity		非消除性免疫
nucleic acid vaccine		核酸疫苗
opportunistic infection		机会性感染
opsonin		调理素
opsonization		免疫调理
oral vaccine in transgenic plant		转基因植物口服疫苗
papain		木瓜蛋白酶
paracrine		旁分泌
passenger leukocyte		过客白细胞
passive cell death		被动细胞死亡
pathogen associated molecular pattern	PAMP	病原相关分子模式
pattern-recognition receptor	PRR	模式识别受体
pepsin		胃蛋白酶
perforin		穿孔素
peripheral blood mononuclear cell	PBMC	外周血单个核细胞
peripheral immune organ		外周免疫器官
peripheral tolerance		外周耐受
permissive infection		允许性感染
phage Ab		噬菌体抗体
phage antibody library		噬菌体抗体库
phagocyte		吞噬细胞
phagocytosis		吞噬作用
phagolysosome		吞噬溶酶体
placental gammaglobulin		胎盘丙种球蛋白
plasma gamma globulin		血浆丙种球蛋白
platelet activating factor	PAF	血小板活化因子
polyclonal antibody	PcAb	多克隆抗体
polymorphonuclear leucocyte	PMN	多形核白细胞
positive selection		阳性选择
precipitation		沉淀反应
premonition		带虫免疫
primary immunodeficiency disease	PIDD	原发性免疫缺陷病
primary response		初次应答
professional APC		专职抗原提呈细胞
proinflammatory cytokine		前炎性细胞因子
properdin	P	血清备解素
prostaglandin D2	PGD2	前列腺素 D2
prostate-specific antigen	PSA	前列腺特异性抗原

proteasome		蛋白酶体
radioimmunoassay	RIA	放射免疫测定
rapamycin	RPM	雷帕霉素（即西罗莫司）
receptor editing		受体编辑
receptor revision		受体修正
receptor-mediated endocytosis		受体介导的内吞
recipient		受者
recombinant vaccine		重组疫苗
rejection response		排斥反应
reshaping Ab		改型抗体
rheumatoid factor	RF	类风湿因子
rocket electrophoresis		火箭电泳
second rejection		再次排斥反应
secondary immunodeficiency disease	SIDD	继发性(获得性）免疫缺陷病
secondary response		再次应答
secreted Ig	sIg	分泌型免疫球蛋白
secretory component	SC	分泌成分
secretory IgA	sIgA	分泌型 IgA
secretory piece	SP	分泌片
selectin family		选择素家族
self-tolerance		自身耐受
sequential epitope		顺序表位
sequestered antigen		隐蔽抗原
serological reaction		血清学反应
severe combined-immunodeficiency disease	SCID	重症联合免疫缺陷病
single chain Fv	ScFv	单链抗体
single domain antibody		单域抗体
sneaking through		漏逸
sol particle immunoassay	SPIA	均相溶胶颗粒免疫测定法
solid phase radioimmunoassay	SPRIA	固相放射免疫测定
somatic hypermutation		体细胞高频突变
specific immune response		特异性免疫应答
spectrum		病谱
spot		斑点
stem cell		干细胞
stem cell factor	SCF	干细胞因子
steric hindrance		空间位阻
sterilizing immunity		消除性免疫
stress protein		应激蛋白

subclass		亚类
subtype		亚型
subunit vaccine		亚单位疫苗
superantigen	SAg	超抗原
synthetic vaccine		合成疫苗
systemic lupus erythematosus	SLE	系统性红斑狼疮
T cell mediated cellular immune response		T 细胞介导细胞免疫应答
T cell synapse		T 细胞突触
TdT mediated dUTP-biotin nick end labeling		TUNEL 法
terminaldeoxyribonucleotidyl transferase	TdT	末端脱氧核苷酸转移酶
tetramer		四聚体
thymic dendritic cell	TDC	胸腺树突状细胞
thymus dependent antigen	TD-Ag	胸腺依赖性抗原
thymus independent antigen	TI-Ag	胸腺非依赖性抗原
thyroid stimulating hormone	TSH	甲状腺刺激素
tolerogen		耐受原
Toll-like receptor	TLR	Toll 样受体
toxoid		类毒素
transforming growth factor-β family	TGF-β family	转化生长因子－β家族
transplantation antigen		移植抗原
transporter associated with antigen processing	TAP	抗原加工相关转运体或抗原肽转运体
tumor antigen		肿瘤抗原
tumor antigen modulation		肿瘤抗原调变
tumor immune escape		肿瘤免疫逃逸
tumor immunology		肿瘤免疫学
tumor infiltrating lymphocytes	TIL	肿瘤浸润淋巴细胞
tumor necrosis factor	TNF	肿瘤坏死因子
tumor rejection antigen	TRA	肿瘤排斥抗原
tumor specific transplantation antigen	TSTA	肿瘤特异性移植抗原
tumor vaccine		肿瘤疫苗
tumor-associated antigen	TAA	肿瘤相关抗原
tumor-specific antigen	TSA	肿瘤特异性抗原
two-site ELISA		双表位 ELISA
type		型
ubiquitin		泛素
vaccination		种痘
vaccine		疫苗
variable region	V	可变区

veiled cell		隐蔽细胞
Western blot		免疫印迹法
xenogenic antigen		异种抗原
xenograft		异种移植
X-linked hyperimmunoglobulin M syndrome	XHM	X 连锁高 IgM 综合征
X-linked agammaglobulinemia	XLA	X 连锁无丙种球蛋白血症

附录二　人 CD 分子的主要特征

CD	其他名称	主要表达细胞	相对分子质量（$\times 10^3$）/结构	功　能
CD1a		Thy，DCsub，LHC，Bsub［T］	gp49（IgSF）	与 β_2m 组成 MHC Ⅰ类样分子，有抗原提呈功能
CD1b		Thy，DC，LHC，Bsub［T］	gp45（IgSF）	与 β_2m 组成 MHC Ⅰ类样分子，有抗原提呈作用
CD1c		Thy，DCsub，LHC，Bsub［T］	gp43（IgSF）	与 β_2m 组成 MHC Ⅰ类样分子，有抗原提呈作用
CD1d		Thy，DC，LHC，Bsub，肠道上皮细胞［T］	（IgSF）	与 β_2m 组成 MHC Ⅰ类样分子，有抗原提呈作用
CD2	LFA－2，T11	T，Thy，Nksub［T］	Gp45－58（IgSF）	与 LFA－3（CD58）和 CD48 结合，T 细胞活化
CD2R		Ta，NK［T］	gp50（IgSF）	T 细胞活化
CD3	T3	T，Thy［T］	$\gamma\delta\varepsilon\zeta\eta$ 分别为 p26，20，19，16，21	TCR/CD3 复合体，T 细胞信号传导
CD4	T4，L3T4	Tsub，Msub，Thysub［T］	gp55（IgSF）	与 MHC Ⅱ类分子结合，信号传导，HIV 受体，结合 IL－16
CD5	T1，LY1	T，Thy，Bsub［T］	gp67（Scavenger 受体）	与 CD72 结合，T 细胞信号传导和增殖，$CD5^+$ B 细胞与自身免疫有关
CD6	T12	Tsub，Bsub，Thy［T］	gp100（scavenger 受体）	配体 CD166，T 细胞活化，胸腺细胞与基质细胞相互作用
CD7		T，NK，不成熟 Mysub［T］	gp40（IgSF）	T、NK 细胞活化

续表

CD	其他名称	主要表达细胞	相对分子质量（$\times 10^3$）/结构	功　能
D8	T8，Lyt2，3	Tsub（α/β），Thysub，IEL，Nksub（α/α）[T]	gp（36/32），α/α或α/β二聚体（IgSF）	与MHC I类分子结合，信号传导
CD9		Pt，Pre-B，M，Eo，Ba，Meg [Pt]	gp24（TM4－SF）	血小板凝集和活化，可能参与前B细胞黏附和信号传导
CD10	CALLA	Pre-B，CALL，G [B]	gp100（Ⅱ型膜分子）	中性肽链内切酶，调节B细胞发育和T细胞活化
CD11a	LFA－1α链	Leu [AS]	gp180（integrin α）	与ICAM－1，2和3结合，介导细胞黏附
CD11b	Mac1，CR3	G，M，NK，Mac [AS]	gp170（integrin α）	iC3b和Fg受体，与ICAM－1结合，黏附，调理吞噬
CD11c	CR4，p150，95	M，G，Mac，Tsub [AS]	gp150（integrin α）	iC3b、C3dg、Fg受体，调理吞噬
CDw12		M，G，Pt [M]	gp90－120	可能是一种磷蛋白
CD13		M，G，[M]	gp150－170（Ⅱ型膜分子）	氨肽酶
CD14		M，G，DC，LHC [M]	gp55（GPI连接）	LPS/LBP复合物受体
D15s	Sialyl CD15	G，M [AS]	Sialywis^x（sLe^x）（CHO）	CD62E、CD62L、CD62P配体，白细胞黏附到En和Pt
CD15u	Sulphated CD15		糖类（碳水化合物）	参与细胞黏附
CD16a	FcγRⅢA	NK，G，M，Mac [NK]	gp50－80（穿膜形式）（IgSF）	吞噬，ADCC，NK活化，信号传导
CD16b	FcγRⅢB	PMN [NK]	48（GPI连接）	LPS/LBP复合物受体
CDw17		G，M，Pt [M]	乳糖基酰鞘氨醇（CHO）	可能参与吞噬和信号传导
CD18	LFA组β链	Leu [AS]	gp95（integrin β）	ICAM－1、2和3、iC3b配体，黏附，调理吞噬
CD19		B，Pre-B，FDC [B]	gp90（IgSF）	与CD21、CD81组成复合物，调节B细胞活化
CD20		B [B]	p33（TM4－SF）	Ca^{2+}通道，调节B细胞活化和增殖

续表

CD	其他名称	主要表达细胞	相对分子质量（×10^3）/结构	功能
CD21	CR2	Pre-B，B，FDC［B］	p145（CCP，RCA）	C3d/EBV 受体，B 细胞活化，结合 sCD23，信号传导
CD22	BL-CAM，MAG	B［B］	gp130/140（IgSF）	与 CD45RO、CD75 结合，B 细胞黏附到 M，介导 B-B，B-T 细胞相互作用，结合唾液酸化的糖缀合物
CD23	FcεRⅡ	Bm，Ba，Ma，Eos，DC，Pt［B］	gp45	参与 IgE 生成的调节，调节 B 细胞分化，黏附
CD24		B，G［B］	gp35－45（GPI 连接）	B 细胞增殖和分化，结合 CD62P，协同刺激分子
CD25	TAC，IL－2Rα	Pre-T，Ta，Ba，Ma［CR］	gp55（CCP）	组成高亲和力 IL－2 受体，T 细胞增殖
CD26	DPPIV	Ta，Ba，Mac［NL］	gp110（Ⅱ 型膜分子）	参与 T 细胞活化，腺苷脱氨酶结合蛋白
CD27		T，Bsub［T］	p55（TNFR-SF）（同源二聚体）	CD70 的配体，T 细胞活化增殖
CD28	Tp44	Tsub，Ba，PC［T］	gp44（IgSF）（同源二聚体）	与 CD80、CD86 互为配体，提供 T 细胞协同刺激信号
CD29	integrin β1	广泛分布［AS］	gp130（integrin β）	与 ECM 黏合，细胞间黏附，结合 VCAM－1
CD30	Ki－1	Ta，Ba，RS［NL］	gp105－120（TNFR-SF）	与淋巴细胞活化和增殖有关，转导“死亡”信号
CD31	PECAM	Pt，En，M，G，BNK，Tsub［AS］	gp140（IgSF）	嗜同性或嗜异性（与 CD38 互为受体）黏附，炎症，En 功能，结合糖氨聚糖，结合 αVβ3
CD34		BM，En，HSC［M］	gp115（与 IgSFC2 组有一定相似性）	调控早期造血，为 CD62L 的配体，外周淋巴结地址素
CD35	CRI	G，M，DC，B，Nksub，RBC［M］	p250（CCP）	结合 C3b 和 C4b，调理吞噬，红细胞免疫黏附，调节 B 细胞活化

续表

CD	其他名称	主要表达细胞	相对分子质量（$\times10^3$）/结构	功能
CD36	GPⅣ	Pt，M，Mac，（B）[Pt]	gp88，（TM2）	结合ECM（CO、TSP），血小板黏附
CD37		B，（T，M，G）[B]	gp40－52（TM4－SF）	?
CD38		Ta，Thy，Ba，PC [B]	gp45（Ⅱ型膜分子）	白细胞活化，与CD31互为受体，细胞黏附
CD39	外腺苷三磷酸－双磷酸酶	Ta，FDC，B，En [B]	gp78（TM3）	可能介导B细胞黏附、信号传导
CD40		B，M，FDC，并指状细胞，Ep [B]	gp50（TNFR-SF）	B细胞增殖、分化和记忆细胞产生，配基为CD40L，T-B相互作用
CD41	integrinαⅡb	Pt，Meg [Pt]	gp120/23（integrinα）	血小板凝集和活化，ECM（Fg，vWF）的受体，与CD61组成ⅡbⅢa
CD42a	GPⅨ	Pt，Meg [Pt]	gp22（LRR）	血小板黏附，结合vWF、凝血酶
CD42b	GPIbα	Pt，Meg [Pt]	gp135（LRR）	血小板黏附，结合vWF
CD42c	GPIbβ	Pt，Meg [Pt]	gp22（LRR）	血小板黏附
CD42d	GPV	Pt，Meg [Pt]	gp85	
CD43	leukosialin，sialophorin	T，G，M [NL]	gp95－135	T细胞活化、增殖和黏附，与CD54结合
CD44	Pgp－1，ECM-RⅢ	Leu，Ep，Fb，RBC [AS]	gp80－95（Link）	黏附ECM，T细胞活化，淋巴细胞归位受体，归位到HEV
CD44R		RBC [AS]	gp130，160，190，CD44限制性表位	可能参与表皮细胞分化
CD45	T200，B220，LCA	Leu [NL]	Gp180－240	PTP酶，调节信号传导
CD45RA	限制性LCA	Tsub，B，G，M [NL]	gp205－220（含A外显子编码产物异型）	调节信号传导
CD45RB	限制性LCA	Tsub，B，M，Mac，G [NL]	gp205－220（含B外显子编码产物异型）	调节信号传导
CD45RC	限制性LCA	T，B [NL]	gp200－220（含C外显子编码产物异型）	调节信号传导

续表

CD	其他名称	主要表达细胞	相对分子质量（$\times10^3$）/结构	功　能
CD45RO	限制性 LCA	Thy，Tsub，Bsub，(G，M) [NL]	gp180（无 A、B 和 C 外显子编码产物异型	与 CD22 结合，调节信号传导
CD46	MCP	广泛，Leu，Pt [NL]	gp56－66（CCP）	调节补体活化，裂解 C3b，C4b 膜辅助因子蛋白
CD47	IAP，MER6，OA3	广泛 [AS]	gp47（TM5）	黏附分子相关信号分子
CD48	BLAST－1	Leu [NL]	gp45，（IgSF，GPI 连接）	CD2 的配基（小鼠，大鼠）
CD49a	VLA－α1	Ta，Ba，M [AS]	gp210（integrin α）	黏附 CO 和 LN
CD49b	VLA－α2	Leu，Pt，Fb，En [AS]	gp160（integrin α）	黏附 CO、LN，人肠道细胞病变孤儿病毒 1（ECHO 病毒 1）受体
CD49c	VLA－α3	T，Bsub，M [AS]	gp150（integrin α）	黏附 FN、CO 和 LN
CD49d	VLA－α4	M，T，B，Thy，Pt [AS]	gp150（integrin α）与 β7 组成 α4/β7	黏附 FN、结合 VCAM－1，归位受体，T-B 细胞黏附
CD49e	VLA－α5	Pt，T，PMN，BsubM [AS]	gp160 [135/25 二硫键链内连接，(integrin α)]	黏附 FN
CD49f	VLA－α6	Pt，Meg，Tsub [AS]	gp150 [120/30 二硫键链内连接，(integrin α)]	黏附 LN
CD50	ICAM－3	Leu [AS]	gp120（IgSF）	黏附，CD11a－CD11b/CD18 配体，信号传导和协同刺激
CD51	Integrin αV	Pt，En，Meg [Pt]	gp150，与 CD61 组成二聚体（integrinα）	黏附 VN，FN 和 vWF
CD52	CAMPATH－1，HE5	Leu，Eos [NL]	gp25－29（GPI 连接）	补体介导溶解作用的靶分子
CD53	MRC OX44	Leu，BM [NL]	gp32－40（TM4－SF）	B 细胞活化，可能参与膜运转
CD54	ICAM－1	广泛 [AS]	gp90－115（IgSF）	与 LFA－1、Mac－1 和 CD43 结合，细胞间黏附，鼻病变受体，En 上 CD54 为恶性疟原虫受体

续表

CD	其他名称	主要表达细胞	相对分子质量（×10³）/结构	功　能
CD55	DAF	广泛［NL］	gp70（CCP，GPI连接）	衰变加速因子，调节补体活化，可与CD97结合
CD56	NCAM	NK，Tsub［NK］	gp180（GPI连接，IgSF，Fn3）	黏附
CD57	HNK－1	Nksub，Tsub［NK］	gp110（CHO）	参与NK活化后的杀伤作用，识别CD62P、CD62L和LN
CD58	LFA－3	广泛［AS］	gp55－70，（IgSF，部分GPI连接）	与CD2结合，黏附
CD59	Protectin，MAC抑制物	广泛［NL］	gp18－20（GPI连接）	与CD2结合，结合C8、C9，抑制MAC
CD60		Tsub，Pt［Pt］	乙酰神经氨酸－半乳糖（CHO）	T细胞活化
CD60a	GD3		糖类物质	GD3
CD60b	9－O-acetyl-GD3		糖类物质	9－O-acettyl-GD3
CD60c	7－O-acetyl-GD3		糖类物质	7－O-acetyl-GD3
CD61	Integrin β3	Pt，Meg［Pt］	gp105（integrin β）	血小板凝集和活化
CD62E	E-selectin，ELAM－1	En［AS］	gp110（CL-SF，CCP，EGF）	黏附中性粒细胞通过结合CD15s结合到En，结合ELS－1
CD62L	L-selectin，LAM－1，LECAM－1	T，B，M，NK，PMN，Eos［AS］	gp76（CL-SF，CCP，EGF）	黏附CD15s、E-selectin，P-selectin?结合y-CAM－1、MadCAM－1、CD34上的O连接糖基
CD62P	P-selectin，GMP－140PADGEM	Pt，Meg，Ena［Pt］	gp140，（CL-SF，CCP，EGF）	结合PMN、M表面CD15s、CD15、CD24、CD162（PSGL－1），黏附到En和Pt
CD63	血小板活化抗原	Pt，Meg，Ena［Pt］	gp53，（TM4－SF）	血小板活化，中性粒细胞活化，内皮细胞黏附
CD64	FcγRI	M［M］	gp75（IgSF）	吞噬、ADCC，Mac活化
CD65		PMN［M］	岩藻糖基神经节苷脂（CHO）	中性粒细胞活化
CD65s		PMN，M［M］	唾液酸化的糖基（CHO）	与吞噬作用有关

续表

CD	其他名称	主要表达细胞	相对分子质量（×10³）/结构	功　能
CD66a	BGP－1	G，En [M]	gp160－180（IgSF）	嗜同性结合，也可识别 CD62E
CD66b	原 CD67	G [M]	gp95 － 100（IgSF，GPI 连接）	CEA 家族成员
CD66c	NCA	G [M]	gp90（IgSF，GPI 连接）	嗜同性结合
CD66d		G [M]	gp30（IgSF）	CEA 家族成员
CD66e	CEA	G，My，Ep [M]	gp180－200（IgSF）	黏附，CEA 家族成员
CD66f	PSG	G，M，Mac [M]	gp54－72	可能参与保护胎儿免受母体免疫系统的损害
CD68		Mac，Pta [M]	gp110	参与细胞摄粒作用和溶酶体运输
CD69	AIM	Ta，Ba，Mac，NK，Pt [NK]	34，28（同源二聚体，CL-SF）	参与信号传导，参与 TCRγδT 细胞的溶细胞功能
CD70	Ki－24	Tsub，Ba，RS [NL]	gp55，75，95，110，170（TNF-SF）	CD27 的配基，淋巴细胞活化
CD71	TfR	Mac，增殖细胞 [NL]	p95（同源二聚体，Ⅱ型膜分子）	细胞增殖；结合 HFE（HLA-H）
CD72	Lyb2	B [B]	gp43，39（C 型凝集素）	与 CD5 结合，调节 B 细胞活化增殖
CD73	5/－核苷酸外切酶	Bsub，Tsub，En [B]	p69（GPI 连接）	T 细胞活化
CD74	li，lγ	B，Msub [B]	gp41/35/33，MHC Ⅱ类相关恒定链（Ⅱ型膜分子）	与新合成的 MHCⅡ类分子结合，防止 MHC 结合内源肽
CD75	Lactosamines	B，Tsub，Mac，MRBCC [CHO]	糖类物质	CD22 配体，介导 B 细胞黏附
CD75s	α－2，6－sialylated lactosamines（原 CDw75 和 CDw76）	B，T，Mac，M，RBC，En，Ep [CHO]	糖类物质	调节 CD95 介导的凋亡，与某些病毒感染有关
CD77	BL-A	Bac [B]	Globotriaocyl-ceramide（Gb3）（CHO）	参与凋亡过程中跨膜信号传导
CDw78		B，Macsub [B]	p67?	B 细胞活化的辅助蛋白
CD79a	Igα	B [B]	40－45（IgSF）	BCR 复合物组成成分

续表

CD	其他名称	主要表达细胞	相对分子质量（×10³）/结构	功　能
CD79b	Igβ	B［B］	37（IgSF）	BCR复合物组成成分
CD80	B7－1	Ba，Mac，TStr［B］	gp60（IgSF）	活化B细胞抗原，CD28、CTLA－4配基，提供T细胞协同刺激信号
CD81	TAPA－1	广泛，B，T，M，［B］	p26（TM4－SF）	与CD19、CD21相连，组成B细胞复合物，HCV受体
CD82	R2	Leu［B］	gp50－53（TM4－SF）	淋巴细胞活化，信号传递
CD83	HB15	Ba，Ta，DC，LHC［B］	gp43（IgSF）	参与APC功能和细胞间相互作用?
CD84	GR6	B，M，Mac，Pt［B］	p73	可能是一种协同刺激分子同嗜性结合
CD85	GR4	DC	p120，83	ILT/LIR家族
CD86	B7－2	Ba，M［B］	gp80（IgSF）	CD28、CTLA－4配体，提供T细胞协同刺激信号
CD87	uPAR	My［M］	gp50－65（GPI连接）	结合尿激活酶血纤维蛋白溶酶原激活因子，参与白细胞外渗
CD88	C5aR	My［M］	gp40（TM7）	补体C5a受体，刺激脱颗粒
CD89	FcαR	My，Tsub，Bsub［M］	gp55－75（IgSF）	IgAFc段受体，信号传导
CD90	Thyl	Thy，Pre-B，大脑Pro-Hem［AS］	gp25－35（IgSF，GPI连接）	T细胞活化、识别、黏附
CD91	α2M-R	M，Mac［M］	p600（EGF，LDLR）	α2－巨球蛋白受体，与M、Mac摄粒作用有关
CD92	GR9	PMN［M］	p70	可能是一种胆碱转运蛋白
CD93	GR11	PMN，M，En［M］	p120	C1q受体，促进吞噬
CD94	KP43	NK，Tsub［NK］	gp30－43（异源二聚体，CL-SF）	与NKG2家族组成复合体，识别HLA-E分子，抑制NK杀伤活性

续表

CD	其他名称	主要表达细胞	相对分子质量（×10³）/结构	功　能
CD95	Apo-1/Fas	广泛，包括 Tac [CR]	gp45（TNFR-SF）	结合 FasL，CD95L 和抗 CD95 mAb，可诱导细胞凋亡
CD96	TACTILE	Ta，NKa [NK]	gp160（IgSF）	T 细胞活化
CD97	GR1	La [NL]	gp74，80，89（EGF，TM7）	淋巴细胞活化，可结合 CD55
CD98	4F2，FRP－1	广泛，T，Leu [T]	Gp80/45（Ⅱ型膜分子）	活化、增殖抗原，调节细胞内 Ca^{2+}
CD99	MIC2，E2	广泛，T，Ta，NK，M [NL]	gp32	黏附作用，刺激信号
CD99R		T [T]	gp32	?
CD100	GR3	广泛，T，Ta，NKM [NL]，Hem	gp150（IgSF）	可能参与 T 细胞信号刺激和增殖
CD101	BPC＃4	Ta，G，M，Ma，DC [M]	gp120（IgSF）	抑制 T 细胞增殖
CD103	Integrin αE	Tsub，IEL [AS]	gp150/25（integrin α）	αEβ7 结合 E-cadherin，T 细胞与上皮细胞黏附
CD104	β4 integrin	T，Thy，En，角朊 [AS]	gp205（integrinβ）	可能是表皮整联配体蛋白和 LN 配基
CD105	Endoglin，TGF－βRⅢ	En，Ma [EC]	gp95（同源二聚体）	结合 TGF－β
CD106	VCAM－1	En，M，BM [EC]	gp100－110（IgSF）	VLA－4 和 α4β7 配体，参与淋巴细胞黏附、活化和协同刺激
CD107a	LAMP－1	Pt [Pt]	gp110	溶酶体相关膜蛋白
CD107b	LAMP－2	Pt [Pt]	gp110	溶酶体相关膜蛋白，血小板激活
CDw108		Tac，[NC]，Lc，Ery	gp80（GPI 连接）	黏附，细胞活化
CD109		Pt，Tac，En [EC]	gp170/150（GPI 连接）	细胞活化、增殖和信号传递，血小板活化因子
CD110	MPL，TPO R	Meg，pt	gp70－75（ckR＋Fn3）	血小板生成素受体巨核细胞分化增殖
CD111	PRR1/Nectin 1	My	gp75	细胞间黏附分子
CD112	PRR2	My	gp64，gp72	细胞间黏附分子
CD113	PVRL3，Nectin3	胎盘，睾丸 Ep，En	gp83（IgSF）	Ig 样黏附分子，参与上皮细胞间的黏附与结合

续表

CD	其他名称	主要表达细胞	相对分子质量（×10³）/结构	功　　能
CD114	G-CSFR	PMN，M［M］	gp130（IgSF，CKR，Fn3）	G-CSF受体
CD115	CSF－1R，M-CSFR	My，M，Mac 定向BM［M］	gp150（c-fms 原癌基因产物）（IgSF，PTK）	M-CSF受体，细胞增殖和信号传递
CD116	GM-CSF-Rα链	My，（M，G，Mac）BM［CR］	gp80（与β组成高亲和力受体）（CKR，Fn3）	GM-CSF受体，细胞增殖和分化
CD117	SCF-R，c-kit	Pro-Hem，Ma［CR］	gp145（IgSF，PTK）	SCF受体，肥大细胞增殖，增强其他细胞因子信号传递
CD118	IFN－α/βR	广泛［CR］		IFN－α、IFN－受体β
CD119	IFN－γR	广泛，Mac，M，B，NK［CR］	gp90（Fn3）	IFN－γ受体，Mac细胞活化，MHC抗原表达
CD120a	TNFR Ⅰ	广泛［CR］	gp55（TNFR-SF）	TNF受体，参与细胞毒
CD120b	TNFR Ⅱ	T，B，M［CR］	gp75（TNFR-SF）	TNF受体，T细胞活化
CD121a	IL－1R Ⅰ型	广泛，T，Thy，EnEb，［CR］	gp80（IgSF）	IL－1受体
CD121b	IL－1RⅡ型	广泛，B，M，Mac［CR］	gp68（IgSF）	IL－1受体
CD122	IL－2Rβ	T，B，NK，M［CR］	gp75（CKR，Fin3）	IL－2受体，激活T、B和M
CDw123	IL－3Rα	My（M，G），BM，Meg［CR］	gp70（CKR和Fn3家族结构域）	IL－3受体，祖细胞增殖和分化
CD124	IL－4Rα和IL－13Rα	Hem，Fb，Ep，B，T，Pro-Hem，En［CR］	gp140（CKR，Fn3）	与γc组成IL－4受体，T细胞增殖，B细胞活化，Th2分化
CDw125	IL－5Rα	Pre-My，Eos，Baso［CR］	gp60（CKR，Fn3）	IL－2、IL－4、IL－7、IL－9和IL－15受体共有γ链，介导信号传导
CD126	IL－6Rα	T，Bac，PC，Ep［CR］	gp80（IgSF，CKR，Fn3）	与gp130组成高亲和力IL－6受体细胞增殖、分化
CD127	IL－7R	Pre-L，My，Pro-B，T，Thy，M［CR］	gp75（CKR，Fn3）	与γc组成IL－7受体，细胞增殖、分化

续表

CD	其他名称	主要表达细胞	相对分子质量（×10³）/结构	功能
CDw128	IL－8R	PMN，Eos，B，M，Thy，[CR]	gp58－67，G蛋白耦联受体，TM7	IL－8受体，趋化和活化PMN
CD129	IL－9R	T，B，Mac，Meg [CR]	64，(CKR，Fn3)	IL－9受体，T细胞增殖
CD130	IL－6Rβ	广泛 [CR]	gp130（CKR，IgSF，Fn3)	IL－6、CNTF、CT、IL－11、OSM、LIF受体信号传导链或配体结合链
CDw131	IL－3R、IL－5R和GM-CSFR的β链	M，G，Eos [CR]	gp95－120（CKR，Fn3)	IL－3、IL－5、GM-CSF受体共同β链，信号传导
CD132	γc	T，B，Pre-L [CR]	gp64（CKR，Fn3）	IL－2、IL－4、IL－7、IL－9和IL－115受体共有γ链，介导信号传导
CD133	AC133	干/祖细胞		
CD134	OX40	Ta [CR]	gp48－50(TNFR-SF)	OX40L受体，参与活化T细胞增殖以及与血管内皮细胞黏附
CD135	Flt3/Flk2	早期和淋巴样定向祖细胞 [CR]	gp130－150（IgSF，PTK)	Flt3/Flk2配体的受体，参与早期造血细胞生长调节
CDw136	MSP-R	Mo，Ma [CR]	gp180（α，β异型二聚体，含PTK)	原癌基因c-ron表达产物
CD137	4－1BB	T [CR]	gp30（TNFR-SF ）	辅助刺激分子，参与T细胞活化
CD138	Syndecan－1	B，PC，Ep，[B]	gp85，92	ECM（CO、FN、FSP）受体，结合bFGF，介导细胞－基质相互作用
CD139		B，FDC [B]	gp209－228	
CD140a	PDGFR α	广泛，En，Meg，Str [EC]	gp180（含 IgSF，PTK)	PDGFA 和 B（?）受体
CD140b	PDGFR β	En，Str，Pt 肾小球细胞 [EC]	gp180（含 IgSF，PTK)	PDGFB受体
CD141	凝血调节蛋白，凝血酶受体	En，My，平滑肌细胞 [EC]	gp100	下调凝血作用
CD142	组织因子	En，Ep，M，角朊细胞 [EC]	gp45	血液凝固抑制因子，因子Ⅶ和Ⅶa的受体a Ⅶ4的辅因子

续表

CD	其他名称	主要表达细胞	相对分子质量（$\times10^3$）/结构	功　能
CD143	ACE	En，Ep，Mac［EC］	gp170	裂解血浆中血管紧张肽Ⅰ和缓激肽，细胞黏附，调控内皮通透性和生长
CD144	VE-cad-herin	En［EC］	gp135	细胞间黏附，调控内皮通透性和生长
CD145		En，Str［EC］	gp25－90－110	
CD146	MCAM，MUC18，S-ENDO	En，FDC，Ta［EC］	gp113－118	介导内皮细胞－白细胞相互作用，活化T细胞外渗
CD147	M6 OX47 etc.	En，My，Ep，Ery，Pt，［EC］	gp50－60（IgSF）	参与细胞－细胞或细胞－基质黏附
CD148	HPTP-eta	广泛［NL］	gp260（Fn3，PTP酶）	蛋白酪氨酸磷酸酶，抑制细胞增殖
CDw149		广泛，L［NL］		
CDw150	SLAM	B，T，Thy，DC［NL］	gp75－95（IgSF）	辅助刺激受体，参与信号传导
CD151	PETA－3，SFA－1	Pt，En，Ep，G，平滑肌细胞［Pt］	gp27（TM4－SF）	与integrin发生异型黏附作用，信号复合物
CD152	CTLA－4	Ta［T］	gp44（IgSF）	与CD80、CD86结合，下调T细胞活化
CD153	CD30L	广泛，T［T］	gp40（TNF-SF）	CD30的配基，协同刺激分子，可介导细胞增殖或凋亡
CD154	CD40L，TRAP1，T-BAM	Ta（$CD4^+$），［T］	gp32－39（TNF-SF）	CD40配基，协同刺激分子，调节B细胞应答
CD155	PVR	M，Mac，Thy，神经元［M］	gp80－90（IgSF）	脊髓灰质炎病毒受体，可能与CD44相互作用
CD156	ADAM8	M，G，Mac［M］	gp60（EGF-SF）	蛇毒蛋白同源物，可能参与白细胞穿出血管
CD156b	TACE/ADAM17	Adhesion structures		
CD157	BST－1	BMStr，PMN，M，En，FDC［M］	gp42－44（GPI连接）	胞外酶，支持pre-B增殖
CD158		NK		KIR家族

续表

CD	其他名称	主要表达细胞	相对分子质量（$\times10^3$）/结构	功　能
CD158a	P58.1，P50.1KIR2DL1，KIR2DS1	NK，Tsub，［NK］	gp58/50（IgSF）	识别 HLA-Cw2、Cw4、Cw5、Cw6 靶细胞，NK 活性被抑制或激活
CD158b	P58.2，P50.2KIR2DL2，KIR2DS2	NK，Tsub［NK］	gp55－58（IgSF）	识别 HLA-Cw1、Cw3、Cw7、Cw8 靶细胞，NK 活性被抑制或激活
CD158c	P58.3，P50.3	［NK］	gp55－58（IgSF）	HLA 特异性尚未鉴定，激活杀伤活性，诱导细胞因子产生
CD159a	NKG2A	NK	gp43（CL－SF）	结合 CD94 形成 NK 受体，抑制 NK 细胞毒作用
CD160	BY55	NK，CTL	27（GPI 连接）	交联后可激发 $CD8^+$ T 细胞的协同信号
CD161	NKRP－1A	NK，T［NK］	gp60（CL-SF）	促进 NK 细胞介导溶细胞活性
CD162	PSGL－1	M，G，T，Bsub［AS］	gp110	CD62P 配基，白细胞滚动受体
CD162R	PEN5	NK	140	结合 L 选择素
CD163	M130	M（细胞质），Mac［M］	gp130（Scavenger 受体）	?
CD164	MUC－24	M，G，T，B（弱）［AS］	gp80（黏蛋白样同源二聚体）	造血细胞前体与骨髓基质细胞黏附
CD165		Pt，T，NK，Thy［AS］	gp37	参与胸腺细胞与胸腺上皮细胞黏附
CD166	ALCAM	En，T，M［AS］	gp100（IgSF）	CD6 配体，参与 T 细胞增殖、细胞因子产生和信号传导
CD167a	DDR1	Ep	63，64，异二聚体（黏附分子）	结合胶原蛋白
CD168	RHAMM	乳癌细胞	58，60，64，70，84，五种异构体（黏附分子）	透明质酸介导的细胞迁移受体
CD169	Sialoadhesin	MacSub	185，黏附分子	结合硅化的糖类物质，介导 Mac 与 Ly 和 G 结合
CD170	Siglec－5	Neutrophils	67，同二聚体，黏附分子	结合 Ig 样凝集素，胞内末端含 ITIM

续表

CD	其他名称	主要表达细胞	相对分子质量（×10³）/结构	功　能
CD171	L1，NCAM-L1	Neu，Ly，My,CD4T	200 – 220，黏附分子	结合 CD9，CD24，CD56
CD172a	SIRPα	Tsub，M，BMsub	115 – 120，黏附分子	酪氨酸激酶活化受体，结合 SH2 区
CD173	血型 H2	所有细胞	糖类物质	血型 H2
D175	Tn	所有细胞	糖类物质	血型 Tn
CD175s	Sialyl-Tn	所有细胞	糖类物质	血型 Sialy-lTn
CD176	TF	所有细胞	糖类物质	血型 TF
CD177	NB1	My	56 – 64	Neu 特异抗原，表达于 My 分化早期
CD178	FasL	Ta	38 – 42	FasL，结合 Fas，诱导凋亡
CD179a	Vpre-B，IGVBP，IG1	Pre-B	16 – 18	Ig iota 相关链，与 CD179b 结合形成的替代轻链，作为 Pre-B 的受体，在 Pre-B 分化中有重要作用
CD179b	λ5	B	22	Igλ 样多肽，与 Cd179a 结合，形成替代轻链，表达于 B 细胞发育早期
CD180	RP105，LY64	B	95 – 105	膜蛋白 1 型，与 MD – 1形成细胞表面受体 – RP105/MD – 1，与 TLR4 协同作用，控制 B 细胞识别和 LPS 信号传递
CD183	CXCR3，G 蛋白结合受体 9（CPR9）	CLLD-B	46 – 52,CK/chemokin 受体	趋化因子受体，G 蛋白结合受体
CD184	CXCR4，NPY3R，LESTR，fusin，HM89	ImHSC（CD34⁺）	46 – 52,CK/chemokin 受体	结合 SDF1，是 T 细胞系融合和进入的共同分子，嗜 HIV – 1 株
CD195	CCR5，CKR5，CMKBR5CC-CKR – 5，CKR5	Pro-My	40，CK/chemokin 受体	CC 型趋化因子受体，结合 MIP1α/βRANTES，控制粒细胞增殖分化，与 CD4 共同作为 HIV 的受体
CDw197	CCR7，EBI1，CMKBR7，BLR2	Ba，Ta，	46 – 52,CK/chemokin 受体	趋化因子 MIP – 3β 受体，介导 EBV 感染 B 细胞和正常淋巴细胞功能

续表

CD	其他名称	主要表达细胞	相对分子质量 ($\times10^3$) /结构	功　能
CD200	MOX2，MOX1	正常脑，B 细胞系	41，47，非谱系	MRC OX－2 单抗识别的抗原，非普系分子，功能未知
CD201	EPCR	En	49	En 表面受体，能高亲和结合，并活化 C 蛋白，
CD202b	TIE2，TEK，VMCM，VMCM1	En	140	酪氨酸激酶受体，结合血管生成素 1，在血管形成中有重要作用
CD203c	NPP3，PDNP3，B10，PD－1β，Gp130RB13－6	My（子宫、嗜碱型和肥大细胞）	101（Ⅱ型跨膜蛋白）	属胞外酶，水解胞外核酸
CD204	MSR1	My	220	广泛介导带负电荷大分子结合过程，与动脉硬化时胆固醇在血管壁的沉积有关，
CD205	DEC205，LY75，GP200－MR6	DCs	205（Ⅰ型跨膜蛋白）	淋巴细胞抗原 75，可能时 DC 表面的抗原摄取受体
CD206	MMR，MRC1	DCs，Mac	175－190（C 型凝集素超家族，Ⅰ型跨膜蛋白）	可结合表面具高甘露糖结构的病毒，细菌和真菌
CD207	Langerin	Lan	40（C 型凝集素超家族，Ⅱ型跨膜蛋白）	朗格汉斯细胞特异 C 型凝集素
CD208	DC-LAMP	IDCs	70－90（MHC 家族）	与 CD68 同源，提呈抗原
CD209	DC-SIGN	DCs	44（C 型凝集素家族，Ⅱ型跨膜蛋白）	结合 ICAM3 和 HIV-GP120
CDw210	IL－10R，CRF24	B，Th，M/Mac	90－110（CK 受体家族）	IL－10Rαβ
CD212	IL－12R	NK，CD4Ta，CD8Ta	130（造血 CK 受体家族）	IL－12Rβ 与 IL－12 信号传导有关的Ⅰ型跨膜蛋白
CD213a1	IL－13Rα1，NR4	B，M，Fb，En	60－70（造血 CK 受体家族）	低亲和力结合 IL－13，与 IL－4Rα 共同形成 IL－13 的功能受体
CD213a2	IL－13Rα2，IL－13BP	B，Fb，M，En	（造血 CK 受体家族）	高亲和力结合 IL－13

续表

CD	其他名称	主要表达细胞	相对分子质量（×10³）/结构	功　能
CDw217	IL－17R	Tma	120（CK/趋化因子受体家族）	IL－17受体异二聚体
CD220	Lnsulin R	NL	α：130，β95（EGFR家族）	具酪氨酸激酶活性，胰岛素受体
CD221	lGF1R，JTK13	NL	A：135，β：90（（EGFR家族）	结合胰岛素样生长因子（IGF），具酪氨酸激酶活性
CD222	IGF2R，C1MPR	NL	250（哺乳类凝集素）	广泛表达的多功能Ⅰ型跨膜蛋白，与IGF－Ⅱ和溶酶体酶内化有关
CD223	LAG－3	Ta，NK	70（IgSF）	涉及Ly活化，结合HLA－Ⅱ，下调特异抗原应答
CD224	GGt1，D22s672，D22s732	NL	62	优势膜结合酶，在谷氨酰胺循环中起关键作用
CD225	Leu13，IFITM1	Leu，EN	16－17（IFN诱导跨膜蛋白）	一种多聚体复合物，控制细胞生长，涉及抗增殖和同型黏附信号传导
CD226	DNAM－1（PTA1），DNAXTLiSA1	NK，Pt，M，Tsub	65（IgSF）	黏附糖蛋白，介导细胞间的黏附
CD227	PUM，MUC1	Ep（人乳腺癌）	122（非糖基化蛋白，Mucin）	直接或间接与actin骨架相互作用
CD228	P97	NL（人黑素瘤）	97（Trans－ferrin家族）	单抗133.2和96.5鉴定的肿瘤相关抗原，与细胞铁吸收有关
CD229	Ly9	Ly	90－120（IgSF）	参与T细胞与APC的黏附反应
CD230	CJD，PRIP，P27－30	NL（表达于正常或感染细胞）	27－30	功能未知，大量表达于患神经变性病的人和动物脑组织.
CD231	TALLA－1，TM4SF2，A15，MXS1，CCG-B7	NL（TALLA，脑神）	150（TM4SF）	功能未知，是TALLA的特异表面标记（糖蛋白），也见于正常脑神经
CD232	VESPR，PLXN，PLXN-C1	NL	200（Plexin家族）	免疫学活化信号受体（病毒编码信号蛋白受体）

续表

CD	其他名称	主要表达细胞	相对分子质量（×10³）/结构	功　能
CD233	SLC4A1，D1，AE1，EPB3	Ery，	93	红细胞膜的主要整合糖蛋白，有两个功能域
CD234	GPD，CCBP1，DARC	Ery，NEry	35 （ GPCRSF，CHKRSF）	Fy－糖蛋白，Duffy 血型抗原，许多趋化运作的非特异受体人疟原虫受体，与疟原虫感染中的炎症有关.
CD235a	GPA，MNS	Ery	31（GPA 家族）	人红细胞膜主要糖类物质，含血型 MN 和 Ss 的抗原决定基
CD235b	GPB，MNS	Ery	24/32 （GYPD < GYPC，Glycophorin A 家族）.	是少量表达于人类红细胞表面的唾液酸糖蛋白
CD236	GP，GYPD	Eyr	24（Ⅲ型膜蛋白）	与特异酸糖蛋白在红细胞膜上的表达密切相关
CD236R	GYPC，GPC	Ery	32（Ⅲ型膜蛋白）	与 Ge 血型缺陷有关，有调节红细胞机械稳定性的重要作用
CD238	kell	Ery	93（肽酶家族 M13，Ⅱ型跨膜糖蛋白）	KELL 血型抗原
CD239	B-CAM，LU	Ery	78（IgSF，Ⅰ型糖蛋白 A）	表达于正常胚胎和成人组织的表面糖蛋白在某些恶型肿瘤中表达增加
CD240CE	RHCE，RH30A，RH4，RHPI	Ery	45.5（产物为 30，Rh 家族）	Rh 血型抗原，
CD240D	RhD，Rh4，RhP1Rh11，Rh30D	Ery	45.5（Rh 家族）	RhD 血型抗原
CD241	RhAg，RH50A	Ery	50（Rh 家族）	与糖蛋白 RH50 相关的 Rh 血型抗原在 Rh 抗原中缺乏，可致慢性溶血性贫血
CD242	lCAM－4，LW	Ery	42（IgSF，ICAMs）	ICAM4，血型 LW，
CD243	MDR－1，P170	干/祖细胞	170（ABCSF，ATP-结合转运蛋白）	多药耐药（MDR）蛋白，MDR1 基因可在多药耐药细胞中扩增

续表

CD	其他名称	主要表达细胞	相对分子质量（×10³）/结构	功　能
CD244	2B4，NAIL（NK 活化诱导配体）	NK	66（IgSF）	与 CD2 相关的表面糖蛋白，可调节 NK 和 T 细胞功能，调节其他受体－配体相互作用增强白细胞活性
CD245	NPAT	T	220－240	与 CyclinE/Cdk2 相互作用，涉及 S 期，
CD246	ALK	小肠，睾丸，脑细胞	177/200（胰岛素受体家族）	在脑发育中起重要作用，
CD247	Zchain，CD3Z	T，NK	16（IgSF）	可能与 TCR 装配和表达有关，在识别细胞内信号传导中有重要作用
CD248	TEM1，Endosialin	肿瘤血管 En	80.9（C 型凝集素样细胞表面受体）	可能参与肿瘤血管形成
CD249	APA (Aminopeptidase A)	广泛	109	氨肽酶活性，金属肽酶活性，水解酶活性，结合 Zn
CD252	OX4OL，TNFSF4	APC，B	34	TNFRSF4/OX4 的配体，参与 T 细胞与 APC 相互作用，介导活化 T 细胞与血管内皮细胞的黏附
CD253	TRAIL，TNFSF10，FMU-TRAIL1	广泛	32.5	与 DR4/CD261，DR5/CD262 结合诱导凋亡，与诱骗受体 DcR1/CD263，DcR2/CD264 结合则阻止其与死亡受体结合
CD254	TRANCE，TNFSF11	高表达于外周淋巴细胞	35.5	CD265 的配体，参与破骨细胞的分化和活化，调节 DC 的存活和 T 细胞依赖的免疫应答，调节细胞凋亡
CD255				
CD256	APRIL，TNFSF13，FMU-APRIL1－4	T，DC，M，Mac	27.4（Ⅱ型膜蛋白）	CD267 和 CD269 的配体，体外能刺激肿瘤细胞、B、T 细胞增殖，参与 B 细胞发育，参与调节死亡配体诱导的凋亡

续表

CD	其他名称	主要表达细胞	相对分子质量（×10³）/结构	功　能
CD257	BLYS，BAFF，TNFSF13B，FMU-Blys1，2	T，DC，M，Mac［M］	31（Ⅱ型膜结合蛋白）	是CD267，CD268和CD269的配体，B细胞活化因子，参与B细胞的增殖、分化，抗凋亡，促进体液免疫
CD258	LIGHT，TNFSF14，FMU-Light1－4	脾细胞，活化的T，B，G，M，NK，部分不成熟的DC	29（Ⅱ型跨膜糖蛋白）	TNFRSF14/HVeM的配体，淋巴细胞活化的协同刺激性因子，调节T细胞介导的免疫应答，诱导肿瘤细胞凋亡，抑制TNF－α介导的肝实质细胞凋亡
CD261	TRAIL-R1，DR4，TNFRSF10A，FMU-DcR4	广泛	50	TRAIL/CD253的受体之一，转导凋亡信号
CD262	TRAIL-R2，DR5，TNFRSF10B，FMU-DcR5.1，FMU-DcR5.2	广泛	47.8	TRAIL/CD253的受体之一，转导凋亡信号
CD263	TRAIL-R3，DcR1，TNFRSF10C	广泛	27	TRAIL/CD253的诱骗受体，抑制TRAIL/CD253引起的细胞凋亡
CD264	TRAIL-R4，DcR2，TNFRSF10D	广泛	41.8	TRAIL/CD253的诱骗受体，抑制TRAIL/CD253引起的细胞凋亡
CD265	TRANCE-R，TNFRSF11A，RANK	Thy	66	CD254的受体，参与调节T细胞与DC细胞的相互作用，参与破骨作用和淋巴结发育
CD266	TWEAK-R，TNFRSF12A，ITEM－1		14	TNFSF12/TWEAK的受体，促进血管形成和内皮细胞增殖，调节细胞与细胞外基质的黏附
CD267	TACI，TNFRSF13B，FMU-TAC12	Thy，B，T	31.8	CD256和CD257的受体，激活NF－κB，调节体液免疫，与CAML相互作用

续表

CD	其他名称	主要表达细胞	相对分子质量（$\times10^3$）/结构	功　　能
CD268	BAFFR，TNFRSF13C，FMU-BAFFR	淋巴结，B，$CD4^+$ T，Thy	18.8	CD257的受体，参与BAFF介导的成熟B细胞存活，促进体液免疫
CD269	BCMA，TNFRSF17，FMU-BCMA1	B（成熟）	20	CD256和CD257的受体，激活NF－κB，调节B细胞发育和自身免疫应答
CD271	NGFR（p75），TNFRSF16		45富含半胱氨酸	NGF受体
CD272	BTLA，B and T lymphocyte attenuator	Ta	32.7（IgSF）	与配体B7H4/B7X相互作用，抑制T细胞增殖和IL－2的产生
CD273	B7DC，PDL2	M，DC	31（IgSF）	结合受体PD－1（CD279），抑制T细胞增殖和细胞因子产生
CD274	B7H1，PDL1	APC，Ta，非淋巴组织和某些肿瘤	33（IgSF）	结合受体PD－1（CD279），抑制T细胞增殖和细胞因子产生
CD275	B7H2，ICOSL	B、M、DC、活化的Fb	33（IgSF）	受体为ICOS（CD278），调节活化T细胞细胞因子产生，提供再次应答T细胞活化信号，通过调节Th2细胞功能，促进B细胞分化为记忆细胞和抗体产生
CD276	B7H3	活化M，DC和T	（IgSF）	受体尚未鉴定，促进T细胞增殖和CTL分化
CD277	BT3.1（Butyrophilin3）	T，B，NK，Mo，DC	57.6（IgSF）	参与脂类代谢
CD278	ICOS	活化的T，Thy	55－60（IgSF）	ICOSL（CD275）的受体，调节活化T细胞细胞因子产生，提供再次免疫应答T细胞活化信号，通过调节Th2细胞功能，促进B细胞分化为记忆细胞和抗体产生

续表

CD	其他名称	主要表达细胞	相对分子质量（×10³）/结构	功　能
CD279	PD1	Ba，Ta，Ma，Thy	55（IgSF）	配体为 B7H1/PDL1（CD274）和 B7DC/PDL2 抑制活化 T 细胞的增殖和细胞因子的产生，抑制 B 细胞功能，参与免疫耐受
CD280	ENDO－180，TEM22		167	胶原酶 3 的受体，参与造血和组织发育过程中基质胶原的重塑
CD281	TLR1，GD2，F4	广泛	90	参与天然免疫的重要分子，识别 PAMPs（病原相关分子模式），参与炎性反应
CD282	TLR2	广泛，Leu	90	参与天然免疫的重要分子，识别 PAMPs，参与针对脂蛋白的免疫应答，介导针对革兰阳性菌及酵母的应答，与 TLR6 共同识别 MALP－2、STF、PSM 及 OspA-L 等
CD283	TLR3	胎盘，胰腺	104	参与天然免疫的重要分子，识别 PAMPs，识别与病毒感染相关的 dsDNA，激活 NF－κB，促进Ⅰ型干扰素的产生，从而参与机体抗病毒免疫
CD284	TLR4	广泛，胎盘［M］	97	参与天然免疫的重要分子，识别 PAMPs，参与革兰阴性菌感染中 LPS 引起的信号传导
CD289	TLR9	富含免疫细胞的组织	116	参与天然免疫的重要分子，识别 PAMPs，介导细胞对细菌 DNA 中非甲基化 CpG 二核苷酸的免疫应答
CD292	BMPR1A，ALK－3	骨骼肌	60	BMP－2 和 BMP－4 的受体，有丝/苏氨酸蛋白激酶活性，参与信号传导，参与软骨的骨化和胚胎形成

续表

CD	其他名称	主要表达细胞	相对分子质量（×10³）/结构	功　能
CDw293	BMPR1B，ALK－6		60	BMPS/OP－1 的受体，有丝/苏氨酸蛋白激酶活性，参与信号传导，参与软骨的骨化和胚胎形成
CD294	CRTH2	Th2	43GPR（TM7）	孤儿受体，参与信号传导
CD295	LEPR（Leptin R）	M	132	Leptin 的受体，通过 JAK2/STAT3 参与信号传导，调节脂肪代谢
CD296	ART1（ADP-ribosyltransferase 1）		36	参与蛋白质精氨酸残基的 ADP 核糖基化和蛋白质的翻译后修饰
CD297	ART4（ADP-ribosyltransferase 4）	RBC，脾，T	36	参与精氨酸代谢，Dombrock 血型糖蛋白
CD298	ATP1B3，Na^+/K^+－ATPase β3 chain		31.5	Na^+－K^+转运体，维持细胞膜内外Na^+/K^+梯度
CD299	DCSIGN-related，L-SIGN	肝窦状 En，淋巴结，胎盘 En	45	ICAM3 的受体，能结合 HIV－1gp120，介导病原体内吞
CD300a	CMRF35H	M，NK，Mo，DC，Tsub，PMN	33（IgSF）	可能参与 NK 杀伤活性的调节
CD300c	CMRF35A	M，NK，Mo，DC，Tsub，PMN	25（IgSF）	
CD300e	CMRF35L1			
CD301	MGL1，CL-SF14		35（Ⅱ型膜结合蛋白）	参与细胞黏附，细胞间信号传递，糖蛋白翻折，在炎性反应和免疫应答中起作用
CD302	DCL1	DC		
CD303	BDCA2，CL-SF11	DC	25	参与细胞黏附，细胞间信号传递，糖蛋白翻折，调节 DC 细胞功能

续表

CD	其他名称	主要表达细胞	相对分子质量（$\times 10^3$）/结构	功　能
CD304	NRP1（Neuropilin 1），BDCA－4	DC，En	103	VEGF和信号素家族成员的受体，参与血管形成，轴突导向及细胞存活、移行、入侵等多种功能，参与特定神经回路的形成
CD305	LAIR－1，9.1C3，FMU-LAIR1.1	NK，T，Bn，Mac，DC	40（IgSF）	传递抑制信号，调节多种免疫细胞的功能
CD306	LAIR－2，FMU-LAIR2.1－2.2		16（IgSF）	分泌型蛋白功能不同
CD307	IRTA2（IgSF receptor translocation associated 2）	Bsub	105（IgSF，与FcR同源）	参与B细胞发育
CD309	VEGFR2，KDR	En	Ⅲ型酪氨酸蛋白激酶受体	VEGF的受体，参与血管形成和细胞的黏附、移行、具有酪氨酸蛋白激酶活性
CD312	EMR2	PMN，M，Mac［M］	90（TM7，胞外有EGF样结构域）	调节细胞黏附
CD314	NKG2D	NK	25（Ⅱ型膜蛋白）	NK细胞活化性受体，识别MICA、MICB以及ULBP1、ULBP2、ULBP3、ULBP4，参与杀伤肿瘤细胞
CD315	PTGFRN（Prostaglandin F2 receptor negative regulator），CD9P1		98.5（Ⅰ型膜蛋白，IgSF）	蛋白质合成的负性调节因子，抑制前列腺素F2－α与其受体结合
CD316	IGSF8，EWI2		（IgSF）	能抑制前列腺肿瘤细胞的移行，参与细胞的移动、增殖，参与肌形成、神经形成
CD317	BST2（Bone marrow stromal cell antigen2）		20（Ⅱ型膜蛋白）	参与B细胞的生长发育，与风湿性关节炎有关
CD318	CDCP1（CUB domain-containing protein 1）	$CD34^+$和$CD133^+$细胞，结肠癌及肺癌细胞	38/93（两种异型）	与肿瘤细胞转移有关
CD319	CRACC，SLAMF7	NK，CTL，活化的B，成熟DC	37.4（IgSF）	调节NK细胞功能，调节淋巴细胞黏附

续表

CD	其他名称	主要表达细胞	相对分子质量（×10³）/结构	功　能
CD320	8D6A	FDC	29	介导FDC对生发中心B细胞生长的刺激作用，结合VLDL并介导其内吞
CD321	JAM1，F11R	En，Ep，Pt	32.6（IgSF）	调节上皮、内皮细胞紧密连接的重要分子，呼肠孤病毒的受体，LFA－1的配体，参与血小板活化
CD322	JAM－2	HVE	45（IgSF）	位于高内皮细胞紧密连接处，保持血管内皮细胞的紧密连接。作为一种黏附配体，参与淋巴细胞向二级淋巴器官的归巢
CD324	E-Cadherin	非神经系统的上皮组织	97.5（Ⅰ型膜蛋白）	整合素αE/β7的配体，介导Ca^{2+}依赖的细胞间黏附，抑制肿瘤细胞的增殖、浸润和转移，介导细菌及其成分黏附到哺乳动物细胞表面
CD325	N-Cadherin	En，CD34＋细胞，Str中枢神经系统	100（Ⅰ型膜蛋白）	介导Ca^{2+}依赖的细胞间黏附，参与原肠胚形成和左右不对称的建立，参与中枢神经系统突触前、后黏附
CD326	Ep-CAM，FMU-Ep-CAM1－8	Ep	35（Ⅰ型膜蛋白）	上皮细胞黏附分子，上皮细胞源性肿瘤细胞表达升高
CDw327	Siglec6	B，胎盘	49（IgSF）	介导唾液酸依赖的黏附
CDw328	Siglec7	NK，G，M	67（IgSF）	介导唾液酸依赖的黏附，将信号传导分子去磷酸化，阻断信号传导，抑制NK细胞的杀伤作用，与siglec9协同抑制TCR信号传导，可能参与造血
CDw329	Siglec9	M，PMN	50（IgSF）	介导唾液酸依赖的黏附，抑制性受体，与siglec7协同抑制TCR信号传导

续表

CD	其他名称	主要表达细胞	相对分子质量（×10^3）/结构	功　能
CD331	FGFR1	Fb，En，Ep	150（IgSF）	aFGF、bFGF 和 FGF4 受体
CD332	FGFR2	Ep	135（IgSF）	aFGF、bFGF、FGF4 和 FGF7 受体
CD333	FGFR3	Fb，Ep，En	135（IgSF）	aFGF、bFGF、FGF4 和 FGF9 受体，参与骨的形成和维持
CD334	FGFR4	胚胎干细胞，St	110（IgSF）	aFGF、bFGF 和 FGF6 受体
CD335	NCR1，NKp46，Ly94	NK	46（IgSF）	NK 细胞的活化受体
CD336	NCR2，NKp44，Ly95	活化 NK	44（IgSF）	NK 细胞的活化受体
CD337	NCR3，NKp30	NK	30（IgSF）	NK 细胞的活化受体
CDw338	ABCG2，BCRP1	胎盘	72	作为一种异型转运体，参与多种抗药作用
CD339	JAG1（Jagged－1）	广泛	134（Ⅰ型膜蛋白）	Notch1 的配体，参与造血和心血管发育，抑制成肌细胞分化，促进成纤维细胞生长，诱导的血管形成

注：“主要表达细胞”栏中括号内为 CD 分组的缩写，如［T］表示 T 细胞组。

表内缩写字

ABCG：ATP-binding cassette，sub-family G（WHITE）member
ACE：血管紧张肽转化酶
ADAM：分整合素和金属酶
AIM：活化诱导分子
ALCAM：激活白细胞黏附分子
ALK－1：退行发育淋巴瘤激酶 1
APA：氨肽酶 A
APRIL：增殖诱导配体
ATL：成人 T 细胞白血病
α2M-R：α 巨球蛋白受体
B：B 细胞
Ba：活化 B 细胞
BAFF：B 细胞活化因子
Baso：嗜碱性粒细胞
BCMA：B 细胞成熟抗原
BGP－1：胆汁糖蛋白－1
BL：伯基特淋巴瘤
BLA：伯基特淋巴瘤相关抗原
BL-CAM：B 淋巴细胞黏附分子
Blys：B 淋巴细胞刺激因子
BM：骨髓细胞
Bm：成熟 B 细胞
BMPR：骨成形蛋白受体
BMStr：骨髓基质细胞
BST：骨髓基质细胞抗原
Bsub：B 细胞亚群
BTLA：B、T 细胞衰减分子
CA：胶原蛋白
CALLA：共同型急性淋巴母细胞白血病抗原

CAML：calcium modulator and cyclophilin ligand
CCP：补体调控蛋白
CCL：C-C基序配体
CEA：癌胚抗原
CGM：CEA基因成员
CHO：糖类物质
CK/chemokin：细胞因子/趋化因子
CKR-SF：细胞因子受体超家族
CL-SF：C型凝集素超家族
CLLD-B来自慢性淋巴细胞增生病的B细胞
CNTF：睫状神经营养因子
CO：胶原
CR：补体受体
CTLAa：活化CTL
CTLA－4：细胞毒T细胞相关抗原4
DAF：衰变加速因子
DC：树突状细胞
DDR1：discoidin结构域受体1
Dep：树突状上皮细胞
DNAM－1：DNAX辅助分子1
DPPⅣ：二肽酰酶Ⅳ
EBI1：EB病毒诱导基因1
ECM：细胞外基质
ECMR：细胞外基质受体
ELAM－1：内皮细胞白细胞黏附分子
ELS－1：E－选择素配体
EMR：含黏液素的、EGF样的激素受体
ELAM－1：内皮细胞白细胞黏附分子－1
ELS－1：E-selectin配体
En：内皮细胞
Ena：活化内皮细胞
Ensub：内皮细胞亚群
Eo：嗜酸性粒细胞
Ep：上皮细胞
Epsub：上皮细胞亚群
Ery：红细胞
Fb：成纤维细胞
FDC：滤泡树突状细胞
Fg：血纤维蛋白原
FGFR：纤维原细胞生长因子
FN：纤连蛋白
Fn3：Ⅲ型纤维蛋白
G：粒细胞
γc：共有γ链
GMP－140：颗粒膜蛋白140
gp（GP）：糖蛋白
GPI：糖基磷脂酰肌醇
GPR：G蛋白耦联受体
GSL：鞘糖脂
Hem：造血细胞
HIV：人类免疫缺陷病毒
HVE：高内皮静脉
HVEM：疱疹病毒进入中介体
ICAM：细胞间黏附分子
ICOS（L）：可诱导的协同刺激分子（配体）
IDC：不成熟树突状细胞
IDCs并指状树突细胞
IEL：上皮内淋巴细胞
IGFIR：胰岛素样生长因子
IgSF：免疫球蛋白超家族
ILR：免疫球蛋白样转录因子
ImHSC：不成熟的造血干细胞
IRTA：Ig超家族受体转位相关体
ITIM：免疫受体酪氨酸抑制基序
JAM：连接黏附分子
KDR：激酶插入结构域受体
KLR：杀伤细胞凝集素样受体亚家族
La：活化淋巴细胞
LAG：淋巴细胞活化基因3
LAIR：白细胞相关Ig样受体
LAM－1：白细胞黏附分子－1
LAMP：溶酶体相关膜蛋白
LBP：LPS结合蛋白
LC：朗格汉斯细胞
LCA：淋巴细胞共同抗原
LDLR：低密度脂蛋白受体
LECAM－1：白细胞内皮细胞黏附分子1
Leu：白细胞
LFA：淋巴细胞功能相关抗原
LHC：表皮朗格汉斯细胞
LIF；白血病抑制因子
LIFR：白血病抑制因子受体
LIR：白血病免疫球蛋白样受体
LN：层黏连蛋白
LPS：脂多糖
LRP：脂蛋白受体相关蛋白

LRR：富含亮氨酸重复序列
Ly：淋巴细胞
LRP：脂蛋白受体相关蛋白
M：单核细胞
Ma：活化单核细胞
Mac：巨噬细胞
MAC：膜攻击复合物
Maca：活化巨噬细胞
MAG：髓鞘（磷）脂相关蛋白类似物
Mas：肥大细胞
MCP：膜辅因子蛋白
Meg：巨核细胞
MIP：巨噬细胞炎性蛋白 3
MPL：髓样增殖性白血病病毒癌基因
Msub：单核细胞亚群
MSP-R：巨噬细胞刺激蛋白受体
My：髓样细胞
NCA：无交叉反应性抗原
NCAM：神经细胞黏附分子
NCR：自然细胞毒作用触发受体
NFC：神经内分泌细胞
Neur：神经细胞
NGF：神经生长因子
NK：自然杀伤细胞
Nksub：NK 亚群
NL：非谱系
OSM：抑瘤素 M
P：蛋白
PADGEM：血小板活化依赖性颗粒外膜
PC：浆细胞
PD1：程序性细胞死亡 1
PDL2：程序性细胞死亡 1 配体 2
PDGFR：血小板衍生生长因子受体
PDNP3：磷酸二酯酶/核苷酸　磷酸酶胞外酶
PECAM－1：血小板内皮细胞黏附分子－1
PMN：多形核细胞
Pre-B：前 B 细胞
Pre-Ly：淋巴细胞前体
Pre-My：髓样细胞前体
Pre-T：前 T 细胞
Pre-Hem：造血祖细胞（定向造血干细胞）
Pro-Ly：淋巴祖细胞
PRP：朊病毒
PSG：妊娠特异性抗原
PSGL－1：P-selectin 糖蛋白配体－1
Pt：血小板
Pta：活化血小板
PTA1：血小板 T 细胞活化抗原 1
PTK：蛋白酪氨酸激酶
PTPase：蛋白酪氨酸磷酸酯酶
PVR：脊髓灰质炎病毒受体
RBC：红细胞
RCA：补体激活调节剂
RHAMM：透明质酸结合蛋白受体
RS：Read-Stermberg 细胞
SIRPa：信号调节蛋白
Siglec：结合唾液酸的 Ig 样凝集素
SLAM：表面淋巴细胞活化分子
SRCR-SF：清除剂 R 超家族
St：干细胞
Stem/progenitor：干/祖细胞
Str：基质细胞
T：T 细胞
Ta：活化 T 细胞
TACI：跨膜活化因子和 CAML 相互作用因子
TEM：肿瘤内皮细胞标志
TF 组织因子
TACTILE：T 细胞活化晚期表达增加
TALLA1：T 细胞急性淋巴母细胞白血病相关抗原 1
TAP：T 细胞活化蛋白
TAPA－1：增殖抗体的靶抗原－1
T-BAM：T 细胞－B 细胞激活分子
TDC：胸腺树突状细胞
TEM：肿瘤内皮细胞标志
TF 组织因子
Tn：GalNAca-O－
TNF-SF：肿瘤坏死因子超家族
TfR：转铁蛋白受体
Thy：胸腺细胞
Thysub：胸腺细胞亚群
TLR：Toll 样受体
Tma：活化记忆型 T 细胞
TM2：二次跨膜
TM3：三次跨膜
TM4－SF：四次跨膜超家族

TM5：五次跨膜
TM7：七次跨膜
TM10：十次跨膜
TM14：十四次跨膜
Tn：GalNAca-O－
TNFR-SF：肿瘤坏死因子受体超家族
TRAIL：TNF 相关凋亡诱导配体
TRANCE：TNF 相关活化诱导细胞因子
TRAP－1：TNF 相关激活蛋白 TSP：血小板反应蛋白
TStr：胸腺基质细胞
Tsub：T 细胞亚群
uPAR：尿激酶纤溶酶激活物受体
VCAM：血管细胞黏附分子
VE-cadherin：血管内皮钙黏蛋白
VLA：迟现抗原
vWF：威勒布兰德（von Willbrand）因子

参考文献

[1] Keneth Murphy. Janeway's Immunobilogy [M]. 7th Ed. New York and London: Garland Science Publishing，2008

[2] Abul K. Abbas. Cellular and molecular Immunology [M]. 6th Ed. Philadelphia: Elsevier Inc. 2007

[3] 金伯泉. 医学免疫学 [M]. 第5版. 北京：人民卫生出版社，2008

[4] 龚非力. 医学免疫学 [M]. 第2版. 北京：科学出版社，2007

[5] 章崇杰. 医学免疫学纲要 [M]. 成都：四川大学出版社，2007

[6] 唐恩洁. 医学免疫学 [M]. 北京：人民卫生出版社，2007

[7] 何维. 医学免疫学 [M]. 北京：人民卫生出版社，2005